膀胱癌診療最前線

■編 集

堀江重郎　山口雷藏　武藤 智
米瀬淳二　納谷幸男　三木 淳

MEDICAL VIEW

本書では，厳密な指示・副作用・投薬スケジュール等について記載されていますが，これらは変更される可能性があります。本書で言及されている薬品については，製品に添付されている製造者による情報を十分にご参照ください。

Diagnosis and Treatment of Bladder Cancer: the State of the Art
(ISBN978-4-7583-1268-4　C3047)

Editors: Shigeo Horie,　Raizo Yamaguchi,　Satoru Muto
　　　　Junji Yonese,　Yukio Naya,　Jun Miki

2017. 12. 1　1st ed

©MEDICAL VIEW, 2017
Printed and Bound in Japan

Medical View Co., Ltd.
2-30　Ichigayahonmuracho, Shinjyukuku, Tokyo, 162-0845, Japan
E-mail　ed @ medicalview.co.jp

序　文

　この30年間泌尿器癌診療は大きな変化をたどってきた。膀胱癌（尿路上皮癌）においても，2nd TUR，BCG，neobladder，腹腔鏡，ロボット手術，そして免疫チェックポイント阻害薬など，休みなく，新たな診断，治療が開発されている。一方で，腎癌や前立腺癌に比べて治療手段はまだまだ限られている。

　特に近年，高齢者での浸潤性膀胱癌（尿路上皮癌）の頻度が高くなり，根治治療や抗癌化学療法が困難なことも少なくない。膀胱癌では，いかにQOLを保ちながら，診療を行うかが大きな課題となっている。

　本書は膀胱癌の「プロフェッショナル」と誰もが認めるメンバーで，基礎から臨床の最先端まで網羅した。これ一冊で膀胱癌のすべてがわかる，と太鼓判を押せる。

　膀胱癌診療には泌尿器科のエッセンスが詰まっている。カテーテル，膀胱洗浄といった「泌尿器科医」らしさを愛する臨床医が本書を執筆し，ベッドサイドや当直室で繙ける実践的な内容となっている。

　本書が，若き医師，学生，医療関係者が，膀胱癌診療に新たなページを切り開いていく参考になることを願っている。

2017年10月

編集を代表して
堀江重郎

目　次

I　膀胱癌の基礎

膀胱癌の疫学と自然史 ———————————————————— 2
膀胱癌の罹患率 ··· 2
罹患率のデータソース ·· 2
罹患率の比較 ··· 2
膀胱癌罹患のリスクファクター ······························ 3
膀胱癌の死亡率 ·· 4
死亡率のデータソース ·· 4
罹患率，死亡率の変化 ·· 4
筋層非浸潤癌の自然史 ·· 4
Stage Ⅱ/Ⅲの膀胱癌 ··· 6
膀胱全摘後の予後 ·· 6

膀胱発癌の分子生物学, 分子遺伝学メカニズム ————— 8
two-pathway model ··· 8
多発発生の機序 ··· 9
molecular alteration ··· 11

II　膀胱癌の診断

膀胱癌の病理診断と取扱い規約 ———————————— 16
膀胱腫瘍異型度評価 ··· 16
膀胱腫瘍の病期分類 ··· 21

尿細胞診 ———————————————————————————— 25
標本はどのように作製されるのか ···························· 25
適正な検体量は ··· 26
細胞診でどこまでわかるのか ··································· 26
細胞診の報告様式 ·· 31

膀胱癌のバイオマーカー ——————————————————— 33
診断のバイオマーカー ·· 33
予後予測のバイオマーカー ······································ 37
血中循環バイオマーカー ··· 39

新しい膀胱鏡の有用性と限界～光技術を併用したTUR～ —— 42
narrow band imagingの原理 ································· 42
5-アミノレブリン酸 ···································· 42
5-アミノレブリン酸を用いた光力学診断 ················ 43
NBI補助下経尿道的膀胱腫瘍切除術 ···················· 44
PDD補助下経尿道的膀胱腫瘍切除術 ···················· 45

画像診断のポイント —— 47
膀胱におけるMRI・CT診断の役目 ···················· 47
重要な撮影上の話 ···································· 48
MRIによる膀胱癌の検出 ······························ 49
MRIによる膀胱癌の病期診断 ·························· 50
MRIによる治療後変化と再発の鑑別について ············ 52

Ⅲ NMIBC（筋層非浸潤性膀胱癌）

再発および進展危険因子 —— 54
NMIBCの再発および進展リスク分類 ···················· 54
NMIBCに対するBCG膀注療法後の再発危険因子 ·········· 57
NMIBCの疫学的およびその他の危険因子 ················ 58

TURBTの手技 —— 61
TURBTの目的 ·· 61
切除面に対する考え方 ································ 61
膀胱内灌流液の至適容量に対する考え方 ················ 62
部位ごとの切除方法 ·································· 63
繊細な切除を行うコツ ································ 66
ワンストローク法とタッピング法 ···················· 66
切除マージンの考え方 ································ 67
narrow Band Imaging（NBI） ·························· 68
合併症とその対策 ···································· 68
モノポーラとバイポーラについて ···················· 70

2nd TURの適応と手技 —— 72
2nd TUR ·· 72
2nd TURの施行時期 ·································· 73
手技 ··· 74
高リスクNMIBCに対する膀胱全摘除術の適応 ············ 79

抗癌剤膀胱内注入療法の適応と治療成績 ——— 81

これまでの研究経過·····················　81
NMIBCのリスク分類 ·················　81
各種ガイドラインでの位置付け·······　83

BCG膀胱内注入療法の適応と治療成績 ——— 85

BCGの作用機序 ·····················　85
筋層非浸潤性膀胱癌のリスク分類について·········　86
各リスク別BCG膀胱内注入療法の適応 ·······　87
2nd line 以降のBCG膀胱内注入療法について ·····　88
2nd TUR後のBCG膀胱内注入療法について ·····　89
BCG有害事象対策·····················　90

CISに対する治療選択 ——— 93

膀胱上皮内癌(CIS) ·················　93
CISの診断 ·························　94
CISの治療 ·························　95

Ⅳ MIBC（筋層浸潤性膀胱癌）

周術期抗癌化学療法 ——— 100

術前補助化学療法（NAC）·············100
術後補助化学療法（AC）···············105
今後の展望·························110

膀胱全摘除術の適応と手術手技 ——— 113

開放手術 ·····················113

適応·····························113
術前準備·························113
体位，麻酔·······················114
術式·····························114

腹腔鏡下膀胱全摘除術 ···········124

体位，ポート造設·················124
側方靭帯(lateral pedicle) ···········125
膀胱側腔の展開···················126
膀胱後腔の展開···················126
lateral pedicleの同定，処理 ·········127
prostatic pedicleの処理 ···········129

ロボット支援手術 ················130
ロボット支援下膀胱全摘除術 (RARC) の適応と術前準備 ················130
ロボット支援下膀胱全摘除術 (RARC) の手術手順 ················133
RARCの治療成績 ················139
今後の展望 ················140

女性の膀胱全摘除術 ················142
解剖 ················142
術式 ················144

神経温存膀胱全摘除術 ················154
適応 ················154
術前準備 ················154
体位，麻酔 ················154
術式 ················155
ポイント ················161

骨盤内リンパ節郭清の意義 ——————— 164
摘出リンパ節個数がもつ意味とは？ ················164
拡大リンパ節郭清のメリットとは？ ················164
拡大リンパ節郭清は実際にサバイバル・ベネフィットをもたらすか？ ················165
拡大リンパ節郭清のピットフォール ················165
骨盤リンパ節郭清術の至適範囲：どこまで郭清すればよいのか？ ················168
低侵襲手術における骨盤リンパ節郭清のクオリティ ················168

高齢者に対する膀胱全摘除術の適応 ——————— 172
高齢者膀胱全摘除術の周術期合併症について ················172
高齢者に対する腹腔鏡手術，ロボット支援手術と開腹手術 ················174
高齢者に対する尿路変向術 ················175
高齢者に対する膀胱全摘除術の適応 ················175
高齢者膀胱全摘除術のdecision making ················178

膀胱全摘除術後の再発危険因子 ——————— 180
局所再発，上部尿路再発，尿道再発のリスク因子 ················180
診断から膀胱全摘除術施行までの期間に関する話題 ················181
ロボット支援手術を代表とする低侵襲性手術の再発部位に関する話題 ················182
患者年齢と再発リスクに関する話題 ················183
膀胱全摘後の予後予測ノモグラムについて ················183
分子生物学的アプローチを用いた再発リスク評価の可能性 ················184

尿路変向術の適応と手術手技 ——————— 186
新膀胱 (Studer法) ················186
新膀胱 (Studer法) の手術手技 ················186
新膀胱の適応 ················191
新膀胱の問題点―尿禁制― ················193

回腸導管 ·· 195
術式 ·· 195

尿管皮膚瘻 ·· 200
適応 ·· 202
手術のポイント ·· 202
尿管の血流について ··· 202
ストーママーキング ··· 202
手術手技 ··· 203

体腔内の尿路変向術 ·· 210
RARCの低侵襲性 ··· 210
尿路変向術の選択 ·· 211
体腔内尿路変向術の利点と欠点 ····························· 211
体腔内尿路変向術の種類と適応 ····························· 212
体腔内回腸導管造設術 ··· 212
体腔内新膀胱造設術 ·· 213
体腔内U字回腸新膀胱造設術 ································ 215

尿路変向術の予後と合併症 ──────── 220
尿路変向術の合併症 ·· 220
尿路変向術の予後 ·· 224
新膀胱・回腸導管のQOL ····································· 226
長期生存例，高齢者について ································· 227

膀胱温存治療の適応と治療効果（放射線療法，部分切除を含め）── 228
各ガイドラインにおける膀胱温存治療の位置付け ······· 228
膀胱温存治療の適応について ································· 230
膀胱部分切除術 ·· 230
放射線療法 ·· 231
化学療法 ·· 231
放射線化学療法 ··· 231
本邦における膀胱温存治療 ··································· 232

周術期栄養管理 ───────────────── 235
ERASとは？ ·· 235
周術期の栄養療法 ·· 237
絶飲食回避による効果 ··· 238
術前腸管処理は必要か？ ······································ 238
免疫栄養 ·· 239
術後経口栄養摂取の重要性 ··································· 240
術後イレウスの予防 ·· 241

Ⅴ 転移性膀胱癌

抗癌化学療法のレジメン ——————————— 244
尿路上皮癌に対する抗癌化学療法……………………………………244
M-VAC療法 ……………………………………………………244
GC療法 ……………………………………………………………245
2nd line化学療法や腎機能および心肺機能低下時の化学療法 ………246
抗癌化学療法の予測因子……………………………………………247
今後の展望……………………………………………………………247

2nd line化学療法の限界 ——————————— 248
ガイドラインにおける2次化学療法………………………………248
単剤治療による2次化学療法………………………………………248
併用治療による2次化学療法………………………………………250
分子標的治療…………………………………………………………251

immuno-oncologyの現状 ——————————— 256
癌と免疫………………………………………………………………256
尿路上皮癌における免疫チェックポイント阻害剤………………260

BSC（best supportive care）と在宅ケア ——————— 262
BSCとは……………………………………………………………262
癌終末期と在宅医療のかかわり……………………………………263
末期膀胱癌で問題となる泌尿器症状とその対処法………………266
当院での状況と在宅に移行するうえでの注意点…………………267

癌薬物療法での腎機能の評価と用量調節 ———————— 269
腎機能の評価法………………………………………………………269
膀胱癌の薬物療法における腎機能評価……………………………273

索　引 ——————————————————————— 278

執筆者一覧

● 編集

堀江重郎	順天堂大学大学院医学研究科泌尿器外科学教授
山口雷藏	神戸大学大学院医学研究科外科学講座 国際がん医療・研究推進学分野教授
武藤　智	順天堂大学大学院医学研究科 遺伝子疾患先端情報学講座特任教授
米瀬淳二	がん研究会有明病院泌尿器科部長
納谷幸男	帝京大学ちば総合医療センター泌尿器科教授
三木　淳	東京慈恵会医科大学附属柏病院泌尿器科講師

● 執筆者（掲載順）

樋之津史郎	岡山大学病院新医療研究開発センター教授
成田伸太郎	秋田大学附属病院血液浄化療法部・秋田大学 大学院医学系研究科腎泌尿器科学講座准教授
羽渕友則	秋田大学大学院医学系研究科腎泌尿器科学講座教授
高原大志	愛知医科大学病院病理診断科
露木琢司	愛知医科大学病院病理診断科
都築豊徳	愛知医科大学病院病理診断科教授
関田信之	千葉県済生会習志野病院泌尿器科医長
永田政義	順天堂大学大学院医学研究科泌尿器外科学准教授
福原秀雄	高知大学医学部泌尿器科学講座助教
井上啓史	高知大学医学部泌尿器科学講座教授
楫　靖	獨協医科大学医学部放射線医学講座教授
武藤　智	順天堂大学大学院医学研究科 遺伝子疾患先端情報学講座特任教授
荒木千裕	帝京大学ちば総合医療センター泌尿器科講師
納谷幸男	帝京大学ちば総合医療センター泌尿器科教授
中井　靖	奈良県立医科大学泌尿器科学教室助教
辰巳佳弘	奈良県立医科大学泌尿器科学教室助教
藤本清秀	奈良県立医科大学泌尿器科学教室教授
横溝　晃	原三信病院泌尿器科部長
川井禎久	山口大学医学部泌尿器科助教
松山豪泰	山口大学医学部泌尿器科教授
齋藤一隆	東京医科歯科大学大学院医歯学総合研究科 腎泌尿器外科学准教授
藤井靖久	東京医科歯科大学大学院医歯学総合研究科 腎泌尿器外科学教授
清水史孝	順天堂大学医学部附属練馬病院泌尿器科准教授
堀江重郎	順天堂大学大学院医学研究科泌尿器外科学教授
米瀬淳二	がん研究会有明病院泌尿器科部長
三木　淳	東京慈恵会医科大学附属柏病院泌尿器科講師
白木良一	藤田保健衛生大学医学部腎泌尿器外科学講座教授
山口雷藏	神戸大学大学院医学研究科外科学講座 国際がん医療・研究推進学分野教授
北村　寛	富山大学大学院医学薬学研究部 腎泌尿器科学講座教授
呉　彰眞	順天堂大学医学部附属 順天堂東高齢者医療センター泌尿器外科
安部崇重	北海道大学大学院医学研究科 腎泌尿器外科学分野講師
篠原信雄	北海道大学大学院医学研究科 腎泌尿器外科学分野教授
大山　力	弘前大学大学院医学研究科泌尿器科学講座教授
安達尚宣	宮城県立がんセンター泌尿器科
三塚浩二	東北大学大学院医学系研究科 医科学専攻外科病態学講座泌尿器科学教室講師
荒井陽一	東北大学大学院医学系研究科 医科学専攻外科病態学講座泌尿器科学教室教授
伊夫貴直和	大阪医科大学腎泌尿器外科講師
東　治人	大阪医科大学腎泌尿器外科教授
北村香介	順天堂大学大学院医学研究科泌尿器外科学助教
湯浅　健	がん研究会有明病院泌尿器科副部長
小島崇宏	筑波大学医学医療系腎泌尿器外科講師
西山博之	筑波大学医学医療系腎泌尿器外科教授
出嶋　卓	九州大学大学院医学研究院泌尿器科学分野助教
江藤正俊	九州大学大学院医学研究院泌尿器科学分野教授
青木裕章	あすかホームケアクリニック院長
下方智也	名古屋大学医学部附属病院化学療法部病院助教
安藤雄一	名古屋大学医学部附属病院化学療法部教授

I

膀胱癌の基礎

I 膀胱癌の基礎
膀胱癌の疫学と自然史

膀胱癌の罹患率

「膀胱癌診療ガイドライン2015年版」[1]（以下「ガイドライン」と略す）に記載されている年齢調整罹患率は，男女計で7.2/10万人/年で，男女別では男性12.8，女性2.8で男性に多い疾患である。このデータは2008年におけるわが国のデータで，最新のデータは国立がん研究センターのがん情報サービスのホームページに2012年までの罹患データ（全国推計値）が掲載されており，ダウンロードできる[2]。最新のデータは2012年のデータが記載されており，男女計で7.2/10万人/年，男性12.5，女性3.0で，ほとんど変化がない。

罹患率のデータソース

癌の罹患率（新たに癌と診断される率）は，全国の全例を調査しているわけではない。シンガポールや台湾などの比較的人口の少ない国や地域では，ほぼ全例の調査が行われていることもあるが，日本では地域癌登録のデータを用いて推計している。2012年の登録対象地域の人口は，同年の日本の総人口の43％をカバーしている。推計に用いた地域と推計方法の詳細は，がん情報のホームページの記載[3]を参照して頂きたい。

がん情報のホームページ以外にもWHOが各国の癌の罹患率や死亡率を公開している。GLOBOCAN 2012には，population fact sheetとして各国のデータを参照することができるシステム[4]を提供している。**表1**に，GLOBOCAN 2012が提供している米国と英国および日本の膀胱癌罹患率，死亡率をまとめた。

罹患率の比較

罹患率を経時的に比較する場合や，海外との比較を行う場合，基準となる人口構成を規定しておかなければならない。膀胱癌のように，比較的高齢者に多く認められる癌の場合，人口構成が高齢化すれば，診断される患者数（罹患数）は増えるが，人口構成を考慮すれば実際はほとんど増加していない場合もある。例えば，男女合計の膀胱癌罹患数の推計値は2008年18,354人，2012年20,574人であるが，

表1 日本，米国，英国の膀胱癌の罹患率と死亡率（人口10万人対）

		罹患率	死亡率
日本	男性	9.8	2.4
	女性	2.2	0.7
米国	男性	19.6	4.0
	女性	5.1	1.2
英国	男性	9.3	4.0
	女性	2.8	1.7

（文献4より引用）

すでに述べたように人口構成を考慮すると変化はない。日本国内の経時変化をみる場合は，基準人口として1985年（昭和60年）の年齢構成に合わせる。国際比較を行う際にはWorld Health Organization（WHO）の提唱する標準人口を用いて調整している。がん情報のホームページからダウンロードしたデータファイルにも，年齢調整罹患率シート（タブ名asr：age standardized rates）には「標準人口」という列があり，「世界人口」か「昭和60年モデル人口」のいずれかの記載がある。どのような人口構成で調整するかによって，当然値も変化する。例えば，日本の膀胱癌2012年のデータを世界人口で調整した罹患率は男女計で4.9/10万人/年，男性8.5，女性2.0で昭和60年モデル人口での調整値よりも小さい値になる。これは，世界人口の人口構成に比べて昭和60年モデル人口は高齢化が進んでいるからである。

このように罹患率や死亡率を比較する場合は，調整に用いたモデル人口がどれであるかを把握しておく必要がある。それにより単に高齢化によって罹患数や死亡数が増えている場合も，罹患率や死亡率を過大評価することなく評価し，変化をとらえることが可能になる。

膀胱癌罹患のリスクファクター

ガイドラインに記載されているリスクファクターは，喫煙，芳香族アミンなどの職業的曝露，エジプトでのビルハルツ住血吸虫感染などで有名な慢性炎症である。リスクファクターではないが，わが国では乳酸桿菌による再発予防効果が報告されている[5,6]。喫煙と膀胱癌との関連は，ガイドラインでもグレードAで記載されており，罹患リスクは喫煙によって2～5倍増加するとされている。1日の喫煙本数が多いほど，喫煙期間が長いほど影響は大きいと考えられている。しかしながら，肺癌と喫煙の関連と比べて，膀胱癌との関連は一般市民に広く知られていないことが問題である。

膀胱癌の死亡率

がん情報のホームページに掲載されている死亡データは最新のもので2015年であり，昭和60年モデル人口で調整した年齢調整死亡率は男女計で2.1/10万人/年で，男女別では男性3.7，女性1.0である。これらの値も，過去10年間ほとんど変化がない。

死亡率のデータソース

罹患率と違い，死亡率のデータソースは厚生労働省の人口動態統計[7]に基づき計算されている。死亡については死亡届が管轄保健所に届けられ，保健所長は提出された書類をとりまとめて毎月都道府県知事に送付している。死亡のデータは，罹患率とは違い，全例調査の形式である。

罹患率，死亡率の変化

これまで述べたように，罹患率も死亡率もこの10年間大きな変化はない。それは，例えば前立腺癌のprostate specific antigen (PSA) のような診断に大きく影響する技術の開発が膀胱癌の領域ではなかったことと，治療法についても予後を劇的に改善する薬剤や治療法はこの10年間なかったことと関係があると考えられる。今後変化があるとすれば，喫煙率の低下による罹患率の低下である。20年前の2007年，男性の喫煙率は56.1%，女性は14.5%であった[8]。2017年のデータでは男性28.2%，女性9.0%と低下しており，喫煙と膀胱癌の関係はすでに知られていることから，今後の罹患率の低下を期待したいところである。

筋層非浸潤癌の自然史

膀胱癌は血尿などの特徴的な症状で発症することが多く，診断されて無治療で経過することはほとんどないため自然史を知ることは難しい。「ガイドライン」にも，「膀胱鏡検査や経腹的超音波検査により腫瘍を確認し，経尿道的膀胱腫瘍切除術 (transurethral resection of bladder tumor；TURBT) により採取した腫瘍組織を病理学的に確認することで確定診断される。」と記載されている。つまり，診断の段階でTURBTが行われているのである。そこでまず，筋層非浸潤癌のTURBT後の自然史について述べる。

悪性腫瘍の領域で，全国規模で行われた多施設共同ランダム化比較試験の先駆

けの一つが，筋層非浸潤癌のTURBT後膀胱内注入療法に関するランダム化比較試験である。注入する薬剤の種類，濃度，投与回数，投与間隔などを工夫し，複数の臨床試験が行われてきた。その研究組織で実施された初期の5研究には，術後の膀胱内注入療法を行わないコントロール群を設定していた。「ガイドライン」には，低リスクの症例に対しても，抗癌剤の術後単回投与が推奨されているので，現在どのリスクグループと診断されてもTURBT後の膀胱内注入療法は少なくとも1回は行われる。そのため，現在はコントロール群を設定する臨床試験を実施することは困難である。そのことから，TURBT後膀胱内注入療法を行わないTaまたはT1でG1またはG2の筋層非浸潤性膀胱癌の再発についてのデータは，この5研究を併合した解析[9]を根拠とせざるをえない。この論文の表から，主な背景因子の1年非再発率，3年非再発率を**表2**にまとめた。

TURBT後に膀胱内注入療法を行った場合の予後について，すでに述べた併合解析の結果を**表2**に指示した。この併合解析で膀胱内注入療法はTURBT後の膀胱内再発のリスクを約2/3に減少させることが明らかになった。これらは，少し古いデータであることと，Ta，T1，G1，G2（当時の表記）と比較的低リスクの症例のデータであることに注意すべきである。英国のデータではあるが，高リスクの症例を含む筋層非浸潤性膀胱癌の予後をThomasら[10]は報告している。この報

表2 主な背景因子の1年および3年非再発率

			非再発率（%）	
			1年	3年
コントロール群 （膀胱内注入療法を 行わなかった群）	T分類	Ta	55.6	37.7
		T1	50.2	30.2
	Grade	1	60.3	43.4
		2	49.1	24.5
	単発/多発	単発	72.6	48.8
		多発	40.5	22.8
	初発/再発	初発	59	38.7
		再発	37.2	18.6
	腫瘍径	≦3cm	54.3	34.3
		>3cm	39.6	15.7
膀胱内注入療法群	T分類	Ta	72.3	48.7
		T1	67.2	46.7
	Grade	1	74.4	53.1
		2	64.4	42.9
	単発/多発	単発	79.8	63.6
		多発	62.5	37.2
	初発/再発	初発	74.1	53
		再発	56	33.8
	腫瘍径	≦3cm	70.3	49
		>3cm	64.9	40.3

（文献8より引用）

告で，progressionの割合はGrade 1で10.5％，Grade 2で11.6％，Grade 3で16.8％と報告されており，約10〜20％の確率でprogressionをきたすことがわかる。中・高リスク症例には，「ガイドライン」でBCGの膀胱内投与が推奨されており，再発の抑制効果が認められることは記載されているが，注入レジメンについては結論が得られていないと記載されている。コクランライブラリのメタアナリシス[11]では，BCGの膀胱内投与により再発のオッズ比は0.3まで抑制されると報告されている。

Stage Ⅱ／Ⅲの膀胱癌

　日本泌尿器科学会の膀胱癌登録の2008〜2011年の解析データ[12]では，膀胱全摘除術のみが34.1％に，膀胱全摘除術と術前あるいは術後の化学療法が9.2％に行われていた。また，放射線療法のみが5.8％，化学療法のみが8.2％，放射線療法と化学療法が13.0％に行われていた。5年生存率はcT2で66.2％，cT3で57.9％，cT4では28.0％であった。現時点では画期的な新規薬剤の候補がないなか，これらの予後は大きく変化することはないと考えられる。

膀胱全摘後の予後

　「ガイドライン」によれば，膀胱全摘後の再発は局所再発が5〜15％で，遠隔転移が20〜25％とされている。これらは，いずれも海外の2001〜2006年までの報告をもとに記載されている。

　膀胱癌の罹患率，死亡率はこの10年ほとんど変化がなく，罹患率は米国よりも低いが英国とはほぼ同じ値である。病期の進行により予後は悪化する。今後，予後の改善のために，新規治療の開発が期待される。

（樋之津史郎）

文献

1) 膀胱癌診療ガイドライン2015年版. 日本泌尿器科学会編, 医学図書出版, 東京, 2015.
2) http://ganjoho.jp/reg_stat/statistics/dl/index.html
3) http://ganjoho.jp/reg_stat/statistics/dl/statistics_p00.html
4) http://globocan.iarc.fr/Pages/fact_sheets_population
5) Aso Y, Akaza H, Kotake T, et al: Preventive effect of a Lactobacillus casei preparation on the recurrence of superficial bladder cancer in a double-blind trial. The BLP Study Group. Eur Urol, 1995; 27: 104-9.
6) Naito S, Koga H, Yamaguchi A, et al: Kyushu University Urological Oncology Group. Prevention of recurrence with epirubicin and lactobacillus casei after transurethral resection of bladder cancer. J Urol, 2008; 179: 485-90.
7) http://www.mhlw.go.jp/toukei/list/81-1b.html
8) http://www.health-net.or.jp/tobacco/product/pd090000.html
9) Hinotsu S, Akaza H, Ohashi Y, et al: Intravesical chemotherapy for maximum prophylaxis of new early phase superficial bladder carcinoma treated by transurethral resection: a combined analysis of trials by the Japanese Urological Cancer Research Group using smoothed hazard function. Cancer, 1999; 86: 1818-26.
10) Thomas F, Rosario DJ, Rubin N, et al: The long-term outcome of treated high-risk nonmuscle-invasive bladder cancer: time to change treatment paradigm? Cancer, 2012; 118: 5525-34.
11) http://onlinelibrary.wiley.com/doi/10.1002/14651858.

CD001986/abstract

12） Koie T, Ohyama C, Fujimoto H, et al: Cancer Registration Committee of the Japanese Urological Association; Ohyama C, Nishiyama H, Fujisawa M, et al. Cancer Registration Committee of the Japanese Urological Association. Diversity in treatment modalities of Stage Ⅱ/Ⅲ urothelial cancer in Japan: sub-analysis of the multi-institutional national database of the Japanese Urological Association. Jpn J Clin Oncol, 2016；46：468-74.

I 膀胱癌の基礎

膀胱発癌の分子生物学,分子遺伝学メカニズム

膀胱癌は臨床病理学的特徴から非浸潤性膀胱癌(non-muscle-invasive bladder cancer；NMIBC)と浸潤性膀胱癌(muscle-invasive bladder cancer；MIBC)に大別される。NMIBCはその多くが粘膜内または粘膜下層にとどまりながら乳頭状に進展する低異型度癌であり,MIBCは早期から粘膜下層から筋層,さらに膀胱外に進展する高異型度癌である。発癌や進展にかかわる分子遺伝学的機序も両者は大きく異なる可能性があり,2つの経路を中心とした発癌・進展機序(two-pathway model)が提唱されてきた。また,多発発生は膀胱癌の特徴であるが,単クローンを起源とし,多段階に遺伝子修飾を受け進展する"モノクローナル説"が有力であるものの,別々の起源の複数の尿路上皮異常から発生する"ポリクローナル(Field-defect)説"を支持する報告も存在する。近年では次世代シークエンサーを用いた高速で大規模な網羅的の遺伝子解析技術の進歩により,膀胱発癌および進展における分子生物学的機序に関する新たな知見も増えてきている。本項ではこれまでの報告から膀胱発癌および進展に関連する分子異常と分子生物学的機序に関して紹介する。

two-pathway model

膀胱癌の多くは膀胱内腔を覆う移行上皮から発生するが,粘膜内または粘膜下層にとどまりながら乳頭状に増殖するNMIBCと早期より粘膜下層から筋層,さらには膀胱外や遠隔転移をきたすMIBCに大別される。NMIBCの多くは尿路上皮過形成から進展し,病理学的に比較的均一な乳頭状構造を示す。NMIBCは再発率が50～70%と高率なものの,膀胱外進展や遠隔転移をきたすことは少ない[1]。一方,MIBCは,尿路上皮異形成や平坦型の上皮内病変である上皮内癌(carcinoma in situ；CIS)から進展し,分化度の異なる多彩で不均一な構造を示し,初診時からの進行例も多く,転移をきたし生命を脅かす[1]。よって膀胱癌には臨床病理学的に2つの大きなサブグループが存在し,関連する分子異常も異なる可能性が指摘されている[2]。

9番染色体欠失はNMIBCおよびMIBCに共通する染色体異常で,膀胱発癌早期に起こる異常と考えられている[1]。また,病期TaのNMIBCでは80%に*FGFR3*の変異を伴うものの,病期T1のNMIBCやMIBCでは*FGFR3*の変異はまれである[1]。NMIBCとMIBCという2つの大きなサブクラスに基づいた膀胱発癌・進展機序(two-pathway model)に関して,最近報告された分子との関連も

含め，図1に示す[1]。

図1の上段は正常尿路上皮が過形成から9番染色体のヘテロ接合性消失と*FGFR3*の変異を合併し，*PIK3CA*変異と*STAG2*変異を伴い，乳頭状低悪性度尿路上皮癌を形成する経路である．一部少数の*FGFR3*変異を伴ったNMIBCがさらに*CDKN2A*のホモ欠失を伴い，高悪性度浸潤癌へ進展する．下段は9pおよび9qのLOHと*TP53*変異を伴った異形成が，*RB1*欠失によりCISとなり，*ERBB2*変異，*ARID1A*変異，*PTEN*変異と，さらには2q$^-$，8p$^-$，11q$^-$，20q$^+$やほか多数の遺伝子変異を合併し，高悪性度浸潤癌へ移行する経路である．MIBCはさらに上皮間葉転換（epithelial-mesenchymal transition；EMT）に関連するmiR-200低下およびZEB1・ZEB2上昇，炎症の関与やRHOGDI2低下などを伴いながら転移癌に進展する[1]．

two-pathway modelは膀胱発癌および進展の大きな流れを理解する点で参考になるが，特にMIBCは非常に不均一な集団であり，個々の患者および腫瘍でその分子異常はより複雑に多様化していると考えられる．近年施行されている大規模遺伝子解析の結果も加わり，膀胱発癌・進展における不均一性と複雑性に関連する分子生物学的機序の解明が今後も進められるであろう．

多発発生の機序

多発腫瘍発生は膀胱癌を含む尿路上皮癌の特徴であるが，これまで多発腫瘍発生を説明する上皮進展の機序に関しては2つの異なる学説で説明されてきた．一つは"ポリクローナル（Field-defect）説"で，多発腫瘍は別々の起源の複数の尿路上皮異常から発生するとする説である．もう一方は"モノクローナル説"であり，多発の腫瘍が単一の細胞を起源とする説である．腎盂尿管癌に対し手術を施行した

図1 膀胱発癌・進展におけるtwo-pathway model

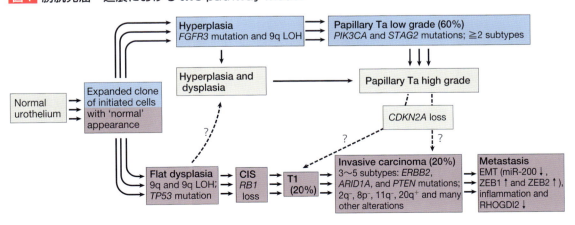

（文献1より引用改変）

後の膀胱癌再発リスクが30〜40％に対し，対側の腎盂尿管への異時性癌発生は2〜6％と少なく[3]，膀胱癌患者の腎盂尿管癌発生率は0.5〜2％であるが，腎盂尿管逆流のある膀胱癌患者ではその発生率が15〜22倍になる（図2）。上記のような臨床的知見は尿流による播種が多発性に重要であることを裏付けるものでありモノクローナル説を支持する臨床的証拠と考えられる。一方，時間的・空間的多発性はポリクローナル説を支持する証拠とされるが，単クローン細胞の接着，管腔内播種，癌があっても臨床的に発見される癌になるまで時間差が存在する癌休眠状態（tumor dormancy）を考えると必ずしもポリクローナル説を支持する理由にはならず，起源としてはモノクローナル説が有望ではないかと考えられる。

これまでにX染色体不活性化，p53変異，ヘテロ接合性消失（loss of heterozygosity；LOH）やマイクロサテライトシフトなどを用い，尿路上皮癌がモノクローナル起源であることが証明されてきた[3]。近年の次世代シークエンサーを用いた報告で，Lamyらは手術を施行した2個以上の異時発生腫瘍をもつ膀胱癌29例から採取した腫瘍をイルミナ社HiSeq2000およびNextSeq500をプラットフォームとした次世代シークエンサーを用いて全エクソン，トランスクリプトーム，deep sequenceを行ったところ，異時性腫瘍の起源を探る系統解析で同一患者のすべての腫瘍で系統図の初期の分枝に同じ変異が認められたと報告している[4]。

単クローンから進展した尿路上皮癌の進展機序の仮説に関して図3を用いて説明する[3]。遺伝的変化およびエピジェネティックな修飾が腫瘍細胞のみならず，正常の尿路上皮においても起こる（A）。腫瘍抑制機構と多段階遺伝子変化の必要性から，遺伝修飾を受けた正常上皮の大部分は腫瘍性増殖を示さない（B）。そのなかで，非常に少数もしくは単一の細胞が形質転換し，腫瘍性増殖段階に進む（C）。この形質転換した腫瘍細胞が上皮内進展や管腔内進展を伴い，多発性腫瘍

図2 尿路上皮癌の発生頻度と尿流の重要性

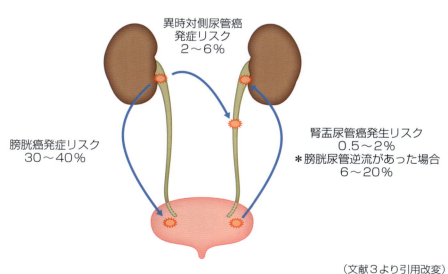

（文献3より引用改変）

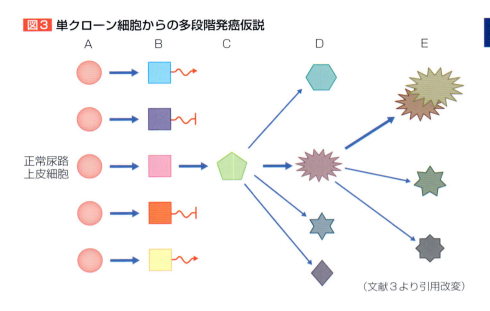

図3 単クローン細胞からの多段階発癌仮説

（文献3より引用改変）

として進展していく。またこの単一腫瘍細胞からの増殖の過程でさらなる遺伝的変化やエピジェネティックな遺伝修飾を多数受け，これが同一患者内の各腫瘍の表現型の違いにつながる（D）。この腫瘍の一部が同程度の増殖率や悪性度をもっていた場合，臨床的には同時性に異なる遺伝子修飾をもった細胞と認識される（E）。以上のような多段階発癌が単一クローンから進化した尿路上皮癌が遺伝的不均一性を有する理由ではないかと考える。

molecular alteration

　最近，131例の高異型度MIBC組織を用いたThe Cancer Genome Atlas（TCGA）プロジェクトによる大規模遺伝子発現解析の結果が報告された[5]。MIBCで1サンプルあ当たり～300の体細胞変異が認められ，1Mb当たり平均7.7変異が存在した[5]。本研究でMIBCにおいて高頻度に変異がみられた遺伝子を**表1**に示す。約半数（49%）に*TP53*の変異が認められ，*PIK3CA*（20%），*CDKN1A*（14%），*RB1*（13%），*FGFR3*（12%），*TSC1*（8%）などの変異も高頻度に認められた。経路解析では細胞周期，PI3-kinase/AKT/mTOR経路，染色体リモデリングに関連する遺伝子の異常が高頻度にみられた[5]。また，喫煙で誘導される遺伝子変異は顕著でなく，遺伝子改編酵素であるapolipoprotein B mRNA-editing enzyme（APOBEC）によって引き起こされる変異が全体の51%にみられたとしている[5]。*APOBEC3B* mRNA発現は膀胱癌で正常組織に比べ有意に上昇しており，膀胱発癌・進展における本遺伝子群の役割は興味深いところである。そのほか，Ras/MAPK経路，Hedgehog経路，Wnt経路，FGFR3-TACC癒合タンパク，microRNAやDNAメチル化関連分子の膀胱発癌・進展への関与は注目される[1]。

表1 浸潤性膀胱癌で5％以上の変異がみられた遺伝子

遺伝子	染色体	頻度（%）
TP53	17p13	49
MLL2	12q13	27
ADID1A	1p35	25
KDM6A	Xp11	24
PIK3CA	3q36	20
EP300	22q13	15
CDKN1A	6p21	14
RB1	13q14	13
ERCC2	19q13	12
FGFR3	4p16	12
STAG2	Xq25	11
ERBB3	12q13	11
FBXW7	4q31	10
RXRA	9q34	9
ELF3	1q32	8
NFE2L2	2q31	8
TSC1	9q34	8
KLF5	13q22	8
TXNIP	1p21	7
FOXQ1	6p25	5
CDKN2A	9q21	5
RHOB	2p24	5
FOXA1	14q21	5
PAIP1	5p12	5
BTG2	1q32	5
HRAS	11p15	5
ZFP36L1	14q24	5

（文献5より引用）

　これまでtwo-pathway modelや多発発生におけるモノクローナル仮説で説明されてきた膀胱発癌・進展は，次世代シークエンサーなどの高速で大規模な網羅的分子異常解析の進歩により，個々の症例および腫瘍による不均一性および複雑性の存在とそれに関連する分子異常の発見とともに，新展開を迎えている。

　現時点では分子異常の存在の証明のみで機能的な意義が不明なものも多く存在するが，個々の分子異常の機能解析が進むことにより，膀胱発癌および進展に関する新たな分子生物学的機序が解明するとともに，近い将来，これらの分子異常に基づいた個別化医療や新規治療標的が可能になると考えられる。

（成田伸太郎，羽渕友則）

文 献

1）Knowles MA, Hurst CD: Molecular biology of bladder cancer: new insights into pathogenesis and clinical diversity. Nature reviews Cancer, 2015; 15: 25-41.

2）Wu XR: Urothelial tumorigenesis: a tale of divergent pathways. Nature reviews Cancer, 2005; 5: 713-25.

3）Habuchi T: Origin of multifocal carcinomas of the bladder and upper urinary tract: molecular analysis and clinical implications. International journal of urology : official journal of the Japanese Urological Association, 2005; 12: 709-16.

4）Lamy P, Nordentoft I, Birkenkamp-Demtroder K, et al: Paired Exome Analysis Reveals Clonal Evolution and Potential Therapeutic Targets in Urothelial Carcinoma. Cancer research, 2016; 76: 5894-906.

5）Cancer Genome Atlas Research Network: Comprehensive molecular characterization of urothelial bladder carcinoma. Nature, 2014; 507: 315-22.

II

膀胱癌の診断

Ⅱ 膀胱癌の診断

膀胱癌の病理診断と取扱い規約

　膀胱癌の多くは尿路上皮癌であるが，単一の組織型であるにもかかわらず，再発，病期進行および予後は症例により大きく異なる。「腎盂・尿管・膀胱癌取扱い規約 第1版」[1]（以下「取扱い規約」と略す）では尿路上皮癌の予後にかかわるさまざまな重要な所見が記載されているが，十分に理解されていない部分もある。膀胱癌の病期分類はTNM分類に基づいて決定され，治療選択や予後予測において最も重要な指標となっている。そのため，取扱い規約ではTNM分類に関する多くの記載が述べられているが，必ずしも正確な解釈がなされていない。本項では膀胱癌の病理診断およびTNM分類を取扱い規約に基づいて解説するとともに，2016年に改訂されたWHO分類（以下「2016 WHO分類」と略す）[2]とUnion for International Cancer Control（UICC）およびAmerican Joint Committee on Cancer（AJCC）TNM分類[3,4]の解説も述べる。

膀胱腫瘍異型度評価

　膀胱に発生する悪性腫瘍の8〜9割は尿路上皮癌である。従来は細胞異型に重点が置かれた，1973年に発行されたWHO分類（以下「1973 WHO分類」と略す）による，G1，G2，G3の三段階評価が一般的であった[5]。この評価方法は簡便かつ予後予測能に優れた評価方法であったが，中間に位置するG2の診断が多用される傾向が生じ，予後予測能が低下する状況が生じてきた。また，その予後予測能も不十分な部分も存在した。1998年にInternal Society of Urological Pathology（ISUP）により構造異型を重視した分類法が提言され（以下「WHO/ISUP分類」と略す）[6]，2004年発行のWHO分類（以下「2004 WHO分類」と略す）で正式採用された[7]。WHO/ISUP分類の基本的な特徴は膀胱の尿路上皮系腫瘍は非浸潤性病変と浸潤性病変に大別したこと，非浸潤性病変は乳頭状病変と平坦状病変として明確に区別したこと，非浸潤性乳頭状病変を二段階分類としたことが挙げられる。取扱い規約および2016 WHO分類においても，この分類が全面的に採用されている[1]。以下にその概要および解説を示す。

非浸潤性乳頭状病変

　取扱い規約では良性腫瘍は増殖形態から乳頭腫，内反性乳頭腫の2つに分類される。尿路上皮乳頭腫（urothelial papilloma）は正常と同等の尿路上皮が血管結合組織の茎を軸に乳頭状に増殖する腫瘍である。内反性尿路上皮乳頭腫（inverted urothelial papilloma）は，膀胱三角部に好発する有茎性ポリープ病変である。組織学的には異型の乏しい尿路上皮が内反性に増殖し，表面は平滑で，正常の尿路上皮に被覆されている。これらは再発するが，浸潤性尿路上皮癌に移行することはない。

異型度分類として1973 WHO分類による三段階評価方法が用いられてきた。しかしながら，診断者間の一致率が低く，予後予測能も十分ではなかった。それに対する対応として，WHO/ISUP分類では非浸潤性乳頭状尿路上皮癌を低異型度非浸潤性尿路上皮癌（以下「低異型度」と略す），高異型度非浸潤性尿路上皮癌（以下「高異型度」と略す）（**図1**）の2段階に分類した。鑑別方法は弱～中拡大による構造異型の評価を最重要視する。すなわち，低異型度は軽度の構造異型を有する，高異型度は中～高度の構造異型を有する腫瘍と定義し，構造異型で鑑別困難な症例に対してのみ細胞異型を評価する。取扱い規約においても，WHO/ISUP分類が病理学的異型度評価の基準である[1]。ただし，欧州では1973 WHO分類が主流であること[8]，および旧規約からの移行措置として，取扱い規約では1973 WHO分類の併記も求めている[1]。このWHO/ISUP分類はリスク分類的側面を有していることが重要である[2,7]。低異型度および高異型度ともほぼ再発率は同程度（低異型度は約50％，高異型度は約60％）であるが，浸潤性尿路上皮癌への進行は低異型度ではまれであるのに対し高異型度は30％程度とされる。分子生物学的な観点からも，高異型度および浸潤性尿路上皮癌の遺伝子異常は類似性が高く，低異型度とは大きく異なる[9]。従って，WHO/ISUP分類は単なる形態的分類ではなく，予後予測因子の側面も強いことを理解することが重要である。その一方，尿路上皮癌全体に占める高異型度の割合が近年増加傾向にあるとの指摘があり[10]，一貫した診断基準による診断が必要である。

低悪性度乳頭状尿路上皮腫瘍（papillary urothelial neoplasm of low malignant potential；PUNLMP）は，正常の尿路上皮の範疇を超える軽微な核異型を有する腫瘍で，従来の分類において非浸潤性乳頭状尿路上皮癌，G1と診断されていた症例の異型の弱い一部に相当し，WHO/ISUP分類に採用された[6,7]。PUNLMPは低異型度に比べて再発率が低く，病期進行もまれといわれる。PUNLMPは"癌"と診断されないことによる医療経済上の利点を考慮して作成された項目である。しかしながらPUNLMPと低異型度の再発率はほぼ同等とする報告や[11]，PUNLMPの診断一致性が十分ではないとする報告もある[12]。本邦においては，医療経済上の観点から低異型度とPUNLMPを区別する意義は乏しく，取扱い規約ではPUNLMPは低異型度非浸潤性尿路上皮癌に包括されている[1]。

図1 非浸潤性乳頭状尿路上皮癌

ⓐ：低異型度（①）と高異型度（②）の組織像，ⓑ：低異型度と高異型度の模式図。低異型度は軽度核腫大を認めるが細胞極性は保たれている。高異型度では中等度の核腫大を認め，細胞極性の高度の乱れを伴う。

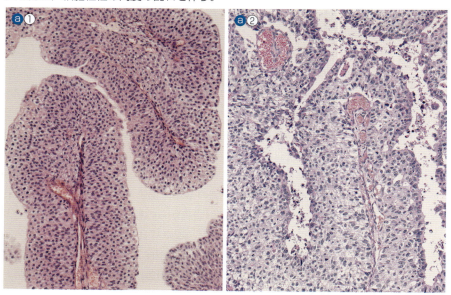

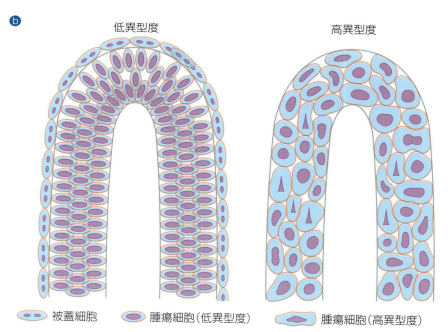

平坦状非浸潤性病変

　平坦状病変は尿路上皮内癌（urothelial carcinoma in situ）（以下CISと略す），尿路上皮異形成，過形成病変の3つに大別される。
　CIS（図2）は平坦な粘膜内にて，細胞学的に明らかに悪性とすべき異型細胞が存在する病変と定義される[1,2,7]。CISは原発性と二次性（高異型度や浸潤性尿路上皮癌の周囲もしくは背景に存在する，もしくは再発病変として発生する）に大別される。一次性CISは尿路上皮癌の1～3％とされ，比較的予後が良い[2]。二次性CISの存在は予後不良因子とされ，多くの症例で再発し，高頻度に浸潤性尿路上皮癌に進行する[13,14]。組織学的には腫瘍細胞がさまざまな形式で増殖する[15]。病

図2 尿路上皮内癌（CIS）

ⓐ：CISの組織像（通常型），ⓑ：CISの組織像（clinging type）。
ⓒ：CISの模式図。通常型では腫瘍細胞が粘膜内で全層性に増殖する。clinging typeでは腫瘍細胞の剥離が目立つ。pagetoid typeは粘膜内に散在性に腫瘍細胞が増殖する。undermining typeは粘膜内の下部にて腫瘍細胞が増殖する。

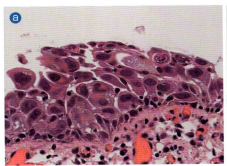
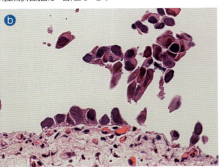
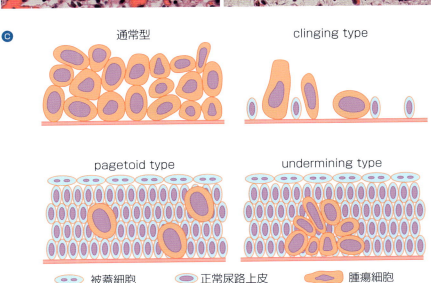

理総論的には上皮内癌は均一な腫瘍細胞が全層性に粘膜内で増殖する病態と解釈されることが一般的で，膀胱のCIS独特の定義が一般病理医には十分浸透していない。また，膀胱のCISは腫瘍細胞の剥離傾向が顕著で，腫瘍細胞がほとんど存在しないことも多い。ゆえに，その診断が過小評価されることが少なくない。

尿路上皮異形成もCISと同様，上皮内において異型細胞が増生する病態であるが，細胞異型がCISの基準を満たさないもの，と定義される[1, 2, 7]。p53遺伝子変異を有するなど多数の遺伝子異常の存在から，CISの前駆病変と推定されている[9]。しかしながら，その臨床的意義は明確ではない。また，異形成の診断には診断者間のばらつきが多い[16]。

Urothelial proliferation of uncertain malignant potentialは2016 WHO分類で初めて記載された概念であり[2]，本邦の取扱い規約では過形成に相当する[1]。異型の乏しい尿路上皮が著明な肥厚もしくは軽微な乳頭状増生を伴う病変である。通常の尿路上皮癌の肩口に存在する場合や，治療後の経過観察中に発見されることが多い。臨床的な意義が明確でなく，今後の知見の集積が必要である。

浸潤性尿路上皮癌(invasive urothelial carcinoma)

浸潤性尿路上皮癌は異型尿路上皮が基底膜を越えて粘膜下層以深に浸潤する病変である(註：WHO/ISUP分類の浸潤性病変とは間質への腫瘍細胞浸潤を意味しており，pT1以上の病態である。臨床現場で使用される筋層浸潤性尿路上皮癌は腫瘍細胞が固有筋層以深に浸潤する病態で，pT2以上の病態である。しばしば両者が誤解されるので，両者の違いを理解することが必要である)。

2004 WHO分類では浸潤性尿路上皮癌において相当数の低異型度症例を認める記載であったが[7]，取扱い規約および2016 WHO分類では，浸潤性尿路上皮癌のほとんどの症例は高異型度であり，低異型度の浸潤性尿路上皮癌はごくまれであるとされている[1, 2]。この記載の背景には，細胞異型にかかわらず浸潤性尿路上皮癌の大多数は病期進展する可能性が高いという事実に基づいている。

浸潤性尿路上皮癌の一部に特殊な組織型を伴うことがある。最も頻度の高い特殊型は扁平上皮への分化で，腺上皮への分化がこれに次ぐ。これらの多くは進行症例に発生する。2016 WHO分類ではこれらをまとめてdivergent differentiationとしている。微小乳頭型(micropapillary variant)，形質細胞様型(plasma cell variant)および肉腫様型(sarcomatoid variant)は予後不良因子であり，通常の尿路上皮癌に比べてより積極的な治療を考慮することが提唱されているが[2,3]，通常の尿路上皮癌と同等程度とする考えもあり[17,18]，今後の検討が待たれる。

尿路上皮癌以外の悪性腫瘍

膀胱に発生する悪性腫瘍のうち，扁平上皮への分化を示す成分のみからなる腫瘍は扁平上皮癌に分類される。また腺上皮への分化を示す成分のみからなる腫瘍は腺癌に分類される。いずれも尿路上皮癌の成分を伴わないことが必須である。扁平上皮癌は膀胱悪性腫瘍のうち3％以下である。発症のリスク因子として喫煙

に加えビルハルツ住血吸虫症が知られている。腺癌は，尿膜管癌を含め，膀胱原発悪性腫瘍の2％以下とまれである。膀胱頂部の腺癌は尿膜管由来の可能性を考慮するべきである[2]。

小細胞癌（small cell carcinoma）は肺の小細胞癌と同様の組織像を示す高悪性度腫瘍である。小細胞癌の5年生存率は8～25％と予後不良であり，病期にかかわらず局所療法（膀胱切除や放射線療法）後に化学療法が推奨されている。従って予後の観点から，小細胞癌成分を認めた場合，その多寡や他の成分の有無にかかわらず，常に小細胞癌を主診断とすることを取扱い規約では推奨している[1]。

非上皮系の悪性腫瘍としては横紋筋肉腫，血管肉腫，骨肉腫，悪性線維性組織球腫などがあるが，本項での詳細は割愛する。

膀胱腫瘍の病期分類

世界的には悪性腫瘍の病期分類としてUICCおよびAJCCの2つの分類が存在する。どちらの分類もT因子（原発病変の深達度）（図3），N因子（所属リンパ節の転移の有無，程度），M因子（遠隔転移の有無）の3つの因子によるTNM分類を採用している。現行の取扱い規約は2009年に改訂されたUICC第7版（2009年）に準じている（表1）。

病期分類において，治療選択上特に重要な事項は固有筋層浸潤の有無である。

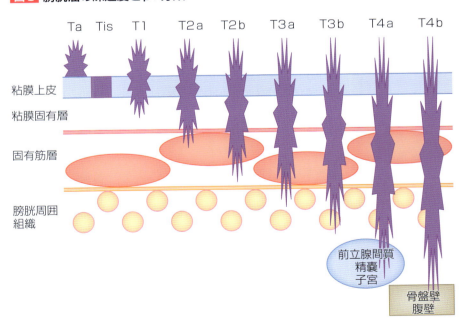

図3 膀胱癌の深達度とpT分類

表1 膀胱癌の病期分類

膀胱癌のTNM分類	
Tx	原発腫瘍の評価が不可能
T0	原発腫瘍を認めない
Ta	乳頭状に浸潤癌
Tis	上皮内癌：いわゆる "flat tumor"
T1	粘膜下層へ浸潤
T2a	浅筋層に浸潤（内側1/2）
T2b	深筋層に浸潤（外側1/2）
T3a	膀胱周囲組織に浸潤（顕微鏡的）
T3b	膀胱周囲組織に浸潤（肉眼的）
T4a	前立腺間質，精嚢，子宮，腟に浸潤
T4b	骨盤壁，腹壁に浸潤
N0	所属リンパ節転移なし
N1	小骨盤内の1個のリンパ節に転移
N2	小骨盤内の多発性リンパ節転移
N3	総腸骨リンパ節転移
M0	遠隔転移なし
M1	遠隔転移あり

註：2016年改訂AJCC，UICCではM1はM1a：非所属リンパ節への転移，
M1b：リンパ節以外の遠隔転移と改訂された。

Stage 0a	Ta	N0	M0
Stage 0is	Tis	N0	M0
Stage I	T1	N0	M0
Stage II	T2a, T2b	N0	M0
Stage III	T3a, T3b, T4a	N0	M0
Stage IV	T4b	N0	M0
	Tに関係なく	N1, N2, N3	M0
	Tに関係なく	Nに関係なく	M1

註：2016年改訂AJCC，UICCではM1a症例はStage IVa，M1b症例はStage IVbと改訂された。

筋層非浸潤性膀胱癌（pTa〜pT1）では膀胱機能を温存した治療（抗癌剤もしくはBCG膀胱内注入療法）が選択されるのに対し，筋層浸潤性膀胱癌（pT2以上）では膀胱全摘除術，放射線療法，全身化学療法などのより侵襲が高い治療が適応となる。そのため，経尿道的膀胱腫瘍切除術（transurethral resection of bladder tumor；TURBT）による正確な病理診断が必須である。TURBT標本にて固有筋層成分が採取されているか否かは，固有筋層浸潤の有無を判定するうえで重要な所見である。従って，取扱い規約ではTURBT検体内に固有筋層成分の採取の有無の記載が必須事項である[1]。

図4 膀胱癌の前立腺浸潤について

ⓐ：膀胱壁を貫通し，前立腺に腫瘍が直接に浸潤している。膀胱癌のpT分類で評価し，pT4aとする。
ⓑ：前立腺尿道を経由して，腫瘍細胞が前立腺に浸潤している。この場合は尿道癌のpT分類に準じて評価し，pT2相当とする。
ⓒ：前立腺尿道，前立腺導管および腺房内に腫瘍細胞が進展するが，間質浸潤性病変は認めない。pTis相当と診断する。

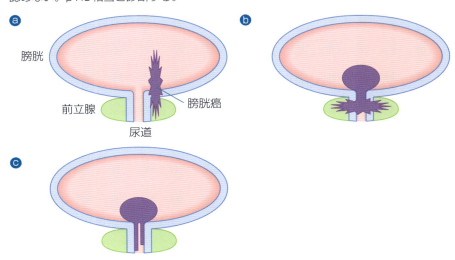

　pT因子を評価する際，前立腺への進展形式に注意する必要がある（図4）。膀胱癌において前立腺への浸潤はpT4aと診断されるが，これは癌が膀胱壁を貫通して前立腺に浸潤する場合である[1,3,19]（図4a）。膀胱内に発生した癌がCIS病変として尿道内に進展する場合がある。尿道内の癌が前立腺間質に浸潤している場合は尿道癌の病期分類に従いpT2（尿道癌の前立腺浸潤）相当と診断し（図4b），前立腺間質に浸潤がなければpTis相当と診断する（図4c）。膀胱と尿道にまたがる腫瘍においてpT因子が異なる場合は，pT因子が高い病変を最終的な深達度とする（例：膀胱での腫瘍深達度がpT3a，尿道での腫瘍深達度がpT2の場合，最終的にはpT3aとする）。

　最後に，2016年末にAJCCおよびUICC分類の改訂が行われた[3,4]。膀胱腫瘍ではM因子の改訂が行われたので，ここで紹介する。従来のM因子はM0とM1のみであったが，M1がM1a：非所属リンパ節への転移，M1b：リンパ節以外の遠隔転移，と細分類された。現行の取扱い規約改訂を待つことなく，今後の症例は，今回のAJCC，UICCの改訂に準じてM因子を診断・記載することが望まれる。

　膀胱癌取扱い規約は，癌診療の標準化と癌研究の発展を目的として発行された。今後も膀胱癌の進展の機序や治療法などに関する新しい知見に応じて，膀胱癌取扱い規約は改訂されていくものと期待される。

（高原大志，露木琢司，都築豊徳）

文 献

1) 腎盂・尿管・膀胱癌取扱い規約 第1版．日本泌尿器科学会，日本病理学会，日本医学放射線学会編，金原出版，東京，2011．

2) Moch H, Humphrey PA, Ulbright TM, et al: WHO Classification of Tumours of the Urinary System and Male Genital Organs. IARC, Lyon, 2016．

3) Bochner BH, Hansel DE, Efstathiou JA, et al: Urinary Bladder. AJCC Cancer Staging Manual. Edited by Amin MB, Edge FB, Greene FL, et al, 8th ed. Springer, New York, 2017, pp757-65．

4) Brierley JD, Gospodarowicz MK, Wittekind C: TNM Classification of Malignant Tumours. 8th ed. UK: Wiley-Blackwell, Oxford, 2017, pp204-9．

5) Mostofi FK, Sobin LH, Torloni H: Histological Typing of Urinary Bladder Tumours. World Health Organization, Geneva, 1973．

6) Epstein JI, Amin MB, Reuter VR, et al: The World Health Organization/International Society of Urological Pathology consensus classification of urothelial (transitional cell) neoplasms of the urinary bladder. Bladder Consensus Conference Committee. Am J Surg Pathol, 1998; 22: 1435-48．

7) Eble JN, Sauter G, Eble JN, et al: Pathology And Genetics of Tumours of the Urinary System and Male Genital Organs. IARC, Lyon, 2004．

8) Soukup V, Capoun O, Cohen D, et al: Prognostic Performance and Reproducibility of the 1973 and 2004/2016 World Health Organization Grading Classification Systems in Non-muscle-invasive Bladder Cancer: A European Association of Urology Non-muscle Invasive Bladder Cancer Guidelines Panel Systematic Review. Eur Urol, 2017．

9) Knowles MA, Hurst CD: Molecular biology of bladder cancer: new insights into pathogenesis and clinical diversity. Nat Rev Cancer, 2015; 15: 25-41．

10) Lokeshwar SD, Ruiz-Cordero R, Hupe MC, et al: Impact of 2004 ISUP/WHO classification on bladder cancer grading. World J Urol, 2015; 33: 1929-36．

11) Oosterhuis JW, Schapers RF, Janssen-Heijnen ML, et al: Histological grading of papillary urothelial carcinoma of the bladder: prognostic value of the 1998 WHO/ISUP classification system and comparison with conventional grading systems. J Clin Pathol, 2002; 55: 900-5．

12) Murphy WM, Takezawa K, Maruniak NA: Interobserver discrepancy using the 1998 World Health Organization/International Society of Urologic Pathology classification of urothelial neoplasms: practical choices for patient care. J Urol, 2002; 168: 968-72．

13) Chang SS, Boorjian SA, Chou R, et al: Diagnosis and Treatment of Non-Muscle Invasive Bladder Cancer: AUA/SUO Guideline. J Urol, 2016; 196: 1021-9．

14) Babjuk M, Bohle A, Burger M, et al: EAU Guidelines on Non-Muscle-invasive Urothelial Carcinoma of the Bladder: Update 2016. Eur Urol, 2017; 71: 447-61．

15) Amin MB, McKenney JK: An approach to the diagnosis of flat intraepithelial lesions of the urinary bladder using the World Health Organization/ International Society of Urological Pathology consensus classification system. Adv Anat Pathol, 2002; 9: 222-32．

16) Murata S, Iseki M, Kinjo M, et al: Molecular and immunohistologic analyses cannot reliably solve diagnostic variation of flat intraepithelial lesions of the urinary bladder. Am J Clin Pathol, 2010; 134: 862-72．

17) Mitra AP, Bartsch CC, Bartsch G, Jr, et al: Does presence of squamous and glandular differentiation in urothelial carcinoma of the bladder at cystectomy portend poor prognosis? An intensive case-control analysis. Urol Oncol, 2014; 32: 117-27．

18) Samaratunga H, Khoo K: Micropapillary variant of urothelial carcinoma of the urinary bladder; a clinicopathological and immunohistochemical study. Histopathology, 2004; 45: 55-64．

19) Patel AR, Cohn JA, Abd El Latif A, et al: Validation of new AJCC exclusion criteria for subepithelial prostatic stromal invasion from pT4a bladder urothelial carcinoma. J Urol, 2013; 189: 53-8．

II 膀胱癌の診断

尿細胞診

　細胞診は，検体中にみられる細胞の良悪性を判定する検査である。尿細胞診は細胞診の検体のなかで婦人科領域に次いで検体数が多く，泌尿器科診療において重要な役割を担っている。特に膀胱癌の診断には，腹部超音波検査・膀胱鏡検査とならび不可欠な検査ツールである。

　自然尿細胞診は，剥離した尿中の細胞を集めて行う非侵襲的な検査であり，標的部位から採取される穿刺吸引細胞診や擦過細胞診とは異なる。そのため，腫瘍が存在しても腫瘍細胞が検体中に出現しない場合には，細胞診検査は陰性という評価となる。また出現していても，異型の弱い細胞は正常との鑑別が難しく，陰性とされることがある。尿細胞診は感度が30〜50％程度と高くないため，単独での尿路上皮癌のスクリーニング検査としては有用性に限界があると考えられている。しかし，質的な判定が可能である点はエコーや膀胱鏡に比べて有用といえる。また，強い炎症，カテーテルや結石などによる物理的刺激，放射線照射などにより，細胞には変化が生じる。依頼書に臨床情報の記載がないと，腫瘍が存在しないのに陽性と判断される場合がある。しかし特異度は95％以上であり，実臨床で偽陽性とされる頻度は高くない。

　そのほか，細胞診標本の作製法，細胞検査士の熟達度によっても感度・特異度は変化する。細胞診の標本作製法・標本の見方を理解し，細胞診の可能性と限界を認識したうえで診療に用いることが重要である。

標本はどのように作製されるのか

　検体は自然排出された尿がほとんどであるが，導尿や膀胱洗浄液としても提出される。いずれにしても，液体中の細胞を集めて評価を行う液状細胞診検体に分類される。提出された検体は，大きく分けて3種類の検体処理方法がとられる[1]。
①検体を遠心分離し細胞成分を直接スライドガラスに広げアルコールで固定する遠心法（無処理）。
②遠心分離後の細胞成分に保存液を添加し，再度遠心分離しスライドガラスに塗抹し固定する2回遠心法（細胞保存液添加法）。
③検体を遠心分離せず，吸引や濾過により液体成分を除去すると同時に細胞をスライドガラスやフィルターに吸着させる直接法。直接法のなかでも liquid based cytology（LBC）法は，残った検体を保存可能であることから婦人科領域を中心に普及し，尿検体にも応用されつつある。

①は短時間で作製でき安価であるが，作製過程での細胞脱落が多く，50〜80％の細胞が脱落するとされる。②は保存液を加えることで細胞の脱落を抑えるが，細胞が保存液の影響を受け染色性の変化や細胞の変性が生じる。③は細胞保持が良好だが，標本作製にコストがかかる。検体の採取から標本作製までの時間，検体数，かけられるコストを考慮して，標本作製法が選択されるため，施設間で作製法が統一されていないのが現状である。そして，検体処理法・標本作製法により標本中の細胞数・見え方が異なるため，施設によって評価の差を生むことになる。われわれは，標本作製法を変更することにより膀胱癌の診断効率が改善し，診断感度を有意に上昇させることを経験した[2]。いずれの作製法においても，高異型度腫瘍の判定に困ることは少ないとされるが，スクリーニング要素の強い検査の場合には，標本中の細胞数が多いほうが有利であるため直接法（特にLBC法）での処理が推奨される。

適正な検体量は

通常は尿中の細胞成分は少ないため，尿中の細胞をできるだけ集めることが望ましい。しかし，細胞成分が多い症例では，検体量を多くすると個々の細胞の観察が不良となるため細胞評価がしにくくなる。移送と処理のしやすさから10 mLのスピッツで提出されることがある。その量が十分なのか不十分なのか，今まで適正な検体量というものは定義されていなかった。しかし，2015年にJohns Hopkins病院でLBC法での適正検体量の検討が行われ報告された[3]。信頼できる判定には，検体量として15 mL以上あることが望ましく，適正量としては30 mLとするのが妥当とされた。

細胞診でどこまでわかるのか

細胞診は，細胞診断ではあるが，病理組織が採取可能な場合にはあくまでも病理組織検査の補助という位置付けである。病理組織診断は主に組織の構造異型を判定しているのに対し，細胞診は腫瘍表面から剥離する一部の細胞を見て判断するという違いがある。そのため，細胞診は腫瘍深達度を正確に評価することが難しく，病理組織学的診断と乖離が生じる理由となっている。

低異型度尿路上皮癌（low grade urothelial carcinoma；LGUC）の細胞は，正常細胞との差が少なく，判定に苦慮することが多い。そのためLGUCに対する感度は20〜80％と報告により差があるが，50％程度とされる[4]。一般的に，細胞診の感度が低いとされるのは，感度の低いLGUCが膀胱癌の40〜50％を占めるためである。一方，高異型度尿路上皮癌（high grade UC；HGUC）に対する感度は90％以上と高く[4]，生命予後にかかわるHGUCを診断するツールと考えれば，非

常に有用な検査といえる。

尿路上皮

　自然排出された健常人の尿中には上皮成分・非上皮成分を少数認める程度であり，出現する上皮細胞のほとんどは尿路上皮と扁平上皮である。膀胱粘膜を構成する尿路上皮は，蓄尿時に伸展できるよう，多層構造を示す。最表層は1～2個の核をもち，N/C比（nucleo-cytoplasmic ratio）の低い傘細胞（umbrella cell）で被蓋されている。基底層には小型でN/C比が大きい深層型とよばれる細胞が存在するが，通常では剥離して出現することはない。それらの間が中間層で，細胞の大きさ，N/C比は両者の中間である（図1a）。自然排出された尿中には，表層の正常尿路上皮が少数出現することが通常である。導尿・膀胱洗浄を行うと，強制的に剥離された粘膜の全層が脱落し深層型の細胞が認められることがある（図1b）。自然尿中の深層型細胞の出現は異常所見となるため，採取法の正確な記載が求められる。

図1 尿路上皮
ⓐ：正常尿路上皮。深層から表層に向かい，N/C比は低くなり細胞の成熟傾向を示す。
ⓑ：物理的刺激後の正常尿路上皮。粘膜の構造が破壊されると，表層以下の細胞が尿中に出現する。

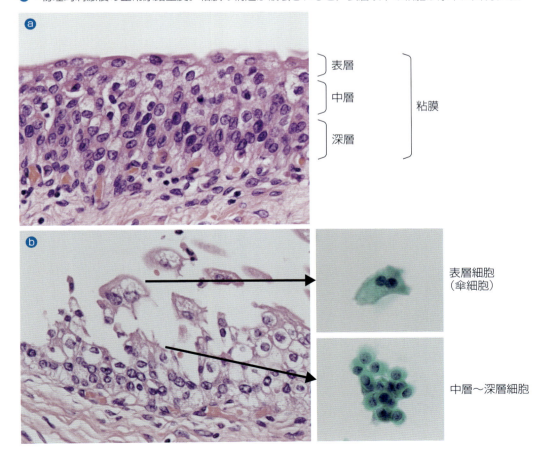

尿路上皮癌

　上皮が腫瘍化すると，核・細胞は大型化し異型を示す。また，N/C比は増大し，細胞間の結合が弱くなる。細胞の所見としては，淡い細胞質が厚みを増し，核クロマチンの増量，核形不整，核偏在，核腫大を示す。LGUCは細胞間の結合が比較的保たれているため，自然に剥離する細胞数が少なく，検体中に出現する率が高くない。また細胞は小型で，異型が強くないため，正常の尿路上皮との鑑別が難しいことがあり（図2），細胞診で陽性とされる率は低い。一方，HGUCは細胞間の結合が弱く，尿中に剥離する細胞数が多くなる。また，個々の細胞は，細胞・核が異常に大型化することが多く判定しやすい（図3）。壊死物質の出現は高異型度腫瘍の存在を疑う所見となる。

図2 正常尿路上皮細胞と低異型度尿路上皮癌細胞
ⓐ：正常尿路上皮。N/C比は低く，核は類円形で中心近くに位置する。
ⓑ：低異型度尿路上皮癌（LGUC）。細胞は小型で核腫大はないが，N/C比は高く，核にはしわや異型が目立ち，細胞の辺縁に寄っている。
ⓒ：低異型度尿路上皮癌（LGUC）。細胞間の結合がゆるくなった小型細胞の集塊。個々の細胞は，N/C比が高く，核縁の肥厚を認める。

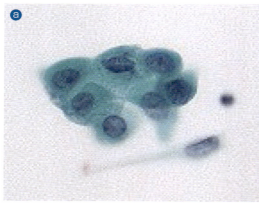
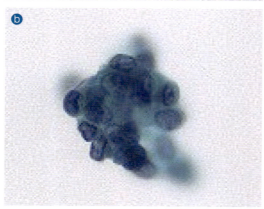
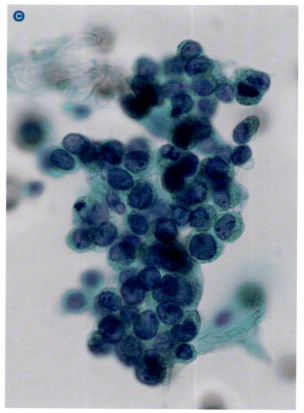

上皮内癌も細胞間の結合が弱く，孤立性の出現が目立ち，細胞異型も強い。背景は壊死を認めずきれいなことが多い(図4)。細胞の形態はHGUCと同様であるため，病変が隆起性か平坦かという臨床所見により区別できる。

非尿路上皮癌

膀胱悪性腫瘍の90％は尿路上皮癌であるが，非尿路上皮癌の診断に至る症例もある。扁平上皮癌，腺癌，小細胞癌，悪性リンパ腫などの組織型が存在する場合に，特徴的な像が認められれば，病理組織診断前に組織型の推定が可能となる。その場合，転移性腫瘍の可能性を考えた術前検査を施行でき，腫瘍マーカーの測定機会も得られ，有益となる。

扁平上皮細胞は，女性の場合には腟からの混入があるが，男性では膀胱結石や経尿道的切除(transurethral resection；TUR)後といった物理的な刺激後の尿中に出現する。通常はよく分化した扁平上皮だが，癌化すると細胞質が厚くなり核内のクロマチンの増量を示す。分化度が高いものは細胞質がオレンジGに濃染し，橙色が目立つが，ライトグリーンに染まる細胞と共存する(図5)。

腺上皮細胞は尿細管由来の良性細胞が多い。腺癌では，細胞質内に粘液や空胞形成がみられる。核は偏在し，細胞集塊は腺管構造を示す。分化度が低くなると細胞は孤立性に出現することが多くなり，腺管構造がはっきりしなくなる(図6)。尿中に出現する腺癌細胞の由来は，膀胱原発腺癌，尿膜管癌以外に，前立腺癌，直腸癌の浸潤，他臓器からの転移性腺癌がある。前立腺癌は細胞が小型で丸い核

図3 高異型度尿路上皮癌(HGUC)
核のない壊死した細胞(矢印)とともに，N/C比は高く，核は濃染し著明な異型と大小不同を示す腫瘍細胞集塊がみられる。

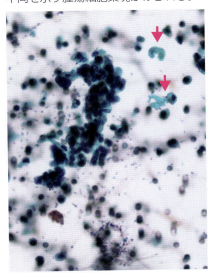
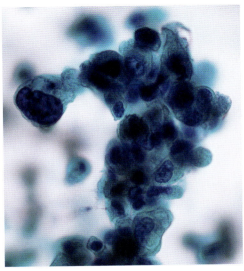

と大きな丸い核小体が目立つ（図7）。大腸癌は背の高い円柱上皮が柵状に配列している像が特徴となる（図8）。印環細胞が目立てば，胃癌の転移が鑑別に挙げられる（図9）。

図4 上皮内癌
ⓐ：壊死のないきれいな背景に，細胞間結合の弱くなった異型の強い腫瘍細胞を認める。
ⓑ：細胞は孤立性に出現することが多く，しばしば巨大化した腫瘍細胞を認める。

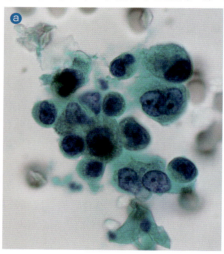
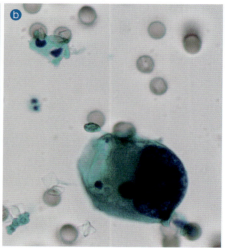

図5 扁平上皮癌（SCC）
細胞質は厚くなり，細胞は敷石状に配列する。角化傾向の強いオレンジ色に染まる細胞が目立つ。

図6 腺癌（adenocarcinoma）
細胞質には分泌物を示唆する泡体をみる。核は緊満腫大し，核小体が目立つ。

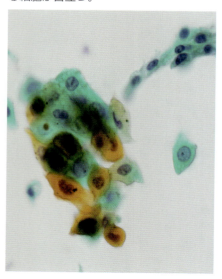
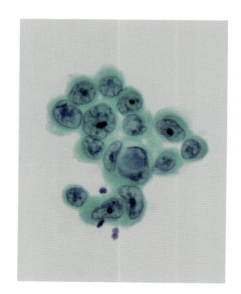

図7 前立腺癌
N/C比の高い小型異型細胞が放射状に配列し、腺癌としての構造が示唆される。核は丸く、大きな核小体が目立つ。

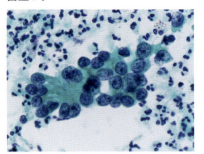

図8 大腸癌
楕円形の核が偏在し柵状配列を示す高円柱状の細胞集塊。下部消化管由来の細胞が示唆される。

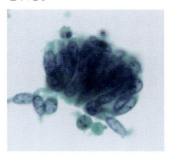

図9 印環細胞癌
細胞質に粘液を含み、核は辺縁に圧排された印環細胞を想定できる。孤立性に出現することが多いが、小集塊での出現もみられる。

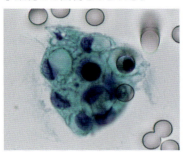

表1 従来の報告様式との対応表（泌尿器細胞診報告様式2015より）

7段階分類	5段階分類	3段階分類	新報告様式2015	The Paris System（TPS）
クラス1	クラス1	陰性	不適正（Inadequate）	Adequacy statement
クラス2	クラス2		陰性（Negative）	Negative for HGUC
クラス3a				
クラス3	クラス3	疑陽性	異型細胞（Atypical cells）	Atypical urothelial cells
クラス3b				
クラス4	クラス4		悪性疑い（Suspicious for malignancy）	Suspicious for HGUC
クラス5	クラス5	陽性	悪性（Malignant） □HGUC □LGUC □Others	HGUC LGUN* Other malignancies

*LGUN: low grade urothelial neoplasms

細胞診の報告様式

　泌尿器細胞診は、現在使用されているPapanicolaou分類が1947年より使用されてきた。本来は婦人科細胞診の分類であるため、泌尿器細胞診で用いるうえで、施設ごとにアレンジされ用いられてきた。その分類を全国統一するものとして、2015年に本邦発の新報告様式が提唱された[5]（表1）。検体不適性という項目を新設し、細胞評価は4段階で行われる。検体の採取法、主訴や他の検査での腫瘍の存在の有無、前治療など臨床情報は判定に影響を与えうるため、正確な臨床情報の記載が求められている。また、ほぼ並行して検討されてきた欧米発のThe

Paris System（TPS）も完成をみた[5]（**表1**）。これは泌尿器科医が使用することと，LBCでの検体処理を行うことが前提となっており，HGUCの有無のみを報告するものとなっている。それと比べて，本邦では低異型度腫瘍も癌と扱われており，内科より提出される検体数も多い。また，検体処理方法がLBC法ではない施設のほうが多く，現時点ではTPSを全国で統一した報告様式とするのは難しい。

　報告様式が変更されても細胞診検査自体に変化はなく，検査結果をどう利用するかは臨床医の判断に委ねられている。報告様式の変更という機会が，今後の泌尿器科診療に変化を与えるきっかけとなることを期待したい。

（関田信之）

文 献

1) 細胞診標本作製マニュアル（泌尿器）第1版. 細胞検査士会 編, 2004.

2) 関田信之, 下境博文, 西川里佳, 他: 尿細胞診における標本作製法による評価の差異についての検討. 泌尿紀要, 2016; 62: 111-6.

3) VandenBussche CJ, Rosenthal DL, Olson MT: Adequacy in voided urine cytology specimens: The role of volume and a repeat void upon predictive values for high-grade urothelial carcinoma. Cancer Cytopathol, 2016; 124: 174-80.

4) Luo Y, She DL, Xiong H, et al: Diagnostic value of liquid-based cytology in urothelial carcinoma diagnosis: A systematic review and meta-analysis. PLoS One, 2015; 10: e0134940. doi: 10.1371.

5) 白石泰三, 大谷 博, 金城 満, 他: 泌尿器細胞診報告様式2015. 泌尿器細胞診報告様式ワーキンググループ 編, 2016.

Ⅱ 膀胱癌の診断

膀胱癌のバイオマーカー

　膀胱癌には，前立腺癌に対する prostate specific antigen（PSA）のような感度の高い診断への腫瘍マーカーは確立されていない。実際には，尿細胞診が最もスタンダードな診断への必須の検査となる。バイオマーカーとは，病状を客観的に測定し評価するための指標であり，診断的なものから，経過観察や治療選択にまで用いることができる。大きく分けると診断バイオマーカーと予後予測バイオマーカーに分かれる。診断には，早期癌の診断に有用な血中や尿中のバイオマーカーがあり，そしてこれは術後の再発の有無の経過観察にも用いられる。予後予測に関しては，膀胱癌と診断された患者の再発や転移などの予後を予測するバイオマーカー，さらには適切な治療法選択へのバイオマーカーがある。この両面において，実臨床で使用できるもの，分子生物学的に従来からいわれているものから最新の研究や知見について述べる。

診断のバイオマーカー

　膀胱癌は言うまでもなく尿路に存在する腫瘍であり，非侵襲的に採取可能な尿検査での診断が理想的である。尿細胞診以外での尿検査からの診断ツールはいくつかあるが，どれもゴールドスタンダードには至ってはいない。わが国の実臨床で使用可能であるのは，尿中核マトリクスタンパク質（nuclear matrix protein 22；NMP22）定量検査と膀胱腫瘍抗原（bladder tumor antigen test；BTA test）がある[1,2]。　NMP22は，癌細胞でその発現が亢進している nuclear mitotic apparatus protein の一つであり，細胞死に伴い細胞外に放出される。補助診断法として1回のみ保険適用となっている。ただし，再発の定期的なモニタリングには適応となってはいない。また尿BTAは，炎症性疾患で擬陽性になるとされており，あくまで補助診断として用いられるが，現状では広く普及されているとはいえない。57の試験のメタアナリシスによるそれぞれの感度と特異度を**表1，2**に示した[3]。

　わが国の臨床では保険医療として使用されていないが，米国では使用できる UroVysion という尿中剥離細胞における遺伝子異常を fluorescence in situ hybridization（FISH）を用いて検出する手法がある。染色体3，7，17の異数性と9p21の欠損を検出することで膀胱癌を診断する。これは炎症性疾患などによる擬陽性はなく，感度は約63％，特異度は約87％とされる[3]。しかし，検査が簡便ではなく，費用が高価であり，広い実用化には至っていない。

表1 各尿診断バイオマーカーの検出感度

バイオマーカー	試験数	サンプル総数(真陽性)		感度（95％ CI）
NMP22定量検査				
全体	19	2,002（1,237）		0.69（0.62〜0.75）
有症状時の診断目的	9	368（235）		0.67（0.55〜0.77）
再発監視目的	10	1,410（832）		0.61（0.49〜0.71）
NMP22定性検査				
全体	4	304（168）		0.58（0.39〜0.75）
有症状時の診断目的	2	145（69）		0.47（0.33〜0.61）
再発監視目的	2	159（99）		0.70（0.40〜0.89）
BTA定性検査				
全体	22	1,404（894）		0.64（0.58〜0.69）
有症状時の診断目的	8	372（275）		0.76（0.67〜0.83）
再発監視目的	11	544（325）		0.60（0.55〜0.65）
BTA定量検査				
全体	4	186（125）		0.65（0.54〜0.75）
有症状時の診断目的	1	49（37）		0.76（0.61〜0.87）
再発監視目的	2	67（39）		0.58（0.46〜0.69）
FISH				
全体	11	633（416）		0.63（0.50〜0.75）
有症状時の診断目的	2	144（82）		0.73（0.50〜0.88）
再発監視目的	7	299（189）		0.55（0.36〜0.72）
ImmunoCyt（免疫細胞化学法）				
全体	14	1,042（810）		0.78（0.68〜0.85）
有症状時の診断目的	6	401（334）		0.85（0.78〜0.90）
再発監視目的	7	406（302）		0.75（0.64〜0.83）

0 0.2 0.4 0.6 0.8 1

BTA：bladder tumor antigen, FISH：fluorescence in situ hybridization, NMP22：nuclear matrix protein 22

（文献3より引用）

　またImmunoCytという免疫蛍光抗体法を用いた尿検査も米国では使用可能となっている。これは，1997年にFradetとLockhardによって開発された尿路上皮癌に発現する3つの抗原を検出することで膀胱癌の診断の補助となる。感度は73〜78％，特異度は66〜78％とメタアナリシスで報告されている[3,4]。

　マイクロRNA（miRNA）はヌクレオチド長が18〜24と短く，細胞内や血清などさまざまな体液中に存在するnon-coding RNAである。内因性に遺伝子を阻害することでその発現を抑制する働きがある。尿中にも多数存在し，膀胱癌患者の尿中のこれらのmiRNAの発現は，正常人のものとは異なった発現パターンを示

膀胱癌のバイオマーカー

表2 各尿診断バイオマーカーの疾患特異度

バイオマーカー	試験数	サンプル総数(真陰性)		特異度(95% CI)
NMP22定量検査				
全体	19	4,472 (3,555)	◆	0.77 (0.70〜0.83)
有症状時の診断目的	7	945 (798)	◆	0.84 (0.75〜0.90)
再発監視目的	8	2,398 (1,859)	◆	0.71 (0.60〜0.81)
NMP22定性検査				
全体	4	2,325 (2,039)	◆	0.88 (0.78〜0.94)
有症状時の診断目的	2	1,671 (1,477)	◆	0.93 (0.81〜0.97)
再発監視目的	2	654 (562)	◆	0.83 (0.75〜0.89)
BTA定性検査				
全体	21	2,730 (2,108)	◆	0.77 (0.73〜0.81)
有症状時の診断目的	6	649 (526)	◆	0.78 (0.66〜0.87)
再発監視目的	8	1,003 (771)	◆	0.76 (0.69〜0.83)
BTA定量検査				
全体	4	246 (180)	◆	0.74 (0.64〜0.82)
有症状時の診断目的	1	47 (25)	◆	0.53 (0.38〜0.68)
再発監視目的	2	131 (104)	◆	0.79 (0.72〜0.85)
FISH				
全体	11	1,188 (1,034)	◆	0.87 (0.79〜0.93)
有症状時の診断目的	2	507 (481)	◆	0.95 (0.87〜0.98)
再発監視目的	6	468 (361)	◆	0.80 (0.66〜0.89)
ImmunoCyt (免疫細胞化学法)				
全体	14	3,445 (2,656)	◆	0.78 (0.72〜0.82)
有症状時の診断目的	7	1,475 (1,257)	◆	0.83 (0.77〜0.87)
再発監視目的	8	1,079 (823)	◆	0.76 (0.70〜0.81)

0 0.2 0.4 0.6 0.8 1

BTA：bladder tumor antigen, FISH：fluorescence in situ hybridization, NMP22：nuclear matrix protein 22

（文献3より引用）

す。これを利用して膀胱癌の診断バイオマーカーとして活用できる可能性がある[5]。表3に膀胱癌で発現亢進もしくは低下する尿中のmiRNAを示す。しかしながら，検出の手技も簡便ではなく，実臨床に応用できるかどうかを考えると，単一のmiRNAではやはり診断の限界がある。今後は各種のmiRNA発現パターンを組み合わせることで，より正確に診断できるキットなどの開発が望まれるところである。

表3 膀胱癌における尿中microRNAの発現亢進と低下

試験	年	サンプル	結果	膀胱癌/対照群（症例数）	関連する臨床的所見
Hankeら	2010	全尿	増加: miR-126, miR-182	29/11	AUC=0.768, DS=72%, DSp=83%
Yamadaら	2011	尿沈渣	増加: miR-96, miR-183	100/74	AUC=0.831/0.817, DS=71/74%, DSp=79/77%
Miahら	2012	尿沈渣	増加: miR-15b, miR-1224-3p; 減少: miR-135	68/53	AUC=0.86, DS=94.1%, DSp=51%
Puerta-Gilら	2012	尿（記載なし）	増加: miR-222, miR-452; 減少: miR-143	37/57	AUC=0.718, AUC=0.848
Snowdonら	2012	全尿	増加: miR-126; 減少: miR-125b	8/5	データなし
Wangら	2012	尿沈渣と上清	増加: miR-141, miR-200a/b/c, miR-429	51/21	AUC=0.706~0.804, DS=100%, DSp=53%
Yunら	2012	尿上清	増加: miR-145, miR-200a	207/144	AUC=0.729 and 0.790, DS=78% and 84%, DSp=61% and 61
Kimら	2013	尿上清	増加: miR-214	138/144	データなし
Mengualら	2013	尿沈渣	増加: miR-18a, miR-25, miR-187, miR-92a; 減少: miR-140-5p, miR-142-3p	151/121	AUC=0.92, DS=85%, DSp=87%
Shimizuら	2013	尿上清	増加: miR-9-3, miR-142-2/3, miR-137	86/20	AUC=0.91
Tolleら	2013	全尿	増加: miR-520e, miR-618, miR-122-5p	36/19	AUC=0.679~0.764
Zhangら	2014	尿上清	増加: miR-99a, miR-125b	50/21	AUC=0.876, DS=79%, DSp=88%
Zhouら	2014	尿上清	増加: miR-106b	112/78	AUC=0.802, DS=76.8%, DSp=72.4%
Eissaら	2015	尿沈渣	増加: miR-96	94/90	AUC=0.822, DS=76.8%, DSp=88.9%
Eissaら	2015	尿沈渣	増加: miR-210, miR-96	94/56	AUC=0.933, DS=100%, DSp=89/5%
Liuら	2015	尿沈渣	増加: miR-141, miR-200b	78/54	AUC=0.749
Longら	2015	尿上清	増加: let-7b, miR-15a, miR-21, miR-26a miR-93, miR-101, miR-200c, miR-940	85/45	AUC=0.858, DS=70%, DSp=84%
Wangら	2015	尿上清	増加: miR-214	292/169	AUC=0.838, DS=90.5%, DSp=65.6%
Spareら	2016	全尿	増加: miR-16, miR-21, miR-34a, miR-200c, miR-205, miR-211	60/21	AUC=0.74, DS=88%, DSp=48%
Urquidiら	2016	尿（記載なし）	25-miRNA model	88/118	AUC=0.982

AUC：area under the curve, DS：diagnostic sensitivity, DSp：diagnostic specificity

（文献5より引用）

予後予測のバイオマーカー

　予後予測に関しても，現状では臨床的に有効に使用できる血中腫瘍マーカーで尿路上皮癌に固有のものはない。膀胱癌の予後予測ということには2通りの段階があり，まず表在性癌から筋層浸潤癌へ至るまでの段階の予測因子，そして筋層浸潤癌の再発・転移や生存期間予測因子である。これに関して，筋層非浸潤性および筋層浸潤性膀胱癌の発癌過程において，その経路は別経路であることが明らかになってきている。一つの経路は線維芽細胞増殖因子受容体3(*FGFR3*)の突然変異が関与し，低悪性度の乳頭状腫瘍が発生する。これは頻回に再発するものの，浸潤性となることは高頻度ではない。対照的に，浸潤性膀胱癌ができる過程には，*TP53*，*RB1*，*cERBB2*または*PTEN*の欠失または変異が関与する。

　受容体チロシンキナーゼである*FGFR3*は，膀胱癌において最も変異の頻度の高い遺伝子の一つであり，筋層非浸潤性膀胱癌における変異率は60〜70%である[6〜8]。しかし*FGFR3*は，低悪性度の癌において重要な役割を果たすものの，細胞周期関連遺伝子の高い活性を特徴とする高悪性度の癌ではその活性は低い。病期T1の膀胱癌において，*FGFR3*変異は低悪性度癌と相関し，筋層浸潤癌への移行に関して予後良好の因子となっている[9]。

　転写因子であるTP53は，アポトーシスを誘導する。進行した膀胱癌では，TP53の核内蓄積が予後不良のバイオマーカーとなる[10,11]。予後不良因子である*TP53*遺伝子の変異は，膀胱全摘除術を受けた患者の53%に認められ[12]，また根治的膀胱全摘除術とリンパ節郭清が施行された浸潤性膀胱癌患者692人の多変量解析では，TP53の発現は，再発および癌特異的死亡率の独立したバイオマーカーとなっていた[13]。多くの癌種と同様に膀胱癌でも変異TP53の発現は，予後不良の指標となっている。

　癌抑制遺伝子である*RB1*は，細胞周期の負の調節因子であり，さまざまな癌種の発癌に関与する。*RB1*発現の欠失は，筋層浸潤性膀胱癌における予後不良のバイオマーカーである。*RB1*遺伝子変異を有する膀胱癌は低いFGFR3レベルを示し，癌特異的生存率の有意な予後不良因子となっている[14,15]。これらの遺伝子異常バイオマーカーは，いずれにしても癌組織からの解析のものであり，血中や尿中の検査で得られるものではない。しかも癌抑制遺伝子を標的とした治療は開発しにくく，予後予測以上に実臨床で有効に適用するには限界があり，将来はさらなる開発が必要となる。

　non-coding RNAは，18〜24ヌクレオチド長の短いmiRNAと，200ヌクレオチド長以上の比較的長いlong non-coding RNA(lncRNA)がある。これらは，内因性に遺伝子を阻害することでその発現を抑制し，細胞の成長や増殖，分化に関与する。現在臨床的に有用なバイオマーカーとしてはまだ使えてはいないものの，さまざまなlncRNAの発現亢進や低下が，膀胱癌の予後や診断のバイオマーカーとしての有効性を示唆するという研究が多くなされている。**表4**にそのまとめを

表4 膀胱癌における long non-coding RNA（lncRNA）の発現
－検出部位と，発現亢進と低下の特徴－

lncRNA	遺伝子座	発現	検出方法	解析試料
HOX-AS-2	Chr7p15.2	亢進	qRT-PCR	尿エクソソーム
HOTAIR HOTAIR M1	Chr12q13.13	低下	RIP, qRT-PCR	尿エクソソーム，筋層非浸潤性膀胱癌
LincRNA-p21	Chr17p13.1	低下	RIP, qRT-PCR	膀胱癌
T-UCR 8+	Chr1p36.22	亢進	qRT-PCR, ISH	膀胱癌
UCA1	Chr19p13.12	亢進	Subtractive	膀胱癌, 尿沈渣
UCA1a			Hybridization, PCR	
H19	Chr11p15.5	亢進	PCR	膀胱癌
NEAT1	Chr11p13.1	亢進	PCR	膀胱癌
Linc-UBC1	Chr1q32.1	亢進	Microarray, qRT-PCR	浸潤性膀胱癌
MALAT-1	Chr11q13.1	亢進	PCR	膀胱癌, 尿エクソソーム
TUG1	Chr22q12.2	亢進	qRT-PCR	膀胱尿路上皮癌
UNMIBC	Chr1p31.1	亢進	RIP, qRT-PCR	筋層非浸潤性膀胱癌
PVT1	Chr8q24.21	亢進	qRT-PCR	膀胱癌
ncRNA	Chr17q25.1	亢進	qRT-PCR	膀胱癌
PCA-T	Chr8q24.21	亢進	qRT-PCR	膀胱癌
GHET 1	Chr7q36.1	亢進	qRT-PCR	膀胱癌
SPRY4-IT1	Chr5q31.3	亢進	qRT-PCR	膀胱癌
MEG3	Chr14q32.3	低下	qRT-PCR	膀胱癌
GAS 5	Chr1q25.1	低下	qRT-PCR	膀胱癌

GAS 5：growth arrest-specific 5, GHET 1：gastric carcinoma highly expressed transcript 1, MALAT-1：metastasis-associated lung adenocarcinoma transcript 1, MEG3：maternally expressed gene 3, ncRNA：noncoding RNA, NEAT1：nuclear paraspeckle assembly transcript 1, TUG1：taurin-upregulated gene 1, UBC1：upregulated in bladder cancer 1, UCA1：urothelial cancer associated-1, UNMIBC：upregulated in nonmuscle-invasive bladder cancer.

（文献16より引用）

示す[16]。またこれら lncRNA は，膀胱癌の進展や異型性に応じて，各種発現の亢進と低下が変化する。これを**図1**に示した[16]。次に多くの miRNA も，癌抑制因子または癌原因子として発癌に関与する。膀胱癌組織においては，miR-145, -143, および -125 b は発現が低下している癌抑制因子であるが，miR-183, -96, -17-5 p, および -20 a は，膀胱癌組織において発現亢進しており，癌原 miRNA である[17]。膀胱癌のバイオマーカーとしての miRNA では，miR-141 および -205 があり，この発現は全生存率において，予後不良因子となっている[18]。また，進行癌では miR-29 c* の発現が著しく低下しており，miR-29 c* の発現が低い筋層非浸潤性膀胱癌では，その50％でその後の進行を認め，高発現の筋層非浸潤性膀胱癌では，その94％が進行しなかった[19]。組織における non-coding RNA も生存率や浸潤癌への移行を予測しうるものの，実験系が簡便ではなく，また機序の解明が困難であり，実臨床ではまだ応用できていないのが現状である。

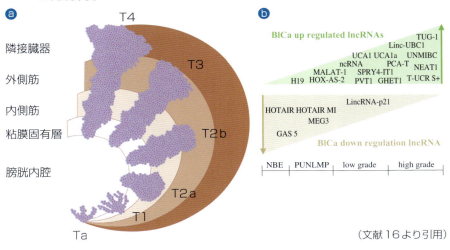

図1 膀胱癌の進展のシェーマ(ⓐ)と各病期における各long non-coding RNAの発現(ⓑ)

(文献16より引用)

血中循環バイオマーカー

　liquid biopsyとは，癌組織からの生検ではなく，主に末梢血から循環腫瘍細胞 (circulating tumor cells；CTC) や腫瘍由来の循環DNAやエクソソームなどを検出して解析する手法である[20] (図2)。近年，その一つであるCTC解析は，非侵襲的で，時系列的に癌の分子発現モニタリングも可能であり，さまざまな癌種のバイオマーカー開発にその有用性が期待されている。膀胱癌においても他の癌種と同様，末梢血からのCTCの検出は予後不良因子となることが報告されている。高リスク筋層非浸潤性膀胱癌患者の20％で，また根治的膀胱全摘除施行患者の21％でCTCは検出され，いずれも無増悪再発期間および癌特異的生存期間の予後不良マーカーとなっていた[21, 22]。さらに別の研究では，転移性膀胱癌患者においても末梢血からのCTC検出は，全生存率の不良因子であることが示されている[23]。非転移性進行膀胱癌患者の末梢血から，CTCは23％において検出され，CTCにおけるHER2発現と原発腫瘍およびリンパ節転移の*HER2*遺伝子高発現は一致しており，非侵襲的CTC解析は，侵襲的な組織生検の代用となりうる[24]。

　エクソソームとは，細胞外環境に放出される小さな (30～100 nm) 脂質二重膜でできた小胞である。エクソソームは，さまざまなタンパク質やmRNA, miRNAを含み，細胞-細胞間の連絡を担い，免疫応答調節や免疫細胞への抗原の提示など，いくつかの生理学的役割を果たす。膀胱癌においては，まだエクソソーム研究はあまり報告されていないが，浸潤性膀胱癌患者の尿から単離されたエクソソームは，尿路上皮細胞の上皮から間葉への転換を誘発したと報告されている[25]。これによって，膀胱癌が浸潤性癌へ移行する際に，エクソソームがなんらかの形で関

図2 liquid biopsyのシェーマ

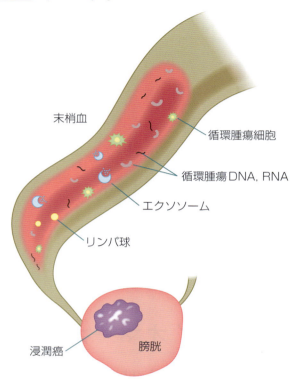

末梢血
循環腫瘍細胞
循環腫瘍DNA, RNA
エクソソーム
リンパ球
浸潤癌
膀胱

（文献20より引用，著者作）

与していると示唆された．循環エクソソームに含まれた細胞外miRNAの詳細な機能はよくわかってはいないが，このexosomal miRNAは，癌診断や予後，または治療バイオマーカーとなりうる．膀胱癌においては，血中循環miR-497およびmiR-663bが癌患者において有意に高発現であると報告された[26]．膀胱癌における血中や尿中のエクソソーム研究も，進行や予後の予測など新たなバイオマーカー開発への重要なツールになりうるだろう．従って，現在ではまだまだ報告は少ないものの，血液または尿中のCTCやmiRNAを含めたliquid biopsy研究は，今後，膀胱癌の診断，浸潤癌への移行の予測，または予後予測などのいくつかの実臨床でのバイオマーカーの開発の最も有望な手法である．

われわれが実際に臨床の現場で実感しているように，診断や薬剤選択への膀胱癌の有用なバイオマーカーはやはり乏しいと言わざるをえない．しかし，次世代シークエンサーなど癌の遺伝子プロファイルを簡便に解析できる機器の発展によって，癌の個別化医療の実現はさまざまな癌種で実用可能になってきた．膀胱癌に対しても同様であり，特に血中や尿中からのliquid biopsyによるバイオマーカーの探索や開発は，今後最も期待できるツールになりうるであろう．

（永田政義）

文 献

1) Miyanaga N, Akaza H, Tsukamoto T, et al: Urinary nuclear matrix protein 22 as a new marker for the screening of urothelial cancer in patients with microscopic hematuria. Int J Urol, 1999; 6: 173-7.

2) Miyanaga N, Akaza H, Kameyama S, et al: Significance of the BTA test in bladder cancer: a multicenter trial. BTA study group Japan. Int JUrol, 1997; 4: 557-60.

3) Chou R, Gore JL, Buckley D, et al: Urinary biomarkers for diagnosis of bladder cancer. Ann Intern Med, 2015; 163: 922-31.

4) He H, Han C, Zang G: ImmunoCyt test compared to cytology in the diagnosis of bladder cancer: A meta-analysis. Onco Lett, 2016; 12: 83-8.

5) Liu X, Liu X, Wu Y, et al: MicroRNAs in biofluids are novel tools for bladder cancer screening. Oncotarget, 2017; 8: 32370-9.

6) Billerey C, Chopin D, Aubriot-Lorton MH, et al: Frequent FGFR3 mutations in papillary non-invasive bladder (pTa) tumors. Am J Pathol, 2001; 158: 1955-9.

7) van Rhijn BW, Lurkin I, Radvanyi F, et al: The fibroblast growth factor receptor 3 (FGFR3) mutation is a strong indicator of superficial bladder cancer with low recurrence rate. Cancer Res, 2001; 61: 1265-8.

8) Cappellen D, De Oliveira C, Ricol D, et al: Frequent activating mutations of FGFR3 in human bladder and cervix carcinomas. Nat Genet, 1999; 23: 18-20.

9) van Rhijn BW, van der Kwast TH, Liu L, et al: The FGFR3 mutation is related to favorable pT1 bladder cancer. J Urol, 2012; 187: 310-4.

10) Esrig D, Elmajian D, Groshen S, et al: Accumulation of nuclear p53 and tumor progression in bladder cancer. N Engl J Med, 1994; 331: 1259-64.

11) Malats N, Bustos A, Nascimento CM, et al: P53 as a prognostic marker for bladder cancer: a meta-analysis and review. Lancet Oncol, 2005; 6: 678-86.

12) Karam JA, Lotan Y, Karakiewicz PI, et al: Use of combined apoptosis biomarkers for prediction of bladder cancer recurrence and mortality after radical cystectomy. Lancet Oncol, 2007; 8: 128-36.

13) Shariat SF, Bolenz C, Karakiewicz PI, et al: p53 expression in patients with advanced urothelial cancer of the urinary bladder. BJU Int, 2010; 105: 489-95.

14) Shariat SF, Tokunaga H, Zhou J, et al: p53, p21, pRB, and p16 expression predict clinical outcome in cystectomy with bladder cancer. J Clin Oncol, 2004; 22: 1014-24.

15) Lindgren D, Sjodahl G, Lauss M, et al: Integrated genomic and gene expression profiling identifies two major genomic circuits in urothelial carcinoma. PLoS One, 2012; 7: e38863.

16) Terracciano D, Ferro, Terreri S, et al: Urinary long noncoding RNAs in nonmuscle-invasive bladder cancer: new architects in cancer prognostic biomarkers. Transl Res, 2017; 184: 108-17.

17) Yoshino H, Seki N, Itesako T, et al: Aberrant expression of microRNAs in bladder cancer. Nat Rev Urol, 2013; 10: 396-404.

18) Ratert N, Meyer HA, Jung M, et al: miRNA profiling identifies candidate mirnas for bladder cancer diagnosis and clinical outcome. J Mol Diagn, 2013; 15: 695-705.

19) Rosenberg E, Baniel J, Spector Y, et al: Predicting progression of bladder urothelial carcinoma using microRNA expression. BJU Int, 2013; 112: 1027-34.

20) Nagata M, Muto S, Horie S: Molecular Biomarkers in Bladder Cancer: Novel Potential Indicators of Prognosis and Treatment Outcomes. Disease Markers, 2016: 8205836.

21) Gazzaniga P, de Berardinis E, Raimondi C, et al: Circulating tumor cells detection has independent prognostic impact in high-risk non-muscle invasive bladder cancer. Int J Cancer, 2014; 135: 1978-82.

22) Soave A, Riethdorf S, Dahlem R, et al: Detection and oncological effect of circulating tumour cells in patients with variant urothelial carcinoma histology treated with radical cystectomy. BJU Int, 2017; 119: 854-61.

23) Flaig TW, Wilson S, van Bokhoven A, et al: Detection of circulating tumor cells in metastatic and clinically localized urothelial carcinoma. Urology, 2011; 78: 863-7.

24) Rink M, Chun FK, Dahlem R, et al: Prognostic role and HER2 expression of circulating tumor cells in peripheral blood of patients prior to radical cystectomy: a prospective study. Eur Urol, 2012; 61: 810-7.

25) Franzen CA, Blackwell RH, Todorovic V, et al: Urothelial cells undergo epithelial-to-mesenchymal transition after exposure to muscle invasive bladder cancer exosomes. Oncogenesis, 2015; 4: e163.

26) Du M, Shi D, Yuan L, et al: Circulating miR-497 and miR-663b in plasma are potential novel biomarkers for bladder cancer. Sci Rep, 2015; 5: 10437.

II 膀胱癌の診断

新しい膀胱鏡の有用性と限界
～光技術を併用したTUR～

　近年，光技術を用いた内視鏡技術が臨床応用され，膀胱癌の診断や治療において有用性が報告されている。現在，この蛍光イメージング技術には光感受性物質や蛍光物質を用いる診断方法と用いない診断方法がある。代表的な光感受性物質を用いる方法としては5-アミノレブリン酸（5-aminolevulinic acid；ALA）を用いる方法があり，光感受性物質を用いない方法としてはnarrow band imaging（NBI）がある。

　この蛍光ナビゲーション技術は，新たな内視鏡技術であり病変の正確な診断および治療に必須のものである。これまで視認困難であった癌病変，粘膜表面の微細な血管構造を可視化でき，臨床的な問題を解決する次世代型の内視鏡技術である。このような蛍光ナビゲーション技術により，正確な腫瘍や血管構造が術中にリアルタイムに可視化され，正確な情報を得ることが可能である。

　ALAを用いた光力学診断（photodynamic diagnosis；PDD）とNBIを用いた経尿道的膀胱腫瘍切除術（transurethral resection of bladder tumor；TURBT）の臨床応用について概説する。

narrow band imagingの原理

　NBIは狭帯域化した光を利用したイメージング技術であり，光感受性物質の投与を必要としない。光の波長が青色（415nm）と緑色（540nm）の2つのバンドに狭帯域化することで，各々の光の伝播深度の違いを利用して血管と組織のコントラストを強調させて微細な構造を増強させることが可能である。NBI専用光源装置とビデオプロセッサ内蔵の画像処理装置を用いることでNBIによるコントラストの高い画像を得ることが可能である。

5-アミノレブリン酸

　第3世代の光感受性物質である5-アミノレブリン酸（ALA）は，分子量131.13の天然アミノ酸である。生体内において，ALAはミトコンドリア内でサクシニルCoAとグリシンから合成される内因性ポルフィリン物質で，ヘモグロビンの共通前駆体である。ALAはミトコンドリア内で光感受性物質のプロトポルフィリンIX（protoporphyrin IX；PpIX）に合成され，PpIXはさらにフェロキラターゼ

などによりヘムやビリルビンへと合成されていく。このPpIXは光活性を有しており，青色の可視光（375〜445nm）で励起されると，赤色蛍光（600〜670nm）を発光する。これがALA-PDDの蛍光発光のメカニズムである。

　正常細胞においてはこのPpIXは代謝過程にフィードバック機構が働き，PpIXの生合成は律速段階となる。そのため，正常細胞内には光感受性物質であるPpIXは過剰集積を示さない。しかし，癌細胞におけるポルフィリン代謝は正常細胞に比べてその特性が変化し，癌細胞共通の生物学的特性を示すものとなっている。具体的にはポルフィリノーゲンジアミナーゼ活性の上昇やフェロキラターゼ活性低下などのポルフィリン代謝関連酵素活性異常や細胞膜・ミトコンドリア膜に発現しているトランスポーター発現量異常により，ミトコンドリア内にPpIXが過剰集積を示す[1]。特に尿路上皮においては，正常上皮に比べ癌細胞は9〜16倍PpIXが過剰集積するとされる。このような癌細胞における特有の生物学的特性によりALAは腫瘍選択性を示し，正常細胞においては蓄積量が少なく代謝も速いため光毒性などの有害事象の発生の危険性の低い安全な光感受性物質といえる。このようにALAは，これまでの光感受性物質と比べて腫瘍選択性が高く，代謝スピードが速く排泄も早いため，臨床上大きな問題であった光毒性が大幅に改善され，長期間の厳重な遮光の必要性はなく安全性が高いのが特徴であるといえる。

　ALAを用いて励起および蛍光観察を行うには専用内視鏡システムが必要である。実際の臨床使用においては，光力学診断内視鏡システムD-Light C System（KARL STORZ GmbH & Co）を使用する。この蛍光内視鏡システムにはLongpass filterおよびBandpass filterが内蔵されており，白色光観察および蛍光観察が可能である。さらに白色光モードと蛍光モード（ALAの蛍光観察用）の即時切り替えも可能である。

5-アミノレブリン酸を用いた光力学診断

　臨床上，筋層非浸潤性膀胱癌のTURBT後の高い膀胱内再発率はきわめて重要な問題である。この高率なTURBT後の再発の原因として，多中心性発癌や膀胱内播種などの膀胱癌の特性に加えて，微小病変，異形成，上皮内癌などの平坦病変，隆起性病変に随伴する平坦病変など，白色光源では視認困難な病変の残存が関与していることが知られている。蛍光イメージング技術を用いることにより，このような病変を正確に視認し診断することが可能となる。TURBTにALA-PDDによるイメージング技術を組み合わせることで，視認困難であった病変の検出を可能とし，膀胱癌病変の範囲を正確に捉えることが可能で，適切かつ正確な病変切除が可能となる（図1）。

　1987年にMalikらによりALAが開発され，引き続いて1994年にKriegmairらが膀胱癌に対して臨床応用し，ALA-PDDの最初の報告を行った[2]。膀胱癌68症

図1 ALA-PDDによる膀胱癌の検出
ⓐ：膀胱鏡による内視鏡所見，ⓑ：ALA-PDDによる赤色蛍光発光を示す微小病変。

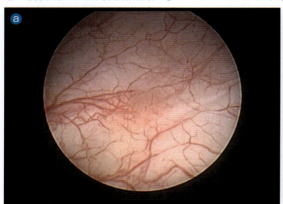
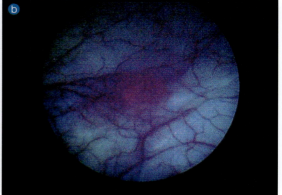

例に対してALA-PDDを実施し，感度100％・特異度68.5％と良好な成績を報告した。それに続き，ALA-PDDに対して欧米で多数の大規模臨床試験が実施され，診断精度の向上および安全性について報告された。

　これまでの報告によるとALA-PDDの感度は94.6％（77.8～100％），特異度59.0％（33.0～87.1％），従来の白色光診断の感度は76.0％（67.5～84.0％），特異度68.5％（66.4～78.0％）という結果が示されている[3]。このように，ALA-PDDは従来の白色光診断に比べて特に感度が著明に改善を示した。さらに，従来の白色光診断では検出できずALA-PDDにより検出できた病変の割合である追加腫瘍発見率（additional detection rate）が約20％と高く，特に上皮内癌においては25～40％と顕著に高率であった。このようにALA-PDDはこれまで内視鏡的な非可視病変の検出に優れていることが示された。

NBI補助下経尿道的膀胱腫瘍切除術

　TURBT実施時のNBIは，平坦な粘膜異常部位の検出（図2），微小病変などの見落としやすい病変の検出，切除マージンの決定に有用である。

　2012年にNeseliらはNBI補助下TURBTの有用性の報告を行っている[4]。NBIと従来の白色光によるTURBTを実施し再発率の検討を行った。従来の白色光によるTURBT群の術後3カ月および1年後の再発率は16.7％，51.4％であった。NBIを用いたTURBT群の術後3カ月および1年後の再発率は3.9％，31.6％であった。このようにNBIを用いることで有意に再発率を減少させると報告している。

　またGeavleteらの膀胱癌220症例の検討においてもNBIは，従来の白色光によるTURBTに比べて術後1年の膀胱内再発率を有意に低下させると，その有用性の報告をしている[5]。

図2 NBIによる膀胱癌の検出
ⓐ：膀胱鏡による内視鏡所見，ⓑ：NBIによる隆起病変に随伴する平坦病変。

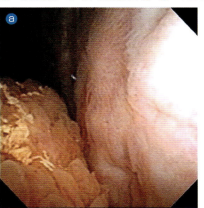
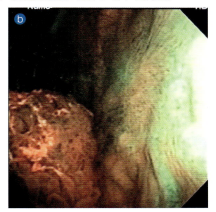

　また最近の論文では，Naitoらが筋層非浸潤性膀胱癌に対してNBIと白色光によるTURBTの有効性と安全性に関する国際多施設ランダム化比較対照試験を実施し，術後1年の再発率は従来の白色光群27.1％，NBI群25.4％と有意差を認めなかったと報告している[6]。しかしながらlow risk群においては有意に術後の再発率を減少させたと報告している。

PDD補助下経尿道的膀胱腫瘍切除術

　TURBTに蛍光イメージング技術であるPDD技術を組み合わせることで，膀胱癌の病変は赤色蛍光発光を示すためその範囲を正確に把握できる。これにより適切な範囲のTUR切除が可能となり治療成績が向上する。

　Mariappanらの報告では，白色光源によるTURBTとPDD補助下TURBTにおける術後再発率の検討を行っている。Mariappanらは，白色光源によるTURBTをGood-quality white light TURBT（GQ-WLTURBT）とし，5つの項目を定義している[7]。1）膀胱領域のマッピング，2）腫瘍の完全切除，3）5年以上の経験年数の術者，4）TURBT切片に筋層が含まれている，5）術後早期のMMC膀注実施。PDD補助下TURBT：370症例とGQ-WLTURBT：438例における術後再発率は，各々13.6％，30.9％であり，有意にPDD補助下TURBTが術後再発率を低下させると報告している。またBurgerらのメタアナリシスの報告においても，術後再発率はPDD補助下TURBT：34.5％，白色光源下TURBT：45.4％とPDDの使用により有意に術後再発率を低下させると報告している[8]。さらにRinkらのレビューにおいて，PDDの使用については初発膀胱癌に対して"Recommended"と推奨している[9]。特に"上皮内癌の検出"および"TURBTによる完全切除"におけるPDDの使用については，"Highly recommended"と推奨して

いる。再発膀胱癌においては，MMC膀注療法やBCG膀注療法実施直後であれば，偽陽性率が高くなる可能性がありPDDの使用については"Limitation"がついている。また2016年のEAUガイドラインにおいては，TUR3TときのPDDの使用は，推奨グレードBとなっている。

このようにPDD補助下TURBTは，従来の白色光では視認困難であった病変も検出でき膀胱癌病変の正確な把握を可能とすることで，従来の白色光源によるTURBTと比較して，適切かつ正確な病変切除が行えることで膀胱内再発率を低下させ，治療成績の改善に寄与した。

（福原秀雄，井上啓史）

文 献

1) Raab O: Uber die Wirkung fluoreszierender Stoffe auf Infusorien. Z Biol, 1900; 39: 524-6.

2) Kriegmair M, Baumgartner R, Knuchel R, et al: Detection of early bladder cancer by 5-aminolevulinic acid induced porphyrin fluorescence. J Urol, 1996; 155: 105-9.

3) Hungerhuber E, Stepp H, Kriegmair M, et al: Seven years' experience with5-animolevulinic acid in detectrion of transitional cell carcinoma of the bladder. Urology, 2007; 69: 260-4.

4) Naseli A, Introini C, timossi L, et al: A randomized prospective trial to assess the impact of transurethral resection in narrow band imaging modality on non-muscle-invasive bladder cancer recurrence. Eur Urol, 2012; 61; 908-13.

5) Gleavlete B, Multescu R, Georgescue D, et al: Narrow band imaging cystoscopy and bipolar plasma vaporization for large nonmuscle-invasive bladder tumor-results of a prospective randomized comparison to the standard approach. Urology, 2012; 79; 846-51.

6) Naito S, Algaba F, Babjuk M, et al: The clinical research office of the endourological society (CREOS) muiticentre randomized trial of narrow band imaging-assisted transurethral resection of bladder tumor (TURBT) versus conventional white light imaging-assisted TURBT in primary non-muscle-invasive bladder cancer patients: Trial protocol and 1-year results. Eur Urol, 2016; 70: 506-15.

7) Mariappan P, Rai B, El-Mokadem I, et al: Real-life experience: Early recurrence with Hexvix photodynamic diagonosis-assisted transurethral resection of bladder tumor vs good-quality white light TURBT in new non-muscle-invasive bladder cancer. Urology, 2015; 86: 327-31.

8) Burger M, Grossman HB, Doller M, et al: Photodynamic diagnosis of non-muscle-invasive bladder cancer with hexaminolevulinate cystoscopy: A meta-analysis of detection and recurrence based on raw data. Eur Urol, 2013; 64: 846-54.

9) Rink M, Babjuk M, Catto JWF, et al: Hexyl aminolevulinate-guided fluorescence cystoscopy in the diagnosis and follow-up of patients with non-muscle-invasive bladder cancer: A critical review of the current literature. Eur Urol, 2013; 64: 624-38.

Ⅱ 膀胱癌の診断

画像診断のポイント

膀胱におけるMRI・CT診断の役目

　MRIが国内に行きわたった1990年代，膀胱癌のMRIによる評価は病期診断が主たる目的であった。T1強調像における膀胱周囲脂肪組織の欠損や，T2強調像での膀胱筋層を表す低信号線の断裂が評価の中心であり，ダイナミック造影像では粘膜下層が増強される様子を評価することで筋層浸潤の有無を判断していた。

　2000年代後半に拡散強調像が急速に普及し，膀胱癌検出が試みられるようになった。拡散強調像は，空間分解能が低く，画像の歪みが大きいことから，当初は深達度診断についてはあまり注目をされていなかった。しかし，病期診断に関する拡散強調像の優れた成績が発表されて以来[1]，拡散強調像は膀胱癌の病期診断になくてはならない撮影法となった。実際には，拡散強調像だけでなく，2種類の拡散強調像から掲載して作成した，見かけの拡散係数（apparent diffusion coefficient；ADC）の体内分布を示した画像（ADCマップ）の評価も必要である。今後はT2強調像，ダイナミック造影像，拡散強調像の情報を組み合わせることで，癌の検出だけでなく，悪性度の評価，治療効果予測，再発診断などへの応用が期待されている[2]。

　一方，CTは造影剤を用いた評価が基本である。膀胱壁外に大きく突出する，あるいは隣接臓器に浸潤するような病変の場合には比較的容易に診断ができ，周囲脂肪組織浸潤の診断能は感度89%，特異度95%と高い成績が報告されている[3]。しかし，造影を行っても癌と筋層とのコントラストが低く，筋層浸潤の程度を評価する検査としては適していない。このため，CTには他臓器転移，リンパ節転移を評価することが求められてきた。2000年以降になるとマルチスライスCTが臨床現場に導入され，MRIよりも撮影範囲を広く，しかも薄いスライスで設定できることから，膀胱以外の尿路腫瘍のチェックもCT urographyで可能となった[4]。

　このように，膀胱癌の検出は膀胱鏡で行い，明らかな表在癌でない場合には，膀胱筋層浸潤の評価をMRIで行う。加えて，他の尿路腫瘍や転移のチェックをCT（CT urographyを含む）で行うのが理にかなった評価法である。この棲み分けは20年前と同じだが，得られる情報の質と量が格段に進歩している。

　本項では，主として膀胱癌におけるMRI診断の現状を紹介する。

重要な撮影上の話

撮影方向と撮影条件

　膀胱壁は薄い袋状の臓器であるため，撮影方向が診断能に大きく影響する。腫瘍の基部の壁に垂直な方向で観察することで部分容積効果を低減でき，正確な診断が可能となる。

　膀胱全体を対象として，3次元T2強調像を撮影し，後から腫瘍基部の壁に垂直な断面(図1)を設定し観察することも可能である。その際は，3次元T2強調像における腫瘍と膀胱筋層のコントラストが良好となるように撮影条件を最適化する必要がある。

図1 撮影方向の重要性

60歳代男性，膀胱癌pT1。3次元T2強調像を撮影しデータを得た。
ⓐ：左に通常の横断像，右に矢状断像を示す。右図：腫瘍の基部と低信号の筋層の境界面(矢印)に，垂直な撮影方向でないため，やや高信号の腫瘍が低信号の筋層内に広がっているように見える。
ⓑ：ⓐの画像を参考にして作成した，腫瘍の基部と低信号の筋層の境界面に垂直な方向の2画像を示す。いずれも腫瘍の直下にある低信号の筋層が断裂なく存在することがわかる。

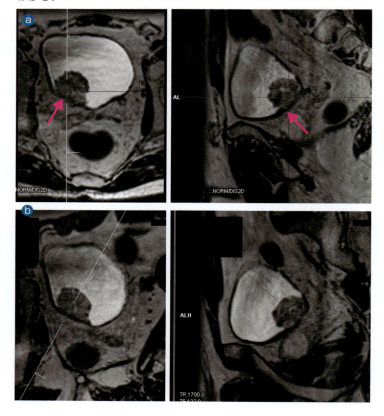

膀胱壁の伸展度も病変と筋層の関係の評価に影響を与える。当院では検査の2時間前に一度排尿してもらい，その後貯留する尿によって適度な壁伸展を得た状態で撮影している。

アーチファクト

脂肪抑制法を用いないT2強調像では，膀胱壁と周囲脂肪組織との境界面で周波数方向にケミカルシフトアーチファクトが生じ，壁の厚さが実際よりも厚く見えたり，薄く見えたりするため，腫瘍深達度診断の際は注意が必要である。

また，膀胱近傍に存在する腸管の蠕動が強いと，評価が困難なほど画質が劣化する場合もあるので，可能であれば鎮痙薬を投与し，蠕動を抑制した状態で撮影する。拡散強調像では，腸管内ガスの存在により高度に画像が歪み，病変ではないところに異常高信号が出現したように見えることもあるので，限界を知って解釈する。最近では，歪みの影響を軽減させた拡散強調像（readout-segmented echo-planar imaging）によりある程度対応が可能で，当院では膀胱周囲のガスが顕著な場合に，readout segmentation of long variable echo-trains（RESOLVE，シーメンスヘルスケア社）を利用している。この方法により，歪みが軽減して病変の見えやすさが改善する。

MRIによる膀胱癌の検出

膀胱癌はT2強調像で尿より低く，筋肉よりも高い信号を呈する。大きさが小さいと尿の高信号に埋もれてしまい，評価できなくなる。

ダイナミックMRIでは，早期に粘膜および粘膜下層が増強され，筋層は遅れて淡く造影される。膀胱癌は比較的早期に増強されるのが典型的で，ダイナミックCTによる検討では，造影剤注入後およそ60〜80秒前後で腫瘍と筋層とのコントラストが最大となるとされている[3]。このタイミングをとらえたダイナミック造影MRIは深達度診断に有用である。

また，拡散強調像では，周囲の尿の信号を抑制することで膀胱癌と背景組織とのコントラストが高く病変が認識しやすい[1]（**図2**）。これまでのところ，DWIによる膀胱癌検出能はおよそ感度90〜95％，特異度85〜93％と報告されている[2]。このように拡散強調像の能力は高い。しかし，実際の現場では，症例ごとに腫瘍の大きさや悪性度，あるいは周囲の腸管ガスとの関係などが一様ではないので，検出しやすさに差がある。

図2 拡散強調像による腫瘍基部の評価

80歳代男性，膀胱癌pT1。
T2強調像（ⓐ）では扁平な淡い高信号の腫瘍が描出されている（矢印）。その直下の低信号の筋層に不整はない。T1強調像（ⓑ）でも膀胱周囲脂肪組織に腫瘍なし。T2強調像で見た腫瘍は全体が淡い高信号だが，拡散強調像（ⓒ）では腫瘍の表層の高信号に比べて基部の信号は著しく低い（矢印）。T2強調像では区別できなかった膀胱癌の部分と，腫瘍の存在しない茎の部分を信号の差として分離できている。

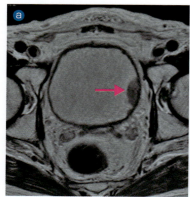 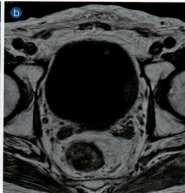 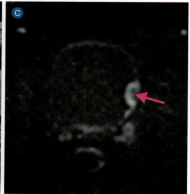

MRIによる膀胱癌の病期診断

　MRIではT2強調像にて腫瘍基部の膀胱筋層を表す低信号線が断裂していない場合は，病期T2以下と診断できる。このうち，ダイナミック造影像にて腫瘍基部の粘膜および粘膜下層の濃染が保たれるもの，あるいは筋層との境界に不整がないものを病期T1とし，粘膜・粘膜下層の濃染が断裂しているもの，あるいは筋層との境界が不整なものを病期T2aとする（図3）。そして，T2強調像で筋層の断裂があるが周囲脂肪組織との境界に不整がないものを病期T2b，周囲脂肪組織内に腫瘍の進展を認めるものを病期T3，周囲臓器浸潤がある場合を病期T4とする。T2強調像の局所ステージ診断能は40〜67％と報告されている[1,2,5]。

　急速に普及した拡散強調像では，膀胱癌は高信号を呈し，正常な粘膜下層や筋層と区別できる。腫瘍が膀胱粘膜表面沿いに丈の低い高信号域として認められる場合や，腫瘍と筋層の間に粘膜下層構造が認められた場合は，病期T1以下の筋層非浸潤癌と考えられる。他方で，粘膜下層の構造が認識できない場合は病期T2以上の筋層浸潤と評価でき，実際の病理結果と対比すると，T2強調像のみでは79％程度の正診率であったのが拡散強調像を追加することで96％に改善したとの報告がある[1]。T2強調像では茎の部分の信号強度が腫瘍本体と似ている場合も多く，T2強調像での筋層浸潤の評価は過大になりがちであった。拡散強調像で腫瘍が弓状の高信号を呈し，低信号の茎の部分と区別できる様子は"inchworm sign"と表現され，病期T1以下を表す有用な所見である。ただし，腫瘍径が小さいとき，低悪性度の場合などでは，拡散強調像で腫瘍が高信号を呈さない場合もあるとされている。

図3 ダイナミック造影による膀胱筋層浸潤の評価

80歳代男性，いずれの膀胱癌もpT1以下。
ⓐ：T2強調冠状断像では，膀胱左壁を中心に多発する腫瘤が描出されている。筋層を表す低信号線には異常なし。
ⓑ：ダイナミック造影冠状断像では，腫瘤の基部に増強される線状構造（矢印）が保たれている。粘膜および粘膜下層を表しており，これにより筋層浸潤がないと診断できる。

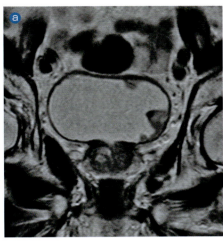
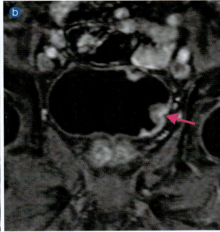

図4 膀胱壁外への浸潤

70歳代男性，膀胱に生じた浸潤性尿路上皮癌 sarcomatoid variant，pT3a。
ⓐ：T2強調像では，膀胱左壁から突出する淡い高信号の腫瘤と低信号の筋層の境界が不明瞭で，一部低信号部分がはっきりしないところもある。しかし，明らかに壁を越えている所見はない。
ⓑ：T1強調像でも，周囲脂肪組織内に突出するような腫瘤はないが，浮腫や拡張した静脈などにより脂肪の信号が低下している。
ⓒ：拡散強調像で高信号を呈する腫瘤は，直腸ガスの影響で本来の位置よりもやや腹側にずれて見える。輪郭に多少不整があるものの，はっきりと周囲脂肪組織内に浸潤している，といえる所見はない。病理でも周囲脂肪への浸潤はわずかであった。

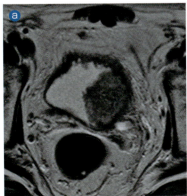
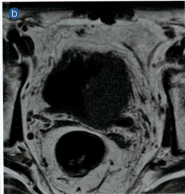
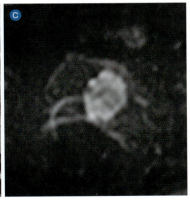

　　　　病期T3以上，すなわち膀胱外への浸潤に関しては，反応性の炎症性変化との鑑別が問題となる。T2強調像やダイナミック造影像に比べると，拡散強調像は腫瘍の進展範囲をより正確に描出可能な場合がある。ただし，膀胱周囲脂肪組織への顕微的な浸潤の有無については，空間分解能に限界があるため困難な場合が多い（図4）。

MRIによる治療後変化と
再発の鑑別について

　なお，経尿道的膀胱腫瘍切除術(transurethral resection of bladder tumor；TURBT)後にMRIを行うと，膀胱壁に発生する浮腫や瘢痕や肉芽組織により深達度評価が過大となる場合があるため，TURBT前にMRI検査を行うのがよい。報告数は少ないが，拡散強調像によるTURBT後の残存腫瘍検出能について，感度，特異度，正診率などいずれも90％を超えると優れた成績を示す論文もある[6]。これらの診断能は，評価対象となった腫瘍の大きさ，悪性度，炎症性変化や線維化の程度，TURBTから撮影までの期間なども影響すると考えられるので，参考にする場合は情報をしっかり読み取る。

　膀胱癌の診断について，MRIを中心とした現状とポイントを述べた。すべての膀胱癌の治療前にMRI評価が必須とはいえないが，今後，診療のなかでの治療の方法・意義・方向性などが変化すれば，必要な画像情報も変化する。泌尿器科医からのニーズを放射線科医が受け取り，診療放射線技師を含めて対応していけば，診療に役立つ新しい評価法が生まれる。強固な連携により，新しい評価法をどんどん発信していただきたい。

（楫　靖）

文献

1) Takeuchi M, et al: Urinary bladder cancer: diffusion-weighted MR imaging − accuracy for diagnosing T stage and estimating histologic grade. Radiology, 2009; 251: 112-21.
2) Panebianco V, et al: Improving staging in bladder cancer: The increasing role of multiparametric magnetic resonance imaging. Eur Urol Focus, 2016; 2:113-21.
3) Kim JK, et al: Bladder cancer: analysis of multi−detector row helical CT enhancement pattern and accuracy in tumor detection and perivesical staging. Radiology, 2004; 237: 725-31.
4) Jinzaki M, et al: Comparison of CT urography and excretory urography in the detection and localization of urothelial carcinoma of the upper urinary tract. AJR Am J Roentgenol, 2011; 196: 1102-9.
5) El-Assmy A, et al: Bladder tumour staging: comparison of diffusion- and T2-weighted MR imaging. Eur Radiol, 2009; 19 :1575-81.
6) El-Assmy A, et al: Diffusion-weighted magnetic resonance imaging in follow-up of superficial urinary carcinoma after transurethral resection: initial experience. BJU Int, 2012; 110: E622-27.

NMIBC
(筋層非浸潤性膀胱癌)

Ⅲ NMIBC（筋層非浸潤性膀胱癌）

再発および進展危険因子

　膀胱癌のうち約70％は筋層非浸潤性膀胱癌（non-muscle-invasive bladder cancer；NMIBC）と報告されている。NMIBC症例の多くではその生存率は良好だが，再発および進展率は生存率の有用な代理マーカーといってもよい。従って，再発および進展を予測する危険因子の同定はきわめて重要である。本項ではNMIBCの再発および進展危険因子について概説する。

NMIBCの再発および進展リスク分類

　各国のガイドラインではNMIBCの治療方針を決定する基準としてさまざまなリスク分類が用いられている。分類基準は各分類によって異なり，さまざまな臨床病理危険因子が用いられている。

　再発および進展リスクを予測するためにEuropean Organization for Research and Treatment of Cancer（EORTC）Genito-Urinary Cancer Groupはスコアリングシステムとリスク分類を報告した[1]。7つのEORTC臨床試験に参加したTaT1の2,596例を対象としている。世界中で広く用いられ，European Association of Urology（EAU）の「Non-muscle-invasive Bladder Cancer Guideline 2017」にも掲載されている。EORTCリスク分類では腫瘍数，腫瘍長径，再発頻度，T分類，CISの有無，悪性度の6つのリスク因子を有意と結論し，それぞれをスコア化した総計（**表1**）から再発（**表2**）および進展（**表3**）リスク分類化している。しかしこのリスク分類には，原発CISが含まれていない，リスク分類別の患者数に差が大きい，BCG膀注療法を行った症例が171例しか含まれていない，スコア化が煩雑であるなどの問題点が指摘されている。

　「EAUガイドライン2017[2]」のガイドラインパネルは，EORTCリスク分類や過去の報告を参考に，CISの局在や組織型も加えて**表4**のようなリスク分類を推奨している。また，American Urological Association（AUA）/Society of Urologic Oncology（SUO）が2016年に作成したガイドライン[3]もほぼ同様の分類となっている（**表5**）。

　National Comprehensive Cancer Network（NCCN）のガイドライン[4]では病理学的因子を中心に分類が行われており，Ta/low grade群，Ta/high grade群，T1/low grade群，T1/high grade群，Tis群に分類されている。

　本邦でも2015年に「膀胱癌診療ガイドライン」が出版され，本邦のNMIBC診療

再発および進展危険因子

に大きく貢献している[5]。そこでは腫瘍数，初発or再発，腫瘍長径，T分類，悪性度，併発CISの有無の6つの危険因子から3つのリスクに分類することを提案している（**表6**）。

表1 EORTCリスク分類のスコア表

因子	再発スコア	進展スコア
腫瘍数		
単発	0	0
2〜7	3	3
≧ 8	6	3
腫瘍長径		
<3 cm	0	0
≧3	3	3
再発頻度		
初発	0	0
≦1再発/年	2	2
>1再発/年	4	2
T分類		
Ta	0	0
T1	1	4
併発CIS		
なし	0	0
あり	1	6
悪性度		
G1	0	0
G2	1	0
G3	2	5
全スコア	0〜17	0〜23

（文献1より引用改変）

表2 EORTCリスク分類：全スコアによる再発可能性

再発スコア	1年間の再発可能性		5年間の再発可能性	
	%	95% CI	%	95% CI
0	15	10〜19	31	24〜37
1〜4	24	21〜26	46	42〜49
5〜9	38	35〜41	62	58〜65
10〜17	61	55〜67	78	73〜84

（文献1より引用改変）

表3 EORTCリスク分類：全スコアによる進展可能性

進展スコア	1年間の進展可能性		5年間の進展可能性	
	%	95% CI	%	95% CI
0	0.2	0〜0.7	0.8	0〜1.7
2〜6	1	0.4〜1.6	6	5〜8
7〜13	5	4〜7	17	14〜20
14〜23	17	10〜24	45	35〜55

（文献1より引用改変）

表4 EAUガイドライン2017年版におけるリスク分類

低リスク	単発，初発，3cm未満，TaG1（low grade, PUNLMP），併発CISなしのすべてを満たす
中リスク	低かつ高リスク以外
高リスク	T1，high grade（G3），CIS，多発＋再発＋3cm以上＋TaG1G2/low gradeのいずれかを満たす
超高リスク	併発CISを伴うT1G3/high grade，多発and/or 3cm以上T1G3/high grade and/or 再発T1G3/high grade，前立腺部尿道CISを伴うT1G3/high grade，UC以外の組織型，脈管侵襲

（文献5より引用改変）

表5 AUA/SUOガイドライン2016年版におけるリスク分類

低リスク	単発，3cm以下，TaG1（low grade）のすべてを満たす
中リスク	1年以内に再発したTa+low grade
	単発，3cm以上，TaG1（low grade）のすべてを満たす
	多発，Ta+high grade
	3cm以下，Ta+high grade
	T1+low grade
高リスク	T1，high grade（G3）
	すべての再発Ta+high grade
	Ta+high grade，3cm以上あるいは多発
	すべてのCIS
	すべてのBCG不応性high grade
	すべてのUC以外の組織型
	すべての脈管侵襲
	すべての前立腺部尿道high grade

（文献6より引用改変）

表6 膀胱癌診療ガイドライン2015年版におけるリスク分類

低リスク	単発，初発，3cm未満，Ta，low grade，併発CISなしのすべてを満たす
中リスク	Ta-1，low grade，併発CISなし，多発性あるいは≧3cm
高リスク	T1，high grade，CIS（併発も含む），多発，再発のいずれかを満たす

（文献4より引用改変）

NMIBCに対するBCG膀注療法後の再発危険因子

　前述したようにEORTCのリスク分類ではBCG膀注療法後の患者が少数しか含まれていないという欠点があり，特に高リスクの患者に対してBCG膀注療法が再発進展予防目的に標準的な治療法であることを考えると，十分な分類とは言い難い。そこでSpanish Urological Oncology Group（Club Urológico Español de Tratamiento Oncológico; CUETO）では，4つのBCG臨床研究に参加した1,062例の症例からリスク分類を作成した[6]。抗癌剤直後膀注や2nd TURは行っていない。CUETOスコアリングシステムでは性別，年齢，初発or再発，腫瘍数，T分類，併発CISの有無，悪性度の7つの危険因子を有意と結論してスコア化する（表7）。EORTCリスク分類と同様に，それぞれの因子をスコア化し総計から再発（表8）および進展（表9）リスク分類を行う。

表7　CUETOリスク分類のスコア表

因子	再発スコア	進展スコア
性別		
男性	0	0
女性	3	0
年齢		
＜60歳	0	0
60〜70歳	1	0
＞70歳	2	2
再発腫瘍		
なし	0	0
あり	4	2
腫瘍数		
≦3	0	0
＞3	2	1
T分類		
Ta	0	0
T1	0	2
併発CIS		
なし	0	0
あり	2	1
悪性度		
G1	0	0
G2	1	2
G3	3	6
全スコア	0〜16	0〜14

（文献2より引用改変）

表8 CUETOリスク分類：全スコアによる再発可能性

再発スコア	1年間の再発可能性		2年間の再発可能性		5年間の再発可能性	
	%	95% CI	%	95% CI	%	95% CI
0〜4	8.2	5.9〜10.6	12.6	9.8〜15.4	21.0	17.3〜24.6
5〜6	12.1	8.0〜16.2	22.3	16.9〜27.6	35.6	29.2〜42.0
7〜9	25.4	19.6〜31.2	39.6	32.9〜46.3	47.7	40.6〜54.8
≧10	41.8	28.1〜55.5	52.6	38.5〜66.6	67.6	53.7〜81.6

（文献2より引用改変）

表9 CUETOリスク分類：全スコアによる進展可能性

進展スコア	1年間の再発可能性		2年間の再発可能性		5年間の再発可能性	
	%	95% CI	%	95% CI	%	95% CI
0〜4	1.2	0.2〜2.2	2.2	0.8〜3.6	3.8	1.9〜5.6
5〜6	3.0	0.8〜5.2	5.0	2.3〜7.6	11.7	7.6〜15.8
7〜9	5.6	2.7〜8.4	12.0	7.9〜16.0	21.3	15.9〜26.7
≧10	14.0	6.6〜21.3	24.8	15.6〜34.0	33.6	23.1〜44.1

（文献2より引用改変）

表10 EORTCとCUETOリスク分類モデルにおける，BCG群および非BCG群のC統計量

	再発		進展	
	EORTC	CUETO	EORTC	CUETO
BCG群	0.554	0.597	0.576	0.645
非BCG群	0.603	0.522	0.672	0.623

（文献13より引用改変）

Xylinasらは4,689例のNMIBC症例を用いてEORTCとCUETOリスク分類の妥当性を検証した[7]。彼らの報告では，いずれのリスク分類でも高リスク群において再発および進展リスクを過剰評価していた。特にBCG投与群だけの解析ではEORTCリスク分類において特にC統計量が低いことが報告された（**表10**）。

NMIBCの疫学的およびその他の危険因子

喫煙

喫煙は膀胱癌の最も重要なリスク因子である[8]。禁煙は発癌リスクを減らすが，禁煙群も喫煙経験のない群と比べて発癌リスクは高い[8]。発癌リスクだけではなく，喫煙はNMIBCの再発進展に対する有意なリスク因子であることが報告されている[9,10]。Lacombeらは喫煙量が多いほど再発頻度が高いことを報告している[11]（**図1**）。

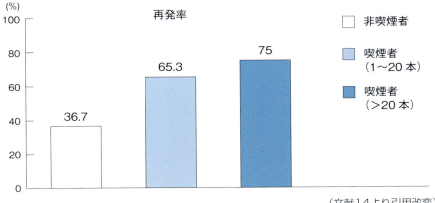

図1 喫煙量による再発の可能性

(文献14より引用改変)

好中球/リンパ球比(the neutrophil-to-lymphocyte ratio；NLR)

D'Andreaらは918例のNMIBCを用いた多変量解析で，NLR≧3が無再発生存率および無進展生存率に対する独立した有意な予後因子であることを報告した[12]。

尿細胞診

Kogaらは340例のNMIBC症例を用いて，尿細胞診がNMIBC進展の有意な予後因子であることを報告した[13]。

NMIBCリスク分類間で再発および進展予後は大きく異なり，さまざまな臨床および病理危険因子が指摘されている。NMIBCに対する標準的な治療は経尿道的膀胱腫瘍切除術(transurethral resection of bladder tumor；TURBT)であることは明らかである。RolevichらはTURBTの術者によって高リスク群では無再発生存率が有意に異なることを報告しており[14]，適切なTURBTを行うことがNMIBCの再発を減らすために重要であることは言うまでもない。

(武藤　智)

文 献

1) Sylvester RJ, van der Meijden AP, Oosterlinck W, et al: Predicting recurrence and progression in individual patients with stage Ta T1 bladder cancer using EORTC risk tables: a combined analysis of 2596 patients from seven EORTC trials. Eur Urol, 2006；49：466-75.
2) http://uroweb.org/guideline/non-muscle-invasive-bladder-cancer/
3) Diagnosis and treatment of non-muscle invasive bladder cancer: aua/suo guideline. American Urological Association (AUA)/Society of Urologic Oncology (SUO) Guideline.
4) https://www.nccn.org/store/login/login.aspx?ReturnURL=https://www.nccn.org/professionals/physician_gls/pdf/bladder.pdf
5) 膀胱癌診療ガイドライン2015年版．日本泌尿器科学会 編，医学図書出版，東京，2015．
6) Fernandez-Gomez J, Madero R, Solsona E, et al: Predicting

Nonmuscle Invasive Bladder Cancer Recurrence and Progression in Patients Treated With Bacillus Calmette-Guerin: The CUETO Scoring Model. J Urol, 2009; 182: 2195-203.

7) Xylinas E, Kent M, Kluth L, et al: Accuracy of the EORTC risk tables and of the CUETO scoring model to predict outcomes in non-muscle-invasive urothelial carcinoma of the bladder. Br J Cancer, 2013; 109: 1460-6.

8) Freedman ND, Silverman DT, Hollenbeck AR, et al: Association between smoking and risk of bladder cancer among men and women. JAMA, 2011; 306: 737-45.

9) Rink M, Xylinas E, Babjuk M, et al: Impact of smoking on outcomes of patients with a history of recurrent nonmuscle invasive bladder cancer. J Urol, 2012; 188: 2120-7.

10) Lammers RJ, Witjes WP, Hendricksen K, et al: Smoking status is a risk factor for recurrence after transurethral resection of non-

muscle-invasive bladder cancer. Eur Urol, 2011; 60: 713-20.

11) Lacombe L, Fradet V, Levesque E, et al: Phase Ⅱ Drug-Metabolizing Polymorphisms and Smoking Predict Recurrence of Non- Muscle-Invasive Bladder Cancer: A Gene – Smoking Interaction. Cancer Prev Res, 2016; 9: 189-95.

12) D'Andrea D, Moschini M, Gust K, et al: Prognostic Role of Neutrophil-to-Lymphocyte Ratio in Primary Nonemuscle-invasive Bladder Cancer. Clin Genitourin Cancer, 2017; 27.

13) Koga F, Kobayashi S, Fujii Y, et al: Significance of Positive Urine Cytology on Progression and Cancer－Specific Mortality of NoneMuscle-Invasive Bladder Cancer. Clin Genitourin Cancer, 2014; 12: e87-93.

14) Rolevich A, Minich A, Nabebina T, et al: Surgeon has a major impact on long-term recurrence risk in patients with non-muscle invasive bladder cancer. Cent European J Urol, 2016; 69: 170-7.

Ⅲ NMIBC（筋層非浸潤性膀胱癌）

TURBTの手技

　内視鏡的切除術は泌尿器科領域では広く行われている内視鏡手術であり，一部の婦人科手術を除き，ほぼ泌尿器科でのみ行われている術式である。この術式を遂行できることは泌尿器科医の存在意義ともいえる。

　本項では経尿道的膀胱腫瘍切除術（transurethral resection of bladder tumor；TURBT）の目的から，具体的な術式において手技，工夫，トラブルシューティング，および機器の性質に対する考え方について述べたい。

TURBTの目的

　TURBTは主として筋層非浸潤癌に対する診断，治療，筋層浸潤癌の診断を目的として施行される。

　診断はすなわち組織学的深達度，組織学的悪性度，病理組織型の診断である。正確な診断をするためには変性を加えずに十分な組織を採取する必要がある。

　また筋層非浸潤癌においては治療目的に，必要十分な組織を切除する必要がある。

　下記を満たすことにより術式の質が担保されると筆者は考えている。

- 正確な切除を行う
- 腫瘍を（可能な限り）完全に切除する
- 層ごとの切除を行う
- 切除標本中に筋層を含む
- 診断に足りうる標本を提出する

　以下，上記を満たすための具体的な考え方，手技について述べる。

切除面に対する考え方

　切除について多くの文書で曲面を描くよう切除するように記載されている。この方法は切除自体としては問題ないが，層面を維持しながら組織を採取する点に重きを置いた場合不十分であると思われる。面に対しほぼ垂直に入り，その部分より直線的に層を維持しながら切除し，断端で再度垂直に上がるような切除面が望ましいと考える（**図1**）。理想的には粘膜，粘膜固有層，浅筋層，深筋層と層ごとの切除が望ましいと考えている（**図2**）。

図1 切除面に対する考え方
層ごとの切除を考える場合，ⓑのほうが望ましい。

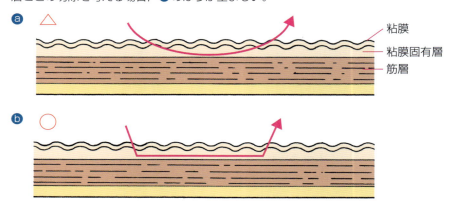

図2 腫瘍切除のイメージ
層ごとに段階的に切除していく。

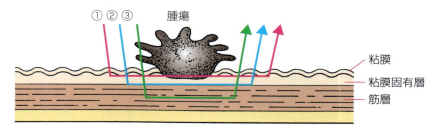

膀胱内灌流液の至適容量に対する考え方

　膀胱は内容量に応じて壁の厚さが変化し，また形態が変わる。内容量が少ない場合は膀胱が球形ではなく歪になり，切除面が凹凸を形成するため切除ラインの認識が困難となる。そのため切片の厚みを一定に保つことが困難となり，正確な層を維持し切除することが困難となる。

　内容量が多い場合は膀胱壁が薄くなり，1回の切除で深筋層に達していることも珍しくない。さらに膀胱に圧がかかることにより切除面の筋層が裂け，それによる膀胱穿孔のリスクが高くなる。また膀胱壁が閉鎖神経に近づくことにより閉鎖神経反射を引き起こしやすくなる。

　上記から至適膀胱容量は膀胱が下記を満たしている状態といえる。
- 膀胱が球形を保てている
- 膀胱壁の厚さが十分にある
- 閉鎖神経までの距離が十分にある

図3 膀胱至適容量に対する考え方

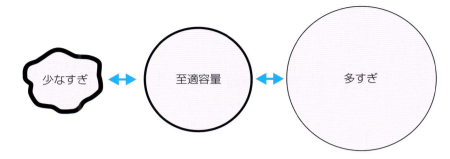

- 筋層が水圧で裂けない程度

この範囲は比較的狭く，膀胱の観察を短時間で終え，速やかに切除に移行し，かつ正確に切除することが要求され，ある程度の熟練を要する（**図3**）。

部位ごとの切除方法

三角部，側壁，前壁の切除

これらの部位は切除面が内視鏡に対し平行であるため，水平方向の切除となる。これらの部位の切除方法として2通りの切除方法を挙げたい。なお，後にも別の切除法を挙げるが，これらの名称は筆者がつけた名称であり，必ずしも公に使用されている用語ではないことを銘記いただきたい。

- ストローク法：内視鏡のハンドル操作により，カッティングループを前後させ，組織を切除する一般的な方法（**図4**）
- スライド法：カッティングループを一定の長さに保ちながら，内視鏡ごと引いてくることにより組織を切除する方法（**図4**）

ストローク法のメリットは切除長を細かくでき，切除の開始点と終点の設定がしやすいことである。一方デメリットは深く切除しすぎてしまうことがあること，切除片を一定の厚さに保つことが難しいことである。

スライド法のメリットは切除長を長くとれること，切除片の厚さを均一に保つことができること，深く切り込むことが少ないことである。デメリットは切除の終点の設定が難しいこと，膀胱の形態に対するイメージングが必要なため，施行に熟練を要することである。

頂部，および頂部付近の前壁，後壁，側壁の切除

これらの部位は切除する面が内視鏡に対し斜面となっている点が特徴である。次の2通りの方法が挙げられる。

- ストローク法：前述

- スイング法（出っ歯法）：カッティングループを斜めになるよう用手的に調整し，内視鏡ごと切除方向に振るように動かし組織を切除する方法。斜め方向の移動のため，同時に内視鏡を前後に移動させる必要があり，スライド法の変法ともいえる（図5）。

図4 三角部，側壁，前壁の切除

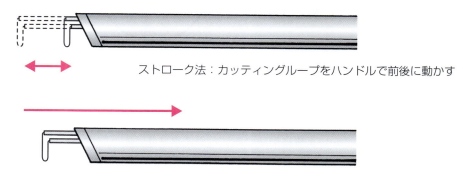

ストローク法：カッティングループをハンドルで前後に動かす

スライド法：レゼクトスコープごと引いてくる

図5 頂部，および頂部付近の前壁，後壁，側壁の切除

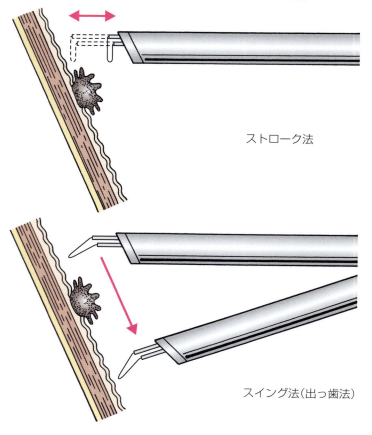

ストローク法

スイング法（出っ歯法）

ストローク法に関しては安全に操作できる点がメリットであるが，切除片が非常に小さくなり効率が悪いこと，均一な層での切除が困難であることがデメリットである．

スイング法のメリットは層ごとの理想的な切除ラインを形成することが可能であることである．デメリットは内視鏡を振る動作と押し引きをする動作を同時に行うことが必要であり，膀胱の形態に対する正確なイメージングが必要とされ，きわめて習熟を要する点である．

スイング法を行う際，カッティングループを出しすぎないことが深く切り込みすぎないコツである（図6）．てこの原理を理解いただければわかりやすい．ループを出しすぎていると，振れが大きくなり，思った以上に深く切れてしまうのみでなく，細かい切除が困難となる．前述の膀胱至適容量を維持することが肝要であり，短時間で膀胱を観察し，速やかに切除に移行する必要がある．

図6 スイング法で深く入りすぎずに切除するコツ

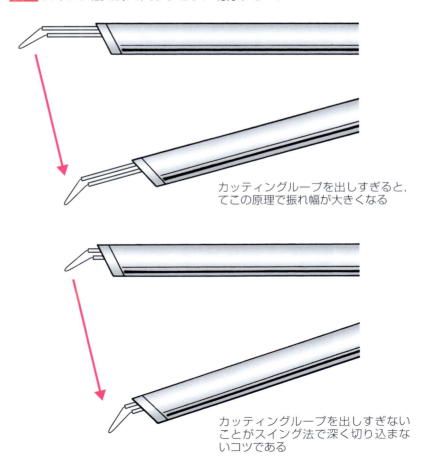

カッティングループを出しすぎると，てこの原理で振れ幅が大きくなる

カッティングループを出しすぎないことがスイング法で深く切り込まないコツである

繊細な切除を行うコツ

　繊細な切除のためには、切片の大きさを自在にコントロールできる必要がある。そのためには原則カッティングループの中央部1/3程度を使用し切除することを心掛けていただきたい（図7）。外側を使用した場合、電極以外の部位に組織が接する可能性があり、切除片が歪になってしまうためである。

　同様の理由からカッティングループが常に切除面に対し垂直に接するように心掛けていただきたい（図8）。前述のスイング法はこのような考えから行っている方法であることを理解いただければ幸いである。

ワンストローク法とタッピング法

　筆者は組織切除を1アクションで、途中で止まらずに切除するワンストローク法を好んで用いているが、初心者に安全に切除させることに重きを置いた場合、この方法は途中で止まることができないため深く切り込みすぎたり、必要以上に切除してしまったりする可能性があり、危険を伴う面がある。

　タッピング法は通電を断続的に行い、小さな幅の切除を繰り返して必要な距離の切除を行う方法である。従って切り込みすぎた場合や必要以上に切除した場合も、軽度である状態のうちに中止させることができ、安全を確保しやすいメリッ

図7　繊細な切除をするコツ
カッティングループの実線部分を主として使用して切除、凝固を行う。

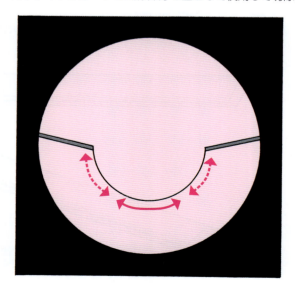

図8 きれいな層で切除するコツ

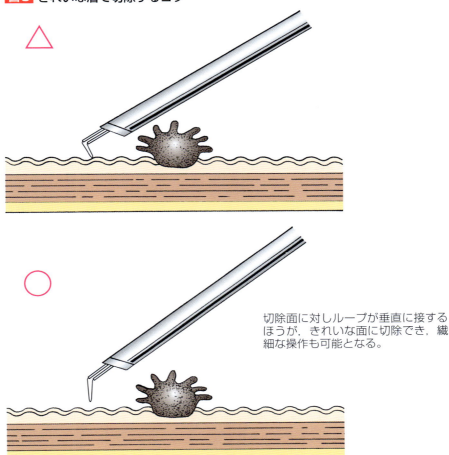

切除面に対しループが垂直に接するほうが、きれいな面に切除でき、繊細な操作も可能となる。

トがあると考えられる。一方で断続的切除であるため、均一な切除片の厚さや層面を保ちながら切除を行う点においてはやや難しくなる点がデメリットと思われる。

切除マージンの考え方

T1腫瘍の場合間質内を結節性に進展するものもあれば、浸潤性に放射状に進展するものもある。TURBTにおける治療的質を確保するためには、肉眼的に見える腫瘍の辺縁部を始点、終点とした場合、後者に対する治療としては不十分となる可能性がある[1]。筆者はこの観点から1ストローク分程度腫瘍辺縁より広く切除することを心掛けている(図9)。

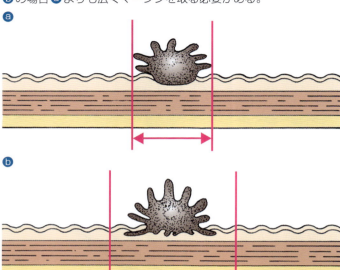

図9 切除マージンの考え方
ⓐ：腫瘍根部が結節性に進展するもの
ⓑ：腫瘍根部が放射状に浸潤するもの
ⓑの場合ⓐよりも広くマージンを取る必要がある。

narrow Band Imaging (NBI)

　上皮内癌の合併を疑う場合，および腫瘍辺縁が不明瞭な場合はNBIを併用することにより切除マージン設定の一助とできる。また多発腫瘍の場合，小腫瘍残存の確認にも有用と思われ，TURBT後の成績の改善の報告もある[2]。特別な薬剤を使用しないため，手術室でリアルタイムに確認できることがメリットと思われる。

合併症とその対策

　TURBTの合併症として膀胱穿孔，出血，感染症，灌流液の吸収（TUR症候群），尿管口損傷（術後膀胱尿管逆流症，尿管口狭窄による水腎症），閉鎖神経反射，腫瘍細胞の膀胱内播種，膀胱内での爆発，末梢神経障害，深部静脈血栓症などが挙げられる[3]。主たるものの対策法について述べる。

膀胱穿孔

　膀胱穿孔の多くは膀胱を緊満させすぎた状態で切除を試みた際に生じる。またまれに内視鏡そのもので膀胱を突くことや，膀胱を過伸展させすぎて破裂を生じ

させることがある。

術中所見として，膀胱の拡張不良，灌流液の回収不良，腹部膨満，頻脈，筋層の間から脂肪組織や暗いスペース，小腸が見えるなどがある。また術後所見として高BUN血症，高K血症，アシドーシス，また感染尿を伴っている場合には腹膜炎を発症する場合もある。

術中に穿孔を疑った場合はエコーで膀胱周囲，あるいは腹腔内の液体の貯留の有無を確認することが望ましい。場合によっては膀胱造影も検討すべきである。

周囲に液貯留のない程度の腹膜外穿孔，小さな腹腔内穿孔は広域抗生物質の使用，および通常通りのカテーテル留置によって特に問題なく閉鎖できる。大きな穿孔，特に感染尿を伴っている場合はドレナージや閉鎖術が必要となる場合があるが，まずは侵襲の低い手技より試みるべきであろう。

術後出血

大きな腫瘍，広範囲な腫瘍の術後に発症を認めることがあり，ときに輸血を必要とする場合もある

まずは保存的対応として内腔の太い3wayカテーテルを留置し，灌流で経過を見てみる。場合により洗浄し凝血塊を除去するが，凝血塊により出血が制御されている場合もあり，それを除去した場合に出血の増悪をきたし，内視鏡的に再止血が必要となるリスクのあることを念頭に置いて行うべきである。保存的に改善しない場合は，手術室での再止血を検討すべきである。

私見であるが，非常に濃い血尿や，動脈性出血を疑う場合は迷わずに手術室での再止血を検討することが望ましいと考えている。

止血のコツ

膀胱の血管は主として層面に対し平行に走っていると考えてよい。従って出血は面に対して水平ではない箇所より生じる（図10）。従って一番出血しやすい部位は切除縁断端といえる。まずは同部位を十分に凝固操作した後，底面に対しては出血部位を止血するのみで十分と考える。

また上記理由から凹凸の多い切断面は出血部位が多くなるため，止血が難しい場合は再度出血面を平坦に切除しなおした後，止血を行うと，出血点を減少させ，止血が容易になる（図11）。

止血は出血点に対して点で施行するべきであり，やみくもに広範囲を凝固止血する操作は控えるべきである。

閉鎖神経反射

閉鎖神経反射は腰椎麻酔下手術の場合は閉鎖神経ブロックを併用することにより，全身麻酔下手術の場合は筋弛緩薬を十分に使用することにより予防できる。

反射はおおむね膀胱を伸展させすぎている場合に起こる。この際は膀胱の灌流液を減らし，膀胱を弛緩させることにより発症を防ぐことができる。

図10 止血のコツ①
出血は断端より生ずることが多い。断端(矢印)を念入りに止血することが望ましい。

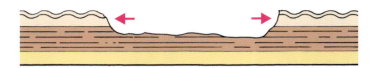

図11 止血のコツ②

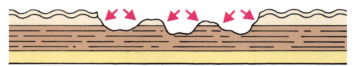

切除面に凹凸がある場合複数個所からの出血を生じる。

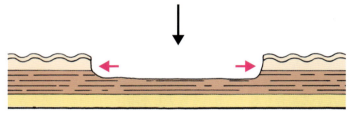

切除を追加し平坦にすることにより出血点を減らすことができる。

モノポーラとバイポーラについて

　バイポーラは灌流液に生理食塩水を使用できるコスト的なメリットがあり，またその性質上組織側にジュール熱が発生しない。

　電極周囲に気泡を形成しアーク放電を発生することから，エア内ではアーク放電を発生することが難しく，頂部，前壁の切除は若干苦手としている。止血の際は組織側にジュール熱が発生しないので，電極を組織に接触させ止血させることが望ましく，モノポーラで施行するような非接触通電は効果的ではない。

　周術期合併症については明らかな差はないとされており[4,5]，それぞれの特性に応じて使い分ければよいと思われる。

　筆者は側壁，後壁，三角部，頸部の腫瘍はバイポーラを使用し，切除面の広い腫瘍，前壁，頂部の腫瘍はモノポーラを使用するようにしている。

　TURBTの本質は膀胱癌の診断と治療であることを常に念頭に置いていただきたい。今回述べた内容も上記を満たすための方法論の一つにすぎず，手技は目的さえ満たされていればいくつあってもよいと考えている。本項が今後の診療の一助となれば幸いである。

（荒木千裕，納谷幸男）

文 献

1）Herr HW, Donat SM: Quality control in transurethral resection of bladder tumours. BJU Int, 2008; 102 (9 Pt B): 1242-6.

2）Naselli A, Introini C, Timossi L, et al: A randomized prospective trial to assess the impact of transurethral resection in narrow band imaging modality on non-muscle-invasive bladder cancer recurrence. Eur Urol, 2012; 61: 908-13.

3）Traxer O, Pasqui F, Gattegno B, et al: Technique and complications of transurethral surgery for bladder tumours. BJU Int, 2004; 94: 492-6.

4）Osman Y, Harraz AM: Comparison of Monopolar and Bipolar Transurethral Resection of Non-Muscle Invasive Bladder Cancer. Urol Int, 2017; 6.

5）Sugihara T, Yasunaga H, Horiguchi H, et al: Comparison of perioperative outcomes including severe bladder injury between monopolar and bipolar transurethral resection of bladder tumors: a population based comparison. J Urol, 2014; 192: 1355-9.

Ⅲ NMIBC（筋層非浸潤性膀胱癌）

2nd TURの適応と手技

second TUR（2nd TUR）の目的には，初回TURBT（transurethral resection of bladder tumor）でのsampling error を是正する診断的意義と再発や進展を抑制する治療的意義の大きく2つの目的がある。文献では，筋層非浸潤性膀胱癌（non-muscle-invasive bladder cancer；NMIBC）に対する2nd TURを行った場合，Ta症例では22〜72%，T1症例では20〜78%に残存腫瘍を認め，これら残存腫瘍の80%は初回TURBTの腫瘍切除部および周辺に認められたと報告されている[1,2]。また2nd TURにより≧T2 upstagingが1.7〜68%に認められると報告されている[3〜7]。一方，T1 high grade腫瘍に対する2nd TURの有用性を検討したランダム化比較試験が行われ，無再発期間中央値は2nd TUR施行群 47カ月，2nd TUR非施行群 12カ月，無進展期間中央値が2nd TUR施行群 73カ月，2nd TUR非施行群 53.5カ月と再発と進展に対する2nd TURの有用性が示されている。また，全死亡率では差はなかったが，癌死については2nd TUR群が有意に少なく[8]，本邦の膀胱癌診療ガイドライン2015年版やEuropean Association of Urology（EAU）あるいはNational Comprehensive Cancer Network（NCCN）のガイドラインでは2nd TURの実施が推奨されている[9〜11]。しかしながら，不要なTURを繰り返すことは厳に慎むべきであり，本項では2nd TURの適応と手技について述べる。

2nd TUR

2nd TURの定義

一般的には，初回TURBTにおけるcomplete TUR（十分な範囲の切除および筋層組織が採取されていること）が前提となり，病理診断でT1 high gradeであった腫瘍に対して再度同部位のTURを追加することを2nd TURという。2nd TURと類似する用語であるrepeat TURやrestaging TURについても説明する（表1）。repeat TURとは，広範囲の多発腫瘍，大きな腫瘍，あるいは膀胱頸部や頂部・前壁の確認しづらい腫瘍において初回TURBTが不完全となり腫瘍の残存が強く疑われ，再度行うTURのことである。一方restaging TURとは，初回TURBTの切片標本における病理診断で，筋層が含まれていない症例に筋層浸潤を再確認するために行うTURのことである。初回TURBTの病理組織に筋層が含まれていなかった場合は，最大45%の症例にupstagingが認められるとの報告もあ

表1 second TUR の適応

1	初回TURBTの切除が不十分で腫瘍が残存している場合（repeat TUR）
2	初回TURBTの病理組織に筋層が含まれていない場合（restaging TUR）
3	pT1 tumor
4	high grade tumor

り[10]，restaging TURは必須となる。残存腫瘍の問題はTUR手技の不確実性によるところもあり，repeat TURやrestaging TURをcomplete TUR後の2nd TURとは明確に区別すべきとする報告がある[1,8]。

　国内外において2nd TUR の定義に関する議論が十分になされておらず，本邦のガイドラインでもrepeat TURとrestaging TURも2nd TURに含めている。このように，文献や報告によってはrepeat TURやrestaging TURを本来の2nd TURと区別していないものもあり，治療成績の解釈には問題が残ることになる。そして，厳格に2nd TURとよぶためには，結局，初回TURBTの質を担保しておくことが求められる。

2nd TUR（repeat TUR および restaging TURを除く）の適応

◆ T1腫瘍

　T1腫瘍の多くは再発や進展リスクの高いhigh grade腫瘍で，前述したランダム化比較試験でも2nd TURの有用性は示されており，日本，EAUおよびNCCNのガイドラインではT1腫瘍に対する2nd TURを推奨している[9~11]。

◆ Ta high grade腫瘍

　Ta high grade腫瘍については，各種ガイドラインでは2nd TURを推奨しているが[9~11]，一方で否定的な意見もみられる[12]。十分なエビデンスがないのが現状であり，個々の症例の状況や各施設の治療成績などを考慮して適応を検討する必要がある。

◆ 上皮内癌（CIS）

　上皮内癌（carcinoma in situ；CIS）病変に対する2nd TURの有用性には十分なエビデンスはない。EAUのガイドラインでは原発性CISは2nd TURの適応から除外されており[10]，随伴性CISの場合も主腫瘍に対する2nd TURの適応を考えるべきである。基本は2nd TURよりBCG療法や膀胱全摘除術を即時選択すべきである。

2nd TURの施行時期

　2nd TUR の実施時期については，EAUガイドラインでは初回TURBTから2～6週後，NCCNガイドラインでは6週以内，本邦のガイドラインでは明確な推

奨はないが，初回TURBTから6週以内に施行するのが慣例となっている[9〜11]。しかし，施行時期については腫瘍学的根拠はなく，4週間より早くても許容されるであろう。現実には個々の症例の状態と施設の手術運営の環境による。もう1つの重要な点は，初回TURBTから2nd TURまでの間に膀胱鏡と細胞診による残存腫瘍の確認を行っておくことである。もし，この間に膀胱鏡を行わずに2nd TURで腫瘍を認めた場合は，再発なのか不完全なTURBTによる残存腫瘍なのか判断できないことになる。

手技

TURBTの腫瘍除去の原則は，病変の焼灼（cauterization）によるのでなく，ループでの切除による。小さな病変あるいは平坦病変でも，焼灼で済ませるのではなく，確実に切除を行うべきである。2nd TURでは瘢痕部を単になぞるだけでなく，さらに広範囲に，より深く切除することが求められる。どの程度まで切除範囲を拡大すべきか明確なデータはないが，自施設では脂肪組織が露出する深部筋層まで（穿孔ではない），多発腫瘍の場合は個々の腫瘍を切除するだけでなく，腫瘍が存在する領域は正常に見える部位もすべて切除の対象としている。

病理レビューと術野観察

事前に，初回TURBTの手術記録と病理診断による主要な腫瘍のマッピングによる2nd TURのシミュレーションを行っておく。TURBT瘢痕部の状態を観察しながら残存腫瘍の有無も確認しておく。

瘢痕部の切除

①瘢痕部全周に2ループ分の切除マージンをとり，尿管口や壁内尿管に注意して切除範囲を決めたら粘膜凝固によりマーキングしておく（図1）。

②第一切除は瘢痕部内ではなく，瘢痕部の外側縁で頂部側の切除マージンから切除する（図2）。症例により筋層の厚さが異なるため，まず外側縁での切除断面で筋組織の厚みを確認しながら切除する。

③膀胱穿孔のリスクを回避するためには，最初の切除層と深さを揃えて（図3），瘢痕部を順次左から右（右から左）に向かって同じ長さの切片で切除する（図4）。

④瘢痕部表面の壊死組織を切除すると浅部あるいは深部筋層が出現するが（図5），十分な筋組織採取のためさらに深部筋層まで確実に切除する（図6）。

⑤深部筋層には脂肪組織が入り込んでおり，筋束組織の間には介在する脂肪組織が見えるが（これは穿孔ではない），膀胱周囲の脂肪組織がある程度は見えるまで十分に深部筋層切除を行う（図7）。

⑥灌流液の注入・排出を調整することで，膀胱壁の厚みを調整して切除する。充

図1 切除マージンのマーキング（矢印）
ⓐ：頂部側縁，ⓑ：左外側縁

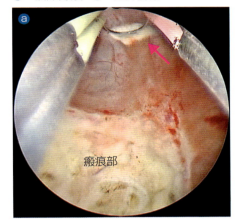
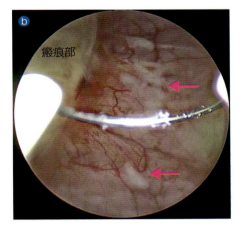

図2 瘢痕部外側縁の切除

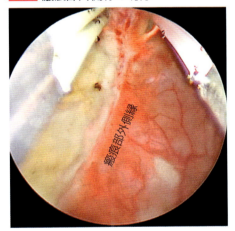
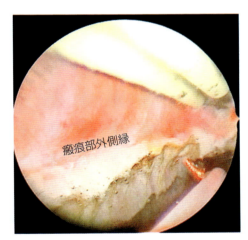

図3 瘢痕部壊死組織の切除

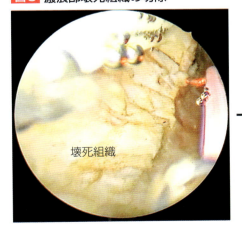
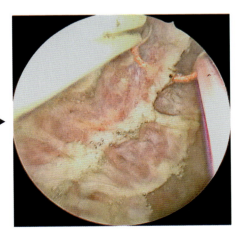

図4 深さと長さを揃えた切片

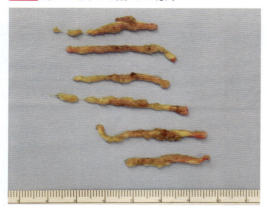

図5 壊死組織の下の筋層を確認

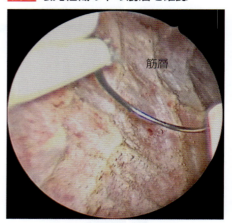

図6 浅部筋層の切除による深部筋層の確認

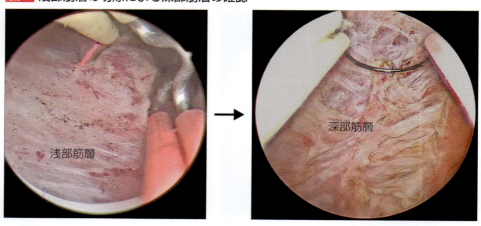

図7 深部筋層切除による脂肪組織の確認

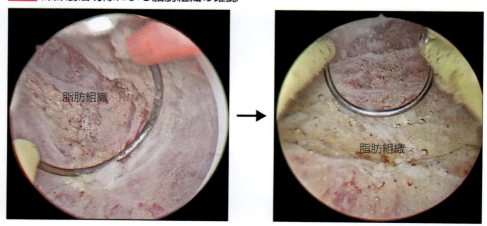

満した膀胱内の灌流液をいったん排出させ，再度灌流液を注入すると，切除可能な筋組織を判別しやすくなる(図8)。
⑦切除面には凹凸ができるが，凸部分を薄く切除すると横に新たな凸部分が生じ，切除すべき筋組織がわかりやすくなり，手際よく切除が進む(図9)。ただし，後壁から頂部の切除では腹腔内穿孔に注意が必要で，ループを大きく動かしての切除は控え目にして，深く切り込まないようにする。
⑧瘢痕組織からの出血はわずかである。しかし，切除縁の粘膜下や筋組織の間隙の血管は後出血する可能性があるので，疑わしいところはていねいに凝固しておく。
⑨2nd TURにおけるランダム生検に関する十分なエビデンスはないが，初回TURBTで随伴CISを認めた症例や術後細胞診陽性例では必要と考える。

図8 灌流調整による深部筋層の確認
ⓐ：充満時，ⓑ：排液後

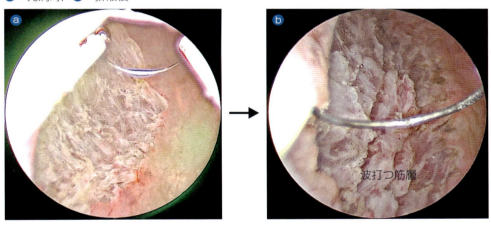

図9 凸となった筋層を順次切除

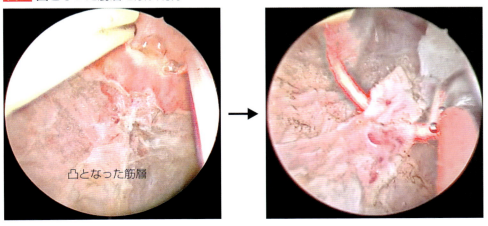

TURBTの安全性と確実性

　TURBT全般に共通することは，安心して無理なく切除できる方法がよい．機器の面では，最近のbipolar TUR systemは切れ味もよく画像も鮮明であるが，選択するループの角度や切除方法は腫瘍の部位や大きさによって適時使い分けることが基本である（図10）．経尿道的前立腺切除術（transurethral resection of the prostate；TURP）のようにループを前後に細かく動かして切除するより，ループは視野の奥で固定したまま，ゆっくり弧を描くように切除鏡全体を動かし，膀胱壁を引っ掻くように切除する．また後壁は前後の動きだけでなく，左右にループを動かすと切除しやすくなる．ループを手前に引くのは最後に切片を膀胱壁から切り落とすときだけである．ゆっくりとロングストロークで深さを揃えて切除することで，膀胱穿孔を起こさず，深部筋層の最深部まで切除が可能となる．正確な病理診断を得るためには，筋層まで含む切除片を小まめに膀胱内から回収し，採取した部位と粘膜/筋層の方向を明示して病理診断へ提出する（図11）．周辺の粘膜部分を付けて拡大切除した切片は，粘膜面を把握しやすく，瘢痕部周辺での残存腫瘍の有無の判定に有用である．不十分な2nd TURで残存腫瘍が確認されれば，治療選択に迷いが生じ，さらに3rd TUR，4th TURが必要となるので，2nd TURでは怯まずに必要かつ十分な切除を行う．

図10　切除部位とループ角度

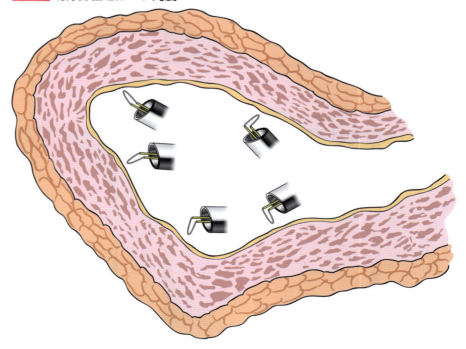

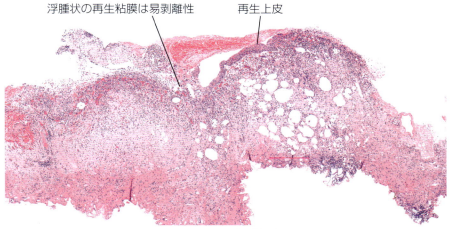

図11 2nd TUR標本の病理像
浮腫状の再生粘膜は易剥離性　　再生上皮
2nd TUR切除標本

高リスクNMIBCに対する膀胱全摘除術の適応

　残存腫瘍の有無のみで根治術の選択を決断することはできないが，一つの重要な判断材料となり，このためには初回TURBTおよび2nd TURの質が担保されていることが最も重要である。NMIBCと診断された患者に対して膀胱全摘を施行した場合27〜51%で筋層浸潤を認めたという報告もあり，NMIBCでも局所進展や転移により癌死する症例が一定割合で存在する[13〜15]。先述したとおり，十分な切除マージンと深部筋層までの切除により正確な病理診断を得ることで，過小評価によって不幸な転機をたどる症例をなくさなくてはならない。

　現状では，NMIBCと診断された症例に対して，膀胱全摘除術を推奨するための明確なエビデンスを有するマーカーや臨床病理学的因子はないが，The European Organization for the Research and Treatment of Cancer-Genito-Urinary Cancer Group（EORTC）[16]　や the Club Urológico Español de Tratamiento Oncológico（CUETO）のリスク分類[17]，micropapillary variant[18]，あるいはlymphovascular invasion[19]などは進展を予測する因子として報告がある。一方，本邦のガイドライン[9]でも，①前立腺尿道にCISが存在する症例，②BCG治療開始後6カ月の時点でcomplete responseが得られない症例，③BCG治療後の再発症例でT1, high grade症例を膀胱全摘の適応症例として挙げており，これらの因子を考慮しNMIBC症例に対する膀胱全摘の適応を決定する必要がある。ただし，膀胱全摘除術および尿路変向術に伴うQOL低下やbody image変化などは，小さくないデメリットであり，リスクとベネフィット，患者背景を考慮して膀胱全摘除術の適応を決定する。

高リスクNMIBCに対しては2nd TURが推奨されている。しかしながら，TURBTは低侵襲な手術とはいえ，繰り返し行うことで患者に与える侵襲は小さいとはいえない。repeat TURやrestaging TURが必要となる症例においては，初回TURBTの質を向上させることで回避することが可能である。また，2nd TURで残存する病変が認められない場合でも，高リスクNMIBCでは進展，転移，癌死する症例が存在するため，膀胱全摘除術を適応すべき症例の選択と適切なタイミングの判断を可能にするバイオマーカーの確立が望まれる。

（中井　靖，辰巳佳弘，藤本清秀）

文　献

1) Schwaibold HE, Sivalingam S, May F, et al: The value of a second transurethral resection for T1 bladder cancer. BJU Int, 2006; 97: 1199-201.

2) Sivalingam S, Probert JL, Schwaibold H: The role of repeat transurethral resection in the management of high-risk superficial transitional cell bladder cancer. BJU Int, 2005; 96: 759-62.

3) Divrik T, Yildirim U, Eroglu A, et al: Is a second transurethral resection necessary for newly diagnosed pT1 bladder cancer? J Urol, 2006; 175: 1258-61.

4) Rigaud J, Karam G, Braud G, et al: Value of second endoscopic resection in stage T1 bladder tumors. Prog Urol, 2002; 12: 27-30.

5) Brauers A, Buettner R, Jakse G: Second resection and prognosis of primary high risk superficial bladder cancer: is cystectomy often too early? J Urol, 2001; 165: 808-10.

6) Dutta SC, Smith Jr JA, Shappell SB, et al: Clinical understaging of high risk nonmuscle invasive urothelial carcinoma treated with radical cystectomy. J Urol, 2001; 166: 490-3.

7) Zurkirchen MA, Sulser T, Gaspert A, et al: Second transurethral resection of superficial transitional cell carcinoma of the bladder: a must even for experienced urologist. Urol Int, 2004; 72: 99-102.

8) Divrik RT, Sahin AF, Yildirim Umit, et al: Impact of routine second transurethral resection on the long-term outcome of patients with newly diagnosed pT1 urothelial carcinoma with respect to recurrence, progression rate, and disease-specific survival: a prospective randomised clinical trial. Eur Urol, 2010; 58: 185-90.

9) http://www.urol.or.jp/info/guideline/data/01_bladder_cancer_2015.pdf

10) http://uroweb.org/guideline/non-muscle-invasive-bladder-cancer/

11) http://www.nccn.org/professionals/physician_gls/pdf/bladder.pdf

12) Holmang S: High-grade non-muscle-invasive bladder cancer: is re-resection necessary in all patients before intravesical bacillus Calmette-Guerin treatment? Scand J Urol, 2013; 47: 363-9.

13) Fritsche HM, Burger M, Svatek RS, et al: Characteristics and outcomes of patients with clinical T1 grade 3 urothelial carcinoma treated with radical cystectomy: results from an international cohort. Eur Urol, 2010; 57: 300-9.

14) Shariat SF, Palapattu GS, Karakiewicz PI, et al: Discrepancy between clinical and pathologic stage: impact on prognosis after radical cystectomy.（discussion 149-51）Eur Urol, 2007; 51: 137-49.

15) Turker P, Bostrom PJ, Wroclawski ML, et al: Upstaging of urothelial cancer at the time of radical cystectomy: factors associated with upstaging and its effect on outcome. BJU Int, 2012; 110: 804-11.

16) Sylvester RJ, van der Meijden AP, Oosterlinck W, et al: Predicting recurrence and progression in individual patients with stage Ta T1 bladder cancer using EORTC risk tables: a combined analysis of 2596 patients from seven EORTC trials.（discussion 475-7）Eur Urol, 2006; 49: 466-75.

17) Fernandez-Gomez J, Madero R, Solsona E, et al: Predicting nonmuscle invasive bladder cancer recurrence and progression in patients treated with bacillus Calmette-Guerin: The CUETO scoring model. J Urol, 2009; 182: 2195-203.

18) Martin-Doyle W, Leow JJ, Orsola A, et al: Improving selection criteria for early cystectomy in high-grade t1 bladder cancer: a meta-analysis of 15,215 patients. J Clin Oncol, 2015; 33: 643-50.

19) Kamat AM, Gee JR, Dinney CP, et al: The case for early cystectomy in the treatment of nonmuscle invasive micropapillary bladder carcinoma. J Urol, 2006; 175: 881-5.

Ⅲ NMIBC（筋層非浸潤性膀胱癌）

抗癌剤膀胱内注入療法の適応と治療成績

　筋層非浸潤性膀胱癌（non-muscle-invasive bladder cancer；NMIBC）は，経尿道的膀胱腫瘍切除術（transurethral resection of bladder tumor；TURBT）で完全切除が行われた後も，膀胱内再発が高頻度に認められ，治療上大きな問題となっている。そのため，再発予防を目的とした，術後補助療法としての抗癌剤膀胱内注入療法（抗癌剤膀注）が広く行われている。注入薬剤は，マイトマイシンC（MMC）や，アントラサイクリン系抗癌剤で，注入回数は術直後単回から，維持療法までさまざまであり，患者のリスクに応じて，単回／複数回の注入が推奨されている。本項では，リスクに応じた注入プロトコールとその有効性に関するエビデンスを要約する。

これまでの研究経過

　1990年前後より，国内外で複数のNMIBCに対する抗癌剤膀注のランダム化比較試験（RCT）が行われた。それらの内容は，薬剤の有効性，安全性を評価するもの，または注入レジメンを比較するもので，その詳細な結果は，それらをまとめた総説[1]に譲るが，主な薬剤（1回の膀注量）はMMC（20～50 mg/20～50 mL），adriamycin（30～50 mg/30～50 mL），epirubicin（30～80 mg/30～50 mL），thiotepa（30～60 mg/30～60 mL）などであった。注入レジメンは術後単回膀注から1年にわたる複数回膀注とさまざまで，現在でも，世界でコンセンサスの得られたレジメンは存在しない。ただし，TURBT直後～24時間以内の抗癌剤膀注は推奨され[1]，その後，2週間から1カ月ごとの最大1年間にわたる維持注入療法を行うと，単回注入に比べ10%前後のさらなる再発率低下効果が期待できることが複数の研究で示されている[1]。これらの結果を踏まえて，現在の下記の各種ガイドラインでは，リスクに応じた薬剤選択と注入レジメンが推奨されている。

NMIBCのリスク分類

　NMIBCに対するTURBT後の再発率は高く，本邦の報告では追加治療のない場合，非再発率がTa症例では1年後55.6%，3年後33.7%であり，T1症例では1年後50.2%，3年後30.2%と報告されている[2]。また，European Organization for Research and Treatment of Cancer（EORTC）のSylvesterらは，NMIBC患

者に対する抗癌剤膀注の複数のランダム化試験に参加した2,596例の患者データを基に再発，進展のリスクをスコア化し，個々の患者における再発，進展リスクを計算することを可能とした[3]（**表1**）。European Association of Urology（EAU）では，EORTCのスコア別にリスク分類を行い，2015年以降では，**表2**に示すような低・中・高の3段階のリスク分類を提唱している。日本泌尿器科学会では，「膀胱癌診療ガイドライン2015年版」（以下JUAと略）[4]で，NMIBCのリスク分類を提唱したが，これはEAUのものをほぼ継承する分類となった（**p.56，表6参照**）。

表1 EORTCスコアリング

因子		再発	進展
腫瘍の数	単発	0	0
	2〜7	3	3
	≧8	6	3
腫瘍径	<3cm	0	0
	≧3cm	3	3
再発率	初発	0	0
	≦1再発/年	2	2
	>1再発/年	4	2
深達度	Ta	0	0
	T1	1	4
CISの有無	なし	0	0
	あり	1	6
異型度	G1	0	0
	G2	1	0
	G3	2	5
総スコア		0〜17	0〜23

表2 EAU（2017）リスク分類

低	初発，単発，TaG1（PUNLMP, low grade*）3cm>，併発CISなし	すべてを満たす
中	低，高リスク以外	
高	✓ T1 ✓ G3（High grade） ✓ CIS ✓ 多発で再発3cm<のTaG1G2・low grade	✓ いずれか

＊PUNLMP：papillary urothelial neoplasia with of malignant potential, low gradeはG1，G2

各種ガイドラインでの位置付け

　EAUガイドライン2015年版[5]では，低リスクNMIBCに対しては即時抗癌剤単回膀注が推奨されていた。2016年の改訂で中間リスクでも年当たり1回以下の再発で，EORTC再発スコア5点＞は，抗癌剤術後単回膀注を推奨すると付記され（**表3**），2017年[6]もこの記載は継続されている。これは，RCTを行った2,278名を対象としたメタアナリシスで，この条件に合致する症例では，術後単回膀注によって5年再発率が59％から45％と，14％の再発率低下効果が認められたという結果によるものである[7]。また，中間リスクに対しては，EAUは抗癌剤膀注のレジメンとして，単回＋最大1年の維持療法がエビデンスレベル2aと記載されている[6]（**表3**）。同様に，JUAでは，低リスクNMIBCに対して，抗癌剤単回膀注を推奨し，その推奨グレードもAとなっている[4]（**表4**）。一方，National Comprehensive Cancer Network（NCCN）ガイドライン2017 v5[8]では，cTa，またはcT1で残存腫瘍がない場合のTURBT後のアジュバント治療として，抗癌剤膀注が推奨されている。この場合の投与時期については他のガイドラインと同様に，TURBT直後から24時間以内と記載されているが，複数回のレジメンについては詳細な記載がない。また，最も頻用されている薬剤として，MMCとgemcitabineが挙げられているが，後者は本邦では抗癌剤膀注薬剤として保険収載されておらず，注意が必要である。

　また，抗癌剤膀注後の再発腫瘍に対する2回目の膀注については，EAUガイドライン2017[6]では，BCG膀注1年（導入療法6回＋3, 6, 12カ月後の3週のBCG維持療法）が推奨グレードAとして記載されている。しかし，同時に小さなTaG1腫瘍が晩期に再発した場合は抗癌剤膀注を繰り返してもよいと注記[6]もされており，臨床上の判断に任されている。

　NMIBCのTURBT後のアジュバント治療としての抗癌剤膀注は標準治療として確立され，広く行われている。ただし，投与スケジュールの問題，アジュバント抗癌剤膀注後の再発腫瘍に対しBCG膀注を行うか，2回目の抗癌剤膀注を行うか（その際は抗癌剤の変更を行うべきか）など，明らかになっていない点も多い。再発性NMIBCに対する複数回のTURBTは患者の負担にはなるものの，進展さえしなければ，癌死する可能性がほとんどないため，これらに対するRCTが最近行われなくなってきている。個々の患者の再発，進展リスクを常に意識しながら，最善の膀注療法を行う総合的な臨床力が必要である。

（横溝　晃）

表3 EAU(2017)リスク分類と推奨膀注レジメン

注入レジメン	対象	エビデンスレベル
術後即時抗癌剤単回膀注	年1回以下の再発歴でEORTC再発スコア5点＞	1a
抗癌剤：単回＋最大1年の維持	中間リスク	2a 3*
BCG維持療法1年～3年	高リスク	1a

＊複数回の抗癌剤膀注がある場合でも，術直後の単回注入が再発予防となるエビデンスレベル

表4 JUA リスク分類別膀注レジメン

リスク	治療内容	推奨グレード
低	抗癌剤単回膀注 BCG膀注（再発例）	A B
中	抗癌剤膀注 BCG膀注	A B
高	BCG膀注 BCG維持療法	A B

文献

1) Sylvester RJ, Oosterlinck W, Witjes JA: The schedule and duration of intravesical chemotherapy in patients with non-muscle-invasive bladder cancer: a systematic review of the published results of randomized clinical trials. Eur urol, 2008 ; 53 : 709-19.

2) Hinotsu S, Akaza H, Ohashi Y, et al: Intravesical chemotherapy for maximum prophylaxis of new early phase superficial bladder carcinoma treated by transurethral resection: a combined analysis of trials by the Japanese Urological Cancer Research Group using smoothed hazard function. Cancer, 1999 ; 86 : 1818-26.

3) Sylvester RJ, van der Meijden AP, Oosterlinck W, et al: Predicting recurrence and progression in individual patients with stage Ta T1 bladder cancer using EORTC risk tables: a combined analysis of 2596 patients from seven EORTC trials. Eur urol, 2006 ; 49 : 466-5 ; discussion 75-7.

4) 膀胱癌診療ガイドライン2015年版. 日本泌尿器科学会 編, 医学図書出版, 東京, 2015.

5) Roupret M, Babjuk M, Comperat E, et al: European Association of Urology Guidelines on Upper Urinary Tract Urothelial Cell Carcinoma: 2015 Update. Eur urol, 2015 ; 68 : 868-79.

6) Babjuk M, Bohle A, Burger M, et al: EAU Guidelines on Non-Muscle-invasive Urothelial Carcinoma of the Bladder: Update 2016. Eur urol. 2017 ; 71 : 447-61.

7) Sylvester RJ, Oosterlinck W, Holmang S, et al: Systematic Review and Individual Patient Data Meta-analysis of Randomized Trials Comparing a Single Immediate Instillation of Chemotherapy After Transurethral Resection with Transurethral Resection Alone in Patients with Stage pTa-pT1 Urothelial Carcinoma of the Bladder: Which Patients Benefit from the Instillation? Eur urol, 2016 ; 69 : 231-44.

8) NCCN Clinical Practice Guidelines in Oncology, bladder cancer. 2017 . https://www.nccn.org/professionals/physician_gls/f_guidelines.asp.

Ⅲ NMIBC（筋層非浸潤性膀胱癌）

BCG膀胱内注入療法の適応と治療成績

　膀胱癌に対するBacille de Calmette et Guérin（BCG）膀胱内注入の臨床効果は，1976年のMoralesらによって初めて報告され非常に歴史のある薬剤であるが，BCG膀胱内注入はそれ以降現在に至るまで，常に他抗癌剤との比較試験において優れた再発予防効果を示し続けている。維持療法を含めたBCG膀胱内注入療法の適応は拡大しており，筋層非浸潤性膀胱癌（non-muscle-invasive bladder cancer；NMIBC）の治療において現在でも欠かせないゴールドスタンダードな治療法である。本項ではBCGの抗腫瘍効果のメカニズム，BCG膀胱内注入療法の適応と治療成績，有害事象対策，BCG膀胱内注入療法の限界について言及する。

BCGの作用機序

　BCGの抗腫瘍効果についてはこれまで複数のメカニズムが解明されてきており，大まかに自然免疫反応，獲得免疫反応，直接作用の3つに分けることができるが，実際にはそれらが複雑に絡み合って効果を発揮しているものと考えられる。

　自然免疫は侵入した病原体に対する非特異的な免疫反応であるが，膀胱粘膜のToll-like受容体がBCG表面に発現しているリボ多糖やリポタンパク質を認識することによって，さまざまなサイトカイン（IL-1, 2, 6, 8, 10, 12, TNF-α, IFN-γ, GM-CSFなど）の産生が誘導される[1,2]。これにより好中球樹状細胞，マクロファージ，NK細胞，NKT細胞などが活性化され，腫瘍細胞の攻撃を行っているものと考えられる。またIFN産生によって誘導されたtumor necrosis factor-related apoptosis-inducing ligand（TRAIL）を介して，腫瘍細胞にアポトーシスのシグナルを伝えている可能性も指摘されている[3]。

　次に，獲得免疫のメカニズムとしては，BCG自体が腫瘍細胞の中に入り（インターナリゼーション），その抗原が膜表面に提示されると，特にTh1優位の細胞性免疫が賦活化され腫瘍が攻撃されるという作用機序が提唱されている[4]。グリコサミノグリカンというポリサッカライドの層が正常尿路上皮表面にあるために，BCGは腫瘍に接着しやすいが正常尿路上皮には接着しづらいものと考えられる。またその際，BCGがフィブロネクチンの細胞外基質に存在するフィブロネクチン付着タンパク質（FAP）を介して癌細胞表面のインテグリンと結合し，BCGを細胞内に選択的に取り込む役割を果たしているのではないかと考えられている[5,6]。

　BCGの細胞への侵入は，PTEN遺伝子やRAS familyに変異があると増加する[7]。

これらPTEN遺伝子やRAS family遺伝子がBCGの膀胱癌細胞への侵入に関与していることは興味深い。BCGへの感受性に個体差があるのもこれらの遺伝子による影響があるかもしれない。

そのほかBCGの直接的な細胞障害作用として，一酸化窒素（NO）の関与も指摘されている。インターナリゼーションされたBCGによって細胞内でのNO合成酵素の発現とNO産生とが促進されることが知られており，NOによるDNA損傷がBCGの直接的な抗腫瘍効果の一因であると考えられている[8]。

筋層非浸潤性膀胱癌の
リスク分類について

本項では，以下に筋層非浸潤性膀胱癌（NMIBC）のリスク分類別に，BCG膀胱内注入療法の適応と治療成績について述べる。

リスク分類については，各ガイドラインで若干異なる。EAUガイドライン（2017）[9]（**表1**）とAUAガイドライン（2016）[10]のリスク分類の違いとしては，T1症例はEAUではすべて高リスクに入るのに対し，AUAではT1 low gradeは中リスクに分類される。また，high grade症例はEAUではすべて高リスクであるが，AUAではTa high gradeであっても3cm以下であれば中リスクである。

本邦の膀胱癌診療ガイドライン（2015）[11]では，低リスク群；初発，単発，3cm未満，Ta，low grade，併発CISなし，高リスク群；T1，high grade，あるいはCIS（併発CISも含む），多発性，再発性，中リスク；それ以外と規定されている。

National Comprehensive Cancer Network（NCCN）のガイドライン[12]では，

表1 EAUガイドライン（2017年版）

Risk group stratification	Characteristics
Low-risk tumours	Primary, solitary, TaG1 (PUNLMP, LG), <3cm, no CIS
High-risk tumours	All tumours not defined in the two adjacent categories (between the category of low- and high risk).
	Any of the following: ・T1 tomour ・G3 (HG) tumour ・carcinoma in situ (CIS) ・Multiple, recurrent and large(>3cm) TaG1G2/LG tumours (all features must be present).
	Subgroup of highest risk tumours:
	T1G3/HG associated with concurrent bladder CIS, multiple and/or large T1G3/HG and/or recurrent T1G3/HG, T1G3/HG with CIS in the prostatic urethra, some forms of variant histology of urothelial carcinoma, lymphovascular invasion

PUNLMP：Papillary urotherial neoplasm of low malignant potential, LG：low grade, HG：high grade

Ta/T1, low grade/high grade の組み合わせとCISに分けてそれぞれ推奨される治療法を提示しているが，リスク分類という形はない。

T1 low grade, Ta high grade 症例に関しては，各ガイドラインでリスク分類が異なるため治療法が異なるが，それ以外では，各ガイドラインで治療法はほぼ同様である。T1 low grade, Ta high grade については臨床上まれと思われ，これらに関してはそれぞれの症例の臨床的背景・病理学的因子を考慮しながら総合的に判断していただきたい。

各リスク別BCG膀胱内注入療法の適応

低リスクNMIBC

TUR後，単回抗癌剤膀胱内注入が適応となり，BCG膀胱内注入療法の適応はない。詳細は「抗癌剤膀胱内注入療法の適応と治療成績」の項目を参照されたい。

中・高リスクNMIBC

BCG維持療法の有用性が報告されて以来，近年，BCG導入療法＋維持療法が一般的になってきている。2000年Lammらによる Southwest Oncology Group (SWOG) 臨床試験において，高リスク筋層非浸潤膀胱癌を6回のBCG導入療法後に定期的に3週間のBCG維持注入を3年間行うBCG導入＋維持療法群（BCG注入，計27回投与）とBCG導入療法単独群にランダム化割り付けし，その治療成績を比較した。その結果，BCG維持療法群では無再発生存期間，無増悪生存期間ともに有意な延長が確認された。しかしBCG維持療法の完遂率はわずか16％であった[13]。European Organization for Research and Treatment of Cancer (EORTC) の臨床試験では，中・高リスクNMIBCに対してSWOGと同様の3年間の維持療法のスケジュールを用いて，BCG維持療法群とエピルビシン維持療法群をランダム化比較検討しているが，BCG維持療法群では再発までの期間，遠隔転移までの期間の有意な延長，癌特異生存率，全生存率の有意な改善が示された。BCG維持療法の完遂率は29％であった[14]。SWOG，EORTCいずれの試験においても，BCG維持療法の再発抑制効果だけでなく，進展率の抑制効果が示されたが，完遂率の低さが問題である。

ランダム化比較試験（RCT）のメタアナリシスにおいてもBCG維持療法の再発予防効果は証明されているが，進展抑制効果に関しては，肯定的な結果[15]と否定的な結果[16]が報告されており，一定の見解は得られていない。これらのメタアナリシスはいずれも観察期間が短く，結果的に病期進展率の低い臨床研究を集積して検討している。またその病期進展まで複数の治療がオーバーラップして施行されているため，正確なBCG維持療法単独の病期進展抑制効果を検証することは難しいと考えられる。BCG維持療法は，中・高リスクNMIBC進展のリスクも下

げるとする報告が優勢である。

　以上のように，維持療法の優れた治療効果は認められているものの，投与期間や投与量は確定していない。オリジナルのスケジュールでは，術後3カ月，6カ月，12カ月，18カ月，24カ月，30カ月，36カ月目に，週1回×3回投与であるが，完遂率の低さ（SWOGで16％，EORTCで29％）が問題である。

　完遂率を高めるため，治療効果を損なわず，なるべく短い期間で行おうとする取り組みも行われている。2008年にDecobertらは，多施設共同前向き試験において，維持療法を3コース（3カ月，6カ月，12カ月目）以上行った症例では，無再発生存率が有意に高かったと報告している[17]。

　本邦からは，SWOGの維持療法のスケジュールを18カ月と短縮し，BCG導入療法単独群およびエピルビシン膀注群とBCG導入＋維持療法群をランダム化比較検討した結果が報告されている[18]。BCG導入＋維持療法群では無再発生存率の有意な改善が示され，さらに完遂率は42％と高かった。

　2013年にOddensらはintermediate-riskとhigh-risk症例計1,355例を，BCG投与量（1/3量，標準量），維持療法期間（1年，3年）の組み合わせで4群に分けランダム化比較試験を行っている。その結果，1/3量で1年間の維持療法群は，標準量で3年間の維持療法と比べ，5年非再発生存率が有意に低下したが，進展や死亡に関しては有意差を認めなかったと報告している。Subgroup解析では，high-risk症例では，標準量で3年間の維持療法が，標準量で1年間維持療法と比較して有意に再発率が低かった[19]。

　このことからEAUガイドライン（2017）でも，intermediate-risk 症例では，標準量で1年間，high-risk症例では標準量で1～3年のBCG維持療法がともにグレードAで推奨され，AUAガイドライン（2016）においてもmoderate recommendationとされている。

　本邦のガイドライン（2015）ではBCG維持療法は，中・高リスクNMIBCに対しては推奨グレードB，CISに対しては推奨グレードAとなっているが，維持療法の期間については明確には規定されていない。

　投与回数については，各時点で週1回×2回投与でも同等の非再発率と完遂率が向上したとの報告もある[20]。基礎実験としてZlottaらは，BCG導入療法により刺激されたリンパ球は治療終了後6カ月で治療前値まで戻り，その後維持療法として2回連続BCG注入により，リンパ球刺激が最大値まで上昇したと報告している[21]。つまり，BCG注入による免疫能のブースト効果を得るためには，維持療法として6カ月以内に，BCG週1回を2週行えばよいと考えることのできる理論的根拠となっている。

2nd line 以降の
BCG膀胱内注入療法について

初回BCG膀胱内注入療法後,3カ月の時点でhigh grade乳頭状腫瘍があるもの,CIS(乳頭状腫瘍随伴はなし)が3カ月で腫瘍が消失せず追加のBCG膀胱内注入療法を行ったが6カ月の時点でもCISが残存するもの,BCG膀胱内注入療法中にhigh grade腫瘍が再発したいわゆるBCG refractory症例(EAUガイドライン)では,いずれのガイドラインにおいても膀胱全摘除術が推奨されており,それ以上のBCG膀胱内注入療法は推奨されない。

初回BCG膀胱内注入療法後6カ月以降に癌が再発した,BCG-relapsing症例に対して2nd line BCG膀胱内注入療法を行った成績では,その後の5年非再発率は45～60％と報告されている。またCISに対するBCG注入後3カ月の時点でCISが残存する症例は,2nd line BCG膀胱内注入療法により50％以上でCRとなり[22],約35％は2年以上再発なく経過すると報告されている[23]。

一方で,2nd line BCG膀胱内注入療法後に病期進展するケースが少なからず存在する[24]。EAUガイドラインにおいてはBCG膀胱内注入療法後のlow grade腫瘍再発症例に対しては2回目のBCG導入療法が推奨され,high grade再発症例に対しては膀胱全摘除術が推奨されるが,2回目のBCG膀胱内注入療法を行ってもよいとしている。AUAガイドラインでは,中・高リスクNMIBC症例に対しBCG導入療法後,TaあるいはCISの再発・残存に対しては,2回目のBCG導入を考慮してよいとする一方,high grade T1がある症例では即時膀胱全摘を推奨している。また,2コースのBCG導入療法後6カ月以内に,high grade腫瘍やCISの再発を認めた症例では,3コース目のBCGは推奨されないとしている。

本邦のガイドラインでは,2nd line BCG膀胱内注入療法で治療効果を認める群を事前に予測することが困難であること,BCG-relapsing症例に対して2nd line BCG膀胱内注入療法と即時膀胱全摘除術を直接比較した前向き研究が存在しないことなどから,BCG-relapsing症例に対して2nd line BCG膀胱内注入療法選択の際にはその後の病期進展の可能性を念頭に置きながら厳重な経過観察が必要であるとしている。

2nd TUR後の
BCG膀胱内注入療法について

2nd TURの治療効果[25]については別項をご参照いただきたいが,2nd TUR後,BCG膀胱内注入療法については,2017年NCCNガイドラインでは,T1/low or high grade症例では2nd TURが強く推奨され,その際の残存腫瘍の有無にかかわらず,BCG膀胱内注入療法が推奨されている。2nd TUR後のBCG膀胱内注入

療法の再発進展予防効果についてはまだ結論が出ておらず，本邦では現在 Japan Clinical Oncology Group（JCOG）1019（High grade T1膀胱癌のsecond TUR後T0患者に対するBCG膀胱内注入療法と無治療経過観察のランダム化第Ⅲ相試験）が進行中であり，その結果が待たれる。

BCG有害事象対策

　Takedaらの BCG膀胱内注入療法に関する後ろ向き研究によると，有害事象により目的のBCG注入スケジュールが完遂できなかった場合には有意に再発率に悪影響であるとされており[26]，BCG治療効果を最大限に高めるためにも有害事象の発現をコントロールし，スケジュールどおりにBCG膀胱内注入療法を行うことが重要である。BCG膀胱内注入療法の有害事象は，膀胱炎症状，血尿，膿尿，発熱，悪寒戦慄などが多く，まれに関節炎や前立腺・精巣上体炎，続発性結核や敗血症と多岐にわたる。よってBCG維持療法のみならずBCG導入療法において，治療中には十分な問診と慎重な経過観察が必要である。BCG関連の有害事象を予防するためには，TURから最低2週間あけて注入を開始すること，肉眼的血尿や尿路細菌感染を認める際，あるいはカテーテル操作にて膀胱や尿道に損傷を生じた際には注入を延期すること，BCG希釈液はゆっくりと注入することが原則である[27]。これまでBCGの効果を減弱させることなく副作用を軽減する工夫として，BCG投与量の減量が試みられている。Piñeiroらはコノート株81 mgと27 mgとの12回注入（導入療法6回＋2週おき6回）をRCTにて比較したところ，再発や進展率には差を認めなかった。しかし副作用に関しては，局所副作用が70% vs 48%，全身副作用が16% vs 6%と有意に27 mg群で少なかったと報告している[28]。

　しかし，さらに少量（1/6 量）と標準量を比較検討したClub Urológico Español de Tratamiento Oncológico（CUETO）からの報告では，有害事象の発生頻度は同じで再発の抑制効果は劣っており，さらに減量による重篤な有害事象の減少効果は認められなかったと報告している[29]。

　本邦からは東京株80 mgと40 mgとの後ろ向き比較試験（ともに6回注入の導入療法）が報告されているが，再発・進展率に差を認めないものの，副作用発現率が80% vs 60%と40 mg群で有意に少ないという結果を得た[30]。ただしT1G3腫瘍に限ったサブグループ解析では，統計学的有意差はないものの再発率は40 mgにおいて高い傾向にあった点に注意が必要であると考えられる。

　前述のOddensらの報告のサブグループ解析では，副作用に関してはfull doseと1/3 doseとの間，維持療法期間1年と3年との間にほとんど差を認めないという結果であり，これまでの低用量で副作用が軽減されるという認識にまったく反する結果であった[31]。

　本邦においても現在，低用量BCG膀胱内注入療法の治療的意義の検証

（UMIN00001033；低用量BCG膀胱腔内注入維持療法の再発予防効果ならびに安全性に関するランダム化比較試験）が進行中でありその結果が待たれる。

本邦のガイドライン（2015）では，BCG1回投与量減量により標準量と比べ，同等の治療効果と有害事象減少の可能性はあるものの，少なくともCIS のようなhigh-risk 症例に対しては標準量を使用すべきであろうとしている。

そのほか副作用予防対策として，抗生物質内服の有用性についての報告もある。ColombelらのRCTの報告によると，BCG注入後6時間と翌朝にそれぞれオフロキサシン200mgを内服することにより，有意に有害事象を減らせるという結果であった[32]。再発・進展率はプラセボ内服群と比べ差を認めなかったとの報告ではあるが，観察期間および症例数が限られており，今後大規模な比較試験での確認が必要であると考えられる。

実臨床ではNMIBC低リスク症例の割合は低く，多くを占める中・高リスクの症例はBCG膀胱内注入療法の適応となるため，BCGはNMIBC治療の中心的存在である。新規抗癌剤，分子標的薬，Immuno-Oncology drugの発展がめまぐるしい現在においても，状況は変わらないものと考えられる。しかしBCGの有害事象は決して少なくなく，特に頻尿・排尿痛などQOLに支障をきたすものが多い。BCG維持療法が標準的になり，治療期間は長くなり，そのため患者さんからBCG膀胱内注入療法を拒否されることも少なくない。中・高リスクNMIBCの高い再発率と進展のリスクとBCGの治療効果について正確に理解し，患者さんに治療の必要性を説明し，いかに有害事象を少なくするようマネージメントを行い，BCG膀胱内注入療法を完結させるかが実臨床では重要であろう。またBCG膀胱内注入療法の抗腫瘍効果の増強と有害事象の軽減という2つの課題を解決すべく，今後さらなるBCG膀胱内注入療法の最適なレジメンの確立が望まれる。

（川井禎久，松山豪泰）

文 献

1) Heldwein KA, Liang MD, Andresen TK, et al: TLR2 and TLR4 serve distinct roles in the host immune response against Mycobacterium bovis BCG. J Leukoc Blol, 2003；74：27-86.

2) Gandhi NM, Morales A, a Larnm DL: Bacillus Calmette-Guerin immunotherapy for genitourinary cancer. BJU Int, 2013；112：288-97.

3) Ludwig AT, Moore JM, Luo Y, et al: Tumor necrosis factor-related apoptosis-inducing ligand: a novel mechanism for Baclllus CalmetteGuerin-induced antitumor activity. Cancer Res, 2004；64：3386-90.

4) Bohle A, Brandau S: Immune mechanisms in bacillus Calmette-Guerin irnmunotherapy for superficial bladder cancer. J Urol, 2003；170：964-9.

5) Kavoussi LR, Brown EJ, Ritchey JK, et al: Fibronectin-rnediated Calmette-Guerin bacillus attachment to murine bladder mucosa. Requirement for the expression of an antitumor response. J CIin Invest, 1990；85：62-7.

6) Sinn HW, Elzey BD, Jensen RJ, et al: The fibronectin attachment protein of bacillus Calmette Guerin (BCG)

mediates antitumor activity. Cancer lmmunol Immunother, 2008；57：573-9.

7) Redelman-Sidi G, Iyer G, Solit DB, et al: Oncogenic activation of Pak1-dependent pathway of micropinocytosis determines BCG entry into bladder cancer cells. Cancer Res, 2013；73：1156-67.

8) Shah G, Zhang G, Chen F, et al : iNOS expression and NO production contribute to the direct effects of BCG on urothelial carcinoma cell biology. Urol Oncol, 2014；32：45. e1-9.

9) European Association of Urology. Guidelines on Non-muscle-invasive Bladder Cancer (TaT1 and CIS) (2017).

10) American Urology Association (AUA)/ Society of Urologic Oncology (SUO) Guideline (2016).

11) 膀胱癌診療ガイドライン2015年版. 日本泌尿器科学会 編, 医学図書出版, 東京, 2015.

12) NCCN guidelines ver 5. 2017 bladder cancer https://www.nccn.org/professionals/physician_gls/pdf/bladder.pdf

13) Lamm DL, Blumenstein BA, Crissman JD, et al: Maintenance bacillus Calmette-Guerin immunotherapy for recurrent TA, T1

and carcinoma in situ transitional cell carcinoma of the bladder : a randomized Southwest Oncology Group Study. J Urol, 2000; 163: 1124-9.

14) Sylvester RJ, Brausi MA, Kirkels WJ, et al: Long-term efficacy results of EORTC genito-urinary group randomized phase 3 study 30911 comparing intravesical instillations of epirubicin, bacillus Calmette-Guerin, and bacillus Calmette-Guerin plus isoniazid in patients with intermediate- and high-risk stage Ta T1 urothelial carcinoma of the bladder. Eur Urol, 2010; 57: 766-73.

15) Sylvester RJ, van der MA, Lamm DL: Intravesical bacillus Calmette-Guerin reduces the risk of progression in patients with superficial bladder cancer : a meta-analysis of the published results of randomized clinical trials. J Urol, 2002; 168: 1964-70.

16) Malmstrom PU, Sylvester RJ, Crawford DE, et al: An individual patient data meta-analysis of the long-term outcome of randomised studies comparing intravesical mitomycin C versus bacillus Calmette-Guerin for non-muscle-invasive bladder cancer. Eur Urol, 2009; 56: 247-56.

17) Decobert M, LaRue H, Harel F, et al: Maintenance bacillus Calmette-Guerin in high-risk nonmuscle-invasive bladder cancer: how much is enough? Cancer, 2008; 113: 710-6.

18) Hinotsu S, Akaza H, Naito S, et al: Maintenance therapy with bacillus Calmette-Guerin Connaught strain clearly prolongs recurrence-free survival following transurethral resection of bladder tumour for non-muscle-invasive bladder cancer. BJU Int, 2011; 108: 187-95.

19) Oddens J, Brausi M, Sylvester R, et al: Final results of an EORTC-GU cancers group randomized study of maintenance bacillus Calmette-Guérin in intermediate- and high-risk Ta, T1 papillary carcinoma of the urinary bladder: one-third dose versus full dose and 1 year versus 3 years of maintenance. Eur Urol, 2013; 63: 462-72.

20) Kanagawa Urological Research Group (KURG): A 2 -week maintenance regimen of intravesical instillation of bacillus Calmette-Guerin is safe, adherent and effective in patients with nonmuscle-invasive bladder cancer: a prospective, multicenter phase II clinical trial. Jpn J Clin Oncol, 2012; 42: 813-9.

21) Zlotta AR, van Vooren JP, Huygen K, et al: What is the optimal regimen for BCG intravesical therapy? Are six weekly instillations necessary? Eur Urol, 2000; 37: 470-7.

22) Sylvester RJ, van der Meijden A, Witjes JA, et al: High-grade Ta urothelial carcinoma and carcinoma in situ of the bladder. Urology, 2005; 66 (6 Suppl 1): 90-107.

23) O'Donnell MA, Boehle A: Treatment options for BCG failures.

World J Urol, 2006; 24: 481-7.

24) Matsumoto K, Kikuchi E, Shirakawa H, et al: Risk of subsequent tumour recurrence and stage progression in bacille Calmette-Guerin relapsing non-muscle-invasive bladder cancer. BJU Int, 2012; 110 (11 Pt B): E508-13.

25) Jakse G, Algaba F, Malmstrom PU, et al: A second-look TUR in T1 transitional cell carcinoma: why? Eur Urol, 2004; 45: 539-46.

26) Takeda T, Kikuchi E, Yuge K, et al: Discontinuance of bacilli Calmette-Guerrin instillation therapy for nonmuscie-invasive bladder cancer has negative effect on tumor recurrence. Urology, 2009; 73: 1318-22.

27) Witjes JA, Palou J, Soloway MS, et al: Clinical practice recommendations for the prevention and management of intravesical therapy-associated adverse events. Eur Urol Suppl, 2008; 7: 667-74.

28) Martínez-Piñeiro JA, Flores N, Isorna S, et al: for CUETO (Club Urológico Español de Tratamiento Oncológico). Long-term follow-up of a randomized prospective trial comparing a standard 81 mg dose of intravesical bacille Calmette-Guérin with a reduced dose of 27 mg in superficial bladder cancer. BJU Int, 2002; 89:671-80.

29) Ojea A, Nogueira JL, Solsona E, et al: A multicentre, randomised prospective trial comparing three intravesical adjuvant therapies for intermediate-risk superficial bladder cancer: lowdose bacillus Calmette-Guerin (27mg) versus very low-dose bacillus Calmette-Guerin (13.5 mg) versus mitomycin C. Eur Urol, 2007; 52: 1398-406.

30) Yoneyama T, Ohyama C, Imai A, et al: Low-dose instillation therapy with bacilli Calmette-Guerin Tokyo 172 strain after transurethral resection: historical cohort study. Urology, 2008; 71: 1161-5.

31) Brausi M, Oddens J, Syivester R, et al: Side effects of Bacillus Calmette-Guerin (BCG) in the treatment of intermediate-and high-risk Ta, Tl papillary carcinoma of the bladder: results of the EORTC genito-urinary cancers group randomized phase 3 study comparing one-third dose with full dose and l year with 3 years of maintenance BCG. Eur Urol, 2014; 65: 69-76.

32) Colombel M, Saint F, Chopin D, et al: The effect of ofloxacin on bacillus calmette-guerin induced toxicity in patients with superficial bladder cancer: results of a randomized, prospective, double-blind, placebo controlled, multicenter study. J Urol, 2006; 176: 935-9.

Ⅲ NMIBC（筋層非浸潤性膀胱癌）
CISに対する治療選択

　膀胱尿路上皮癌のなかでも，上皮内に限局して，肉眼的に平坦な形態をとる癌のことを上皮内癌（carcinoma in situ；CIS）とよぶ。通常の乳頭状腫瘍と異なり，内視鏡では視認し難いため，経尿道的に完全切除することは困難であり，CISに対しては，Bacille de Calmette et Guérin（BCG）膀胱内注入が標準治療となる。また，CISを随伴する筋層非浸潤性膀胱癌（non-muscle-invasive bladder cancer；NMIBC）の予後が不良であることが知られており，その診断治療には特に注意が必要である。以下に，膀胱CISの診断治療について概説する。

膀胱上皮内癌（CIS）

　上皮内癌は，膀胱の尿路上皮から発生する尿路上皮癌のなかでも，肉眼的・組織学的に平坦な形態を示し（図1），上皮内に限局して粘膜固有筋層以深への浸潤を示さない癌のことである。通常の非浸潤性の乳頭状病変にはこの分類は適応されず，平坦な病変に限って用いられる。浸潤がないにもかかわらず，上皮内癌は細胞異型度が強い病変の頻度が高く，CISは乳頭状病変の前駆病変ではなく，浸潤性の高い非乳頭状病変の初期像ではないかとも考えられている（図2）。
　NMIBCは，おおむねその生命予後は良好であるが，高率に腫瘍が再発し，一

図1 膀胱上皮内癌の内視鏡写真
ⓐ：白色光下では，発赤した不整粘膜として描出されることがある（矢印）。
ⓑ：狭帯域光観察（NBI）ではより明瞭に不整粘膜が同定される（矢印）。

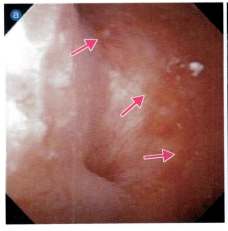
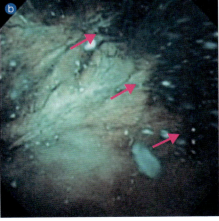

図2 膀胱上皮内癌の病理組織所見
上皮内に限局する異型の強い細胞を認める

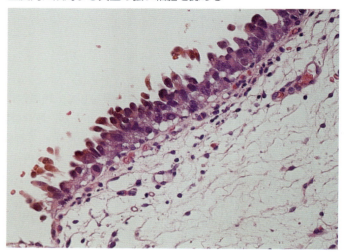

部は筋層浸潤癌へ進展することが，その臨床上の問題であり，この再発・進展には，膀胱癌の多中心性や膀胱内播種に加えて，CISなどの内視鏡で視認し難い平坦病変の残存の関与も指摘されている。CISを随伴するNMIBCの予後が不良であり，CISが無治療の場合50〜83％が筋層浸潤癌となり，約40％が癌死するとされ[1]，各種ガイドラインにおいて，CISの存在はその後の再発・進展の重要なリスク因子とされている。

CISの診断

通常，膀胱癌の多くが血尿を主訴として受診するが，膀胱刺激症状を訴える場合，約80％で浸潤癌やCISを伴うとされる。特に治療に難渋する膀胱炎様症状を有する患者を診た場合には注意が必要である。CISの診断には，尿細胞診が有用なことが多い。既述したように，CISは内視鏡での診断が困難なことをしばしば経験するが，膀胱鏡で発赤や不整な粘膜として認められることもある。また，後述するように狭帯域光観察（narrow band imaging；NBI）や光力学的診断（photodynamic diagnosis；PDD）などの新規内視鏡技術がCISの診断に有用であるとされる。

確定診断は，経尿道的膀胱腫瘍切除（transurethral resection of bladder tumor；TURBT）にて採取した組織の病理診断によって行われるが，内視鏡での被疑病変部の生検に加えて，いわゆるランダム生検が必要である。また，通常の乳頭状のNMIBCに対するTURBT時においても，CISの併発が疑われる場合には，ランダム生検を行うことが推奨されている。ランダム生検では，以後の治療方針の決定のため，男性では前立腺部尿道，女性でも尿道からも検体を採取する。

通常の白色光下の可視的病変の診断では，小径の腫瘍や平坦型腫瘍の10〜20％の見落としがあるとされる。これら不可視病変の同定の向上を目的とする，特殊光を用いた新しい内視鏡診断技術である，NBIやPDDが注目されている。

NBIはCISの内視鏡診断の向上に有用であることがメタアナリシスにより報告されている[2]。膀胱CISに対する診断精度として感度92.7％，特異度は76.8％で，白色光による診断より高い感度を示した。薬剤を用いないことから，安全および費用の点からも実用的であるが，若干特異度が低くなるとされ，この原因として炎症などの異常粘膜との鑑別が困難であることが挙げられている。PDDについては，5-アミノレブリン酸（5-ALA）が脳腫瘍に経口投与薬として薬事承認を得ていることを受けて，本邦において膀胱癌への適応拡大の取り組みが行われている。これまでの報告では，PDDでは白色光と比較し，特にCISの検出率を著明に向上することが示されている。これら新規内視鏡技術により予後が改善するか否かについては明らかとされていないが，膀胱腫瘍，特にCISの診断に有用であり，使用可能な状況であれば積極的にその使用を考慮するべきであろう。

CIS の治療

BCG膀胱内注入療法

CISはその病変を正確に視認することが困難なため，経尿道的に完全に切除することは現実的ではなく，BCG膀胱内注入療法が標準治療となっている。標準的投与方法として，National Comprehensive Cancer Network（NCCN）や欧州泌尿器科学会（European Association of Urology；EAU）のガイドラインでは，週1回ごと6週間投与が推奨されている。主な投与薬としてコンノート株が1回投与量81mgで用いられている。本邦では日本株80mgの投与も行われ，週1回ごとの6〜8週間投与が行われていたが，維持療法が行われる現在においては，導入療法として6回投与が基本となっている。700例の膀胱CISを対象としたメタアナリシスでは，BCG膀胱内注入療法を行った298例中，203例（68％）に完全寛解（CR）が得られたのに対し，抗癌剤注入群では307例中158例（51％）でCRと，BCG膀胱内注入療法で有意に良好な結果が得られた。さらに3.6年間の経過でBCG群では，47％に再発を認めなかったのに対し，抗癌剤群では26％と長期の経過においてもBCGの効果が有意に良好であった。また，進展のリスクもBCG療法で26％低下することが示されている[3]。また，腫瘍進展について検討したEuropean Organisation for Research and Treatment of Cancer（EORTC）-GUCCのメタアナリシスのサブ解析で403人のCIS患者に対して，抗癌剤注入療法と比較してBCG膀胱内注入療法の有用性が示されている[4]。本邦からも，後ろ向きのコホート研究として，CISに対するBCG導入療法で86.5％にCRが得られたと報告している[5]。

CISに対するBCG維持療法は，NCCNのガイドラインでは選択肢の一つとして，EAUのガイドラインではエビデンスレベル1aとして推奨されている。維持療法の適正なスケジュールとして定まったものはないが，種々のプロトコールで行われているランダム化比較試験のメタアナリシスでBCG維持注入療法は進展を27％阻止すると報告されている[4]。本邦のガイドラインでも標準量BCGを用いた導入療法（週1回80〜81mg ×6回）に1年間以上の維持療法がCISに対し推奨されている。

BCG療法の効果判定およびその後の治療方針

BCG導入療法後の治療効果判定として，治療終了後6週間を目安として，膀胱鏡および細胞診を行い，所見がある場合には膀胱生検を行う。以後2年間は3カ月ごと，以後5年経過までは6カ月ごと，それ以降は1年ごとの膀胱鏡，細胞診検査が推奨されている。

BCG療法後の再発例に対しては，膀胱全摘除，またはBCG再投与が考慮されるが，その選択においては，BCG failure例に対する分類が参考になる[6,7]（**表1**）。BCG unresponsive（BCG無反応）が，かつてのBCG refractoryまたは一部のrelapsingに相当し，さらなるBCG療法に適さないものとして定義された。この群に相当するものは，導入療法後（5回以上）の1コース目の維持療法（または2回以上の2nd line BCG導入療法）後にhigh grade腫瘍が残存・再発するもの，およびCRを得た後に最終BCG投与後6カ月以内にhigh grade腫瘍が再発するものである。今分類では，BCG療法後から再発までの期間が重要な要素として考慮されているものであり，BCG最終投与後6カ月以内の再発か否かが重要である。

以上の定義によれば，CISに対するBCG療法開始後，6カ月以上（維持療法導入後または2nd line BCG導入療法後）でCISが残存している場合，またはCRとなったものの，最終BCG投与後6カ月以内にCISまたはT1/high grade腫瘍が再発した場合にBCG unresponsiveと判定される。これらの例では，追加のBCG療法による治療効果が期待できないという点において，早期の膀胱全摘除の適応と考えられる。それ以外の例においては，BCGによる再治療が考慮されるが，3rd line以降のBCG療法は効果が期待しにくく，特に1st，2nd lineの治療間隔が6カ月

表1 BCG-failureの分類

種類	定義
BCG refractory	BCG開始後6カ月時点で high grade腫瘍が残存。または3カ月時点で，T病期またはgradeの進展・増悪
Relapsing	治療導入後6カ月時点で一度消失した腫瘍が，その後に再発。最終注入から再発までの期間により，early：＜12カ月，intermediate 12〜24カ月，late：＞24カ月に再分類される
Intolerant	有害事象のため，十分な注入療法ができず再発を繰り返す
Unresponsive	BCG refractoryまたは，BCG最終注入後から6カ月以内に再発したBCG relapsing

（文献7より引用）

以内であればBCG unresponsiveと捉えたほうがよいと思われる。

膀胱全摘除

　BCG unresponsiveのCISにおいては，病期進展のリスクを軽減させるため膀胱全摘除の適応と判断される。また，男性で前立腺尿道に，女性の膀胱頸部から尿道にCISが認められる例は，即時膀胱全摘除術の適応と判断される。またこの場合には，尿道摘除が必要となるため，一般的には尿路変向は回腸導管が標準術式となる。

　膀胱CISは，筋層浸潤癌に進展するリスクを有するが，BCG注入療法が標準治療となり，多くの例において治療に反応することが示されている。しかしながら，BCG療法に抵抗性を示す例においては，進展のリスクを軽減させるため，適切に膀胱全摘除を行う必要がある。BCG療法への治療抵抗性を指標として，症例ごとに適切にリスクを勘案し，治療方針を決定する必要がある。

（齋藤一隆，藤井靖久）

文 献

1） van Rhijn BW, Burger M, Lotan Y, et al: Recurrence and progression of disease in non-muscle-invasive bladder cancer : from epidemiology to treatment strategy. Eur Urol, 2009 ; 56 : 430-42.

2） Zheng C, Lv Y, Zhong Q, et al: Narrow band imaging diagnosis of bladder cancer: systematic review and meta-analysis. BJI Int, 2012 ; 110 : E680-7.

3） Sylvester RJ, van der Meijden AP, et al: Bacillus calmette-guerin versus chemotherapy for the intravesical treatment of patients with carcinoma in situ of the bladder : a meta-analysis of the published results of randomized clinical trials. J Urol, 2005 ; 174 : 89-91.

4） Sylvester RJ, van der Meijden AP, Lamm DL: Intravesical bacillus Calmette-Guerin reduces the risk of progression in

patients with superficial bladder cancer : a meta-analysis of the published results of randomized clinical trials. J Urol, 2002 ; 168 : 1964-70.

5） Takenaka A, Yamada Y, Miyake H, et al: Clinical outcomes of bacillus Calmette-Guerin instillation therapy of carcinoma in situ of urinary bladder. Int J Urol, 2008 ; 15 : 309-13.

6） Lerner SP, Dinney C, Kamat A, et al: Clarification of Bladder Cancer Disease States Following Treatment of Patients with Intravesical BCG. Bladder Cancer, 2015 ;1 :29-30.

7） Kamat AM, Sylvester RJ, Böhle A, et al: Definitions, End Points, and Clinical Trial Designs for Non-Muscle-Invasive Bladder Cancer: Recommendations From the International Bladder Cancer Group. J Clin Oncol, 2016 ; 34 : 1935-44.

MIBC
（筋層浸潤性膀胱癌）

Ⅳ MIBC（筋層浸潤性膀胱癌）

周術期抗癌化学療法

膀胱癌の20〜30％は診断時に浸潤性の癌である[1, 2]。画像上遠隔転移を認めない筋層浸潤性膀胱癌（muscle-invasive bladder cancer；MIBC）の第一選択は膀胱全摘除術である。しかし，MIBCは膀胱全摘単独で約50％が再発し[3]，予後は腫瘍のステージやリンパ節転移の有無に依存し，特にリンパ節転移が陽性であった患者の5年生存率は22.4％ときわめて不良である[4]。膀胱全摘後に再発した患者は，化学療法を行うことになるが根治を目指せる可能性は低く，膀胱全摘時に十分なリンパ節郭清と周術期化学療法を組み合わせ，治療成績を向上させることが重要となる。膀胱全摘時のリンパ節郭清の範囲に関しては多くの後方視的研究が認められるが，交絡因子が多く前向きのランダム化比較臨床試験（randomized controlled trial；RCT）でなければエビデンスを導き出すことは難しい。標準郭清と拡大郭清を比較したRCTが現在進行中であり結果を待ちたい[5]。ドイツのグループによる試験は患者の登録基準に術前補助化学療法（neoadjuvant chemotherapy；NAC）を許容していないが，Southwest Oncology Group（SWOG）1011試験ではNACにより層別した結果が提示される予定である。本項では，周術期抗癌化学療法について，術前と術後に分けて概説し，最後に今後の展望について触れる。

術前補助化学療法（NAC）

MIBCに対するNACの目的は，病理学的ダウンステージングと生存率などのアウトカム向上である。病理学的完全奏効（pathological complete response；pCR）となることもしばしば期待できる。プラチナベースのNACは，膀胱全摘後の生存率を改善することが証明され[6〜9]，EAUガイドラインで推奨グレードA，さらにAmerican Society of Clinical Oncology（ASCO）Endorsement Panelにおいても承認されている[10]。

しかし，エビデンスがあるにもかかわらず，実臨床においてNACがルーチン化されていないという現状が存在する[11, 12]。NACの現状，有効性と問題点，効果の予測の可能性について概説する。

実臨床におけるNACの現状

NACのメリットは術後に伴う低栄養や合併症が存在しない状態で早期に治療介入ができることである。また，病理学的検査によるNACの効果判定も可能で

ある。一方でNACが実臨床で定着していない理由はいくつか考えられる。

　一番の大きな理由はNACに抵抗性の患者に対して治療介入が遅れてしまうことである。代表的なプラチナベース併用NACのRCTを**表1**に示す。GUONE trialのNAC群は，膀胱全摘単独群と生存率に変わりはない[13]。しかし，NACのレスポンダーは50％以下であり，さらにレスポンダーに限定した生存率は80％とされている。つまり，NACのノンレスポンダーは，局所治療が遅れてしまううえに集学的治療成績も悪く，NACの恩恵を受けられない可能性がある。

　2つ目は，シスプラチンにアンフィットであるためNACの投与を見送られる場合である。シスプラチンのアンフィットとは，performance status（PS）2以上，腎機能（Ccr ≒ eGFR＜60/min以下），心機能（NYHA class Ⅲ以上），聴力機能（Grade Ⅱ以上），末梢神経障害（Grade 2以上）のうち1つでも該当した場合である。膀胱癌患者の40％以上がアンフィットに該当するといわれている[14, 15]。

　3つ目は，NACが不必要な症例に投与される可能性があることである。NACが最も効果的な患者は，cT3以上，もしくはリンパ管・静脈侵襲（lymphovascular invasion：LVI）を認めるT2のMIBCであるとの報告がある[6]。pT2N0に限定したMIBCの膀胱全摘単独の治療成績は，5年生存率70〜72％，10年生存率67％とpT3以上やリンパ節転移を認める症例と比較すると良好である[16, 17]。経尿道的膀胱腫瘍切除術（transurethral resection of bladder tumor：TURBT）でLVIを認めた症例は，膀胱全摘標本におけるアップステージングの強い予測因子であることがいわれており，NACを考慮すべきかもしれない[18]。しかし，術前にNACの恩恵を受けられる患者を予測することは大変難しく，今後の課題である。

　4つ目は，周術期合併症の増加の可能性の懸念である。Gandagliaらは，3,760人の膀胱全摘データベースにおいてNACによる輸血割合，入院期間，再入院割合は増加しないと報告している[19]。

表1 代表的なプラチナベース術前補助化学療法のRCT

trial	n	inclusion criteria	median age	NAC regimen	number of cycles	5-Year probability（%）		P value
						chemotherapy plus RC	RC only	
Cannobio	104	cT2-T4N0	—	C-FU*	2	40**	29	NS
GUONE	206	cT2-T4N0	61	M-VAC	4	55	54	NS
Nordic I -Ⅱ	620	cT1G3-T4Nx	64	AC+RT or CM	2~3	56‡	48‡	0.045
MRC-EORTC	976	cT2G3-T4aN0-Nx	64	CMV	3	49§	43§	0.048
SWOG 8710	307	cT2-T4aN0	63	M-VAC	3	57	43	0.06
JCOG	130	cT2-T4aN0	63	M-VAC	2	72	62	0.07

*シスプラチン20mg/m², **術前放射線併用化学療法，‡術前放射線療法が含まれる，
§局所治療として放射線療法が含まれる

（文献13より引用改変）

近年は，腹腔鏡やロボット支援手術などの手術の低侵襲化に伴い，術後の栄養不良，筋力低下，合併症などは軽減されている．NACのエビデンス構築に用いられた研究は開腹時代によるものがほとんどであり，腹腔鏡・ロボット支援手術時代においてはそのまま当てはめられない可能性があり注意が必要である．

　一方で最近の報告では，NACの施行割合が上昇傾向であり，徐々にエビデンスに基づいた治療が反映されてきているようである[20]．

NACの有効性

　MIBCに対するNACのメタアナリシスを図1，2に示す．

　NACはWallaceらによりMIBCに対してシスプラチン単剤で投与された[21]．しかし，単剤では生存率の改善は認められなかった．メタアナリシスでも同様の結果である．Medical Research Council／European Organization for Research on the Treatment of Cancer（MRC/EORTC）trialでは，シスプラチン，メトトレキサート，ビンブラスチンによる3コースのNACで全生存率の5.5％の改善[22]，SWOG8710 trialでは3コースのM-VAC（メトトレキサート，ビンブラスチン，ドキソルビシン，シスプラチン）療法によるNACで5年生存率の14％の改善が認められたが[6]，いずれも統計学的有意差は認められなかった（表1）．MRC/EORTC trialでは，さらなる長期経過観察で6％の10年生存率の改善を認

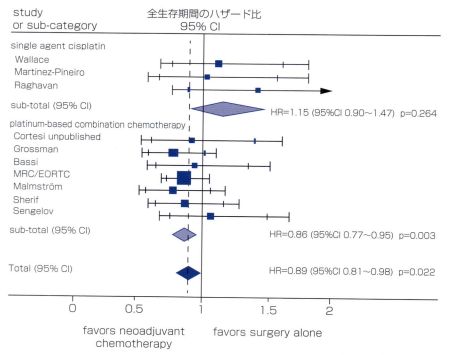

図1　術前補助化学療法の個票データを用いた11 RCTによるメタアナリシス①

（文献8より引用改変）

図2 術前補助化学療法の11RCTによるメタアナリシス②

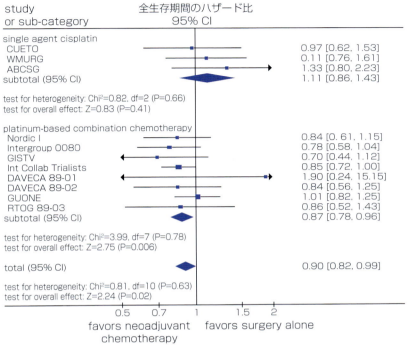

(文献9より引用改変)

められた[23]。その後，3つの異なるメタアナリシスで5～6.5％の5年生存率の改善がプラチナベースのNACで証明された[7~9]。ただし，メタアナリシスでは術前化学療法併用放射線治療や放射線治療単独の症例も組み入れられており，解釈には注意が必要である。一方，M-VAC療法を受けた患者の73％はGrade 3以上の副作用を経験している[6]。そこで，副作用の少ないカルボプラチンを用いた併用NACが検討されたが，M-VACにとってかわる結果は認められなかった[13]。古家らは，cT2においてゲムシタビンとカルボプラチンを用いた2コースのNAC群は，膀胱全摘単独群と比較しプロペンシティスコア調整解析により有意に高い生存率であったとしている[24]。GC（ゲムシタビン，シスプラチン）療法によるNACにおいて，RCTによるエビデンスは現時点で存在しないが，多施設の大規模な後方視的研究において，GCによるNACはM-VACと同等のCR率であったことより，NACの選択肢として受け入れられてきたと考えられる[25~27]。

本邦では，Japan Clinical Oncology Group（JCOG）によるM-VAC療法2コースのNACにおけるRCTが実施された[28]。NACによる有意なpT0割合（$p<0.01$）と，統計学的に有意差は認められなかったものの全生存率の改善傾向（ハザード比：0.65，p=0.07）が認められた。

膀胱癌のサブタイプについては，扁平上皮成分や腺上皮成分の混在する腫瘍の患者は，NACに反応すると報告されている[29,30]。micropapillaryタイプは化学療

法に反応するという報告もあるが，通常は反応しないことが多く進行が早いため即時膀胱全摘が一般的である[13]。膀胱癌のサブタイプについてもさらなるデータの蓄積が必要である。

　前述してきたRCTに登録されている患者の平均年齢は60代前半であり，われわれが実臨床で向き合う集団とは異なる印象がある。Chauらは，高齢者と若年者でNACの効果と毒性を検討し，併存疾患の限られた高齢者では若年者と同様のアウトカムであったと報告している[31]。しかし，彼らの高齢者の定義も70歳以上であり，われわれが診療でしばしば直面する80歳を超える高齢のMIBC患者とはまた異なるかもしれない。後期高齢者，もしくは80歳以上などの患者に焦点を絞ったエビデンスも必要となってくるだろう。

　また，上記で述べてきたRCTに登録された症例は基本的にcN0M0が大部分であり，cN+に特化したNACのRCTは検索した範囲で報告されていない。

　Hermansらは，cT1-4aN1-3M0の症例に対するNACは病理学的ダウンステージングに寄与したと報告している[32]。

　顆粒球コロニー刺激因子（granulocyte-colony stimulating factor；G-CSF）製剤を併用しながら，1サイクルを2週間ごととしてNACを行うdose-dense M-VAC療法という方法がある。この方法は，治療効果を増加させ，毒性を軽減させる目的で考案され，手術までの時間も短縮することができるため，理にかなった投与方法である。cT2-4N0-1の患者に対して投与され，pT0率は26〜38％であった[33]。さらに，dose dense GCレジメンによるNACの第Ⅱ相試験も行われ良好なpT0率であったが，こちらは毒性により早期中止となっている[13]。現在，GCを用いたNACとdose dense NACを比較したRCTが進行中であり，エビデンスの集積が待たれる[3]。

NACの効果予測

　NACが最も不利益となるのは，腫瘍に対する効果が認められず，腫瘍が進行したうえに膀胱全摘が遅くなってしまうことである。われわれが注意しなければならないことは，臨床試験で認められたNACの治療効果は決して大きいものではないということである。NACのメリットが認められる患者を把握することができれば大変有用である。cT3以上でNACの効果が高いという報告もあれば，cT，NはNACの効果予測因子にならないとの報告もあり，定まった見解は認められていない[13]。また，仮にcT分類が効果予測因子だとしても，これらの臨床病期分類は，しばしば膀胱全摘の標本においてアップステージング，もしくはアンダーステージングされるものである。つまり，NACの効果を予測するには，画像診断技術の進歩，もしくは別のアプローチが必要となる。

　膀胱癌は遺伝子発現の分子サブタイプとしてluminalとbasalへ分類され妥当性も評価されている[34]。これらのタイプにより予後も変わってくる。分子サブタイプの分類方法は4つのグループにより提唱されている（図3）。

　Seilerらは，膀胱癌の分子サブタイプのなかで，basal typeが最もNACが効果

図3 4グループにより提唱されている膀胱癌のサブタイプ

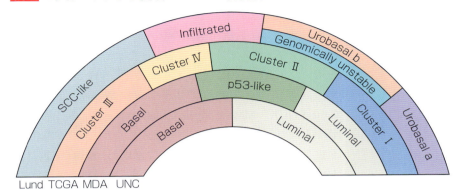

Lund；University of Lund, MDA；MD Anderson Cancer Center, SCC；squamous cell carcinoma, TCGA；The Cancer Genome Atlas, UNC；University of North Carolina

（文献13より引用改変）

的であると報告している[35]。

前向きのRCTによる評価は現時点で行われていないが，今後臨床応用されるようになることが期待され，不必要なNACによる膀胱全摘の遅れを回避できる可能性を秘めている。

術後補助化学療法（AC）

膀胱全摘でpT3以上，もしくはリンパ節転移陽性であった症例の予後は不良であり，生存率を改善する目的で術後補助化学療法（adjuvant chemotherapy；AC）が追加されることが多い。

以前のEAUガイドラインにおいては，これらのhigh risk群にACを行うべきとの記載があり推奨グレードCとなっていたが，2017年度版では推奨グレードBに昇格されている[36]。ACの現状，有効性と問題点，効果の予測について概説する。

ACの現状

実臨床において泌尿器科医は，NACよりACを好んで実施するという調査結果がある[37]。ACのメリットは，正確な病理診断に基づいて，選択された患者に投与できることである。また，膀胱全摘が不用意に遅れることもない。一方で，術後の腎機能低下やリカバリーの不十分さにより投与が難しいケースもみられる。膀胱全摘除術後の患者の30％はAC投与が困難であるとの報告もある[38]。しかし，近年の腹腔鏡・ロボット時代においては，術後の合併症は開腹時代と比較し明らかに減少しており，ACのエビデンス集積とともに推奨グレードも変わってくるかもしれない。

ACの有効性

　Studerらは，膀胱全摘後のシスプラチン単独のACの効果をRCTで評価し，有意な生存率改善が認められなかったと報告している[39]。プラチナベースのACを用いたRCTは複数実施されているが，サンプルサイズが少ないなどの問題があり，エビデンスとしては不十分であった。2005年にAdvanced Bladder Cancer（ABC）Meta-analysis Collaborationにより，局所療法後のACの効果を評価するための個票データを用いたメタアナリシスが報告された[40]。ACは有意に全生存率を改善した。pT3以上が7割以上，pN0が6割以上という集団であった。しかし，局所療法として膀胱全摘以外に放射線治療が含まれており，さらに早期中止となったRCTの影響も懸念され，エビデンスを構築させるには至らなかった。2014年にLeowらは，膀胱全摘後のプラチナベースのACが全生存率を改善させることをメタアナリシスにより示した[41]。結果を**表2**，**図4**，**5**に示す。シスプラチン単独療法は有効性が低く，さらにGC療法よりプラチナベース併用ACで良好な結果であるという結論であった。またリンパ節転移陽性の患者の割合が多い試験で，ACが有用であった。2015年にSternbergらは，膀胱全摘後T3-4，もしくはN+，M0の患者に対するプラチナベースのAC4コースと再発後の化学療法6コースを比較するRCTを報告した[42]。無再発生存率はAC群で有意に改善されたが，全生存率における統計学的有意差は示されなかった。リンパ節転移陽性の患者におけるACの有効性も認められておらず，Leowらのメタアナリシスの結果と異なっている。この試験は遅延化学療法群の患者の半数以上が実際に治療を受けておらず，検出力不足が指摘されており結果は注意深く解釈する必要がある。

表2 術後補助化学療法の9RCTのハザード比

study	AC regimen	number of cycles	hazard ratio	low 95% CI	high 95% CI	randomized to treatment	randomized to control	events in treatment arm	events in control arm	pN0	pN+	% pN+
Bono, et al	CM	4	0.65	0.34	1.25	43	47	14	23	83	0	0
Freiha, et al	CMV	4	0.74	0.36	1.53	27	28	13	17	15	35	70.0
Otto, et al	MVEC	3	0.82	0.48	1.38	55	53	28	29	50	58	53.7
Skinner, et al	Various	4	0.75	0.48	1.19	50	52	34	40	58	33	36.3
Lehmann, et al	MVAC or MVEC	3	0.57	0.31	1.05	26	23	20	20	20	29	59.2
Studer, et al	Single agent cisplatin	3	1.02	0.57	1.84	46	45	23	22	70	7	9.1
Itarian	GC	4	1.29	0.84	1.99	102	92	46	38	96	87	47.5
Spanish	GC+paclitaxel	4	0.38	0.22	0.65	68	74	24	45	62	80	56.3
Stadler, et al	MVAC	3	1.11	0.45	2.72	58	56	12	9	114	0	0

（文献41より引用改変）

図4 術後補助化学療法の9RCTによるメタアナリシス：化学療法のタイプによる層別

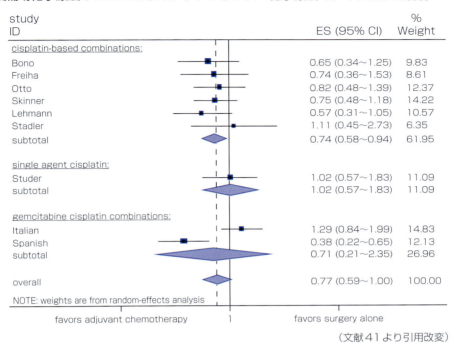

（文献41より引用改変）

図5 術後補助化学療法の9RCTによるメタアナリシス：リンパ節転移の割合による層別

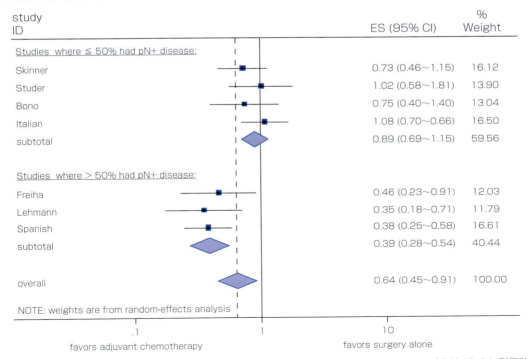

（文献41より引用改変）

ACの効果予測

EAUガイドラインでも示されているとおり，リンパ節転移，pT3以上ではシスプラチンベースの併用ACが提供されるべきである。

筆者らは322例のMIBCに対する膀胱全摘患者に対し，プラチナベースのACの有用性を検討した[43]。AC群はhigh risk症例に偏っており傾向スコアによる調整解析を行った。有意差は認められなかったものの傾向スコアによる調整前後でAC群と膀胱全摘単独群のカプランマイヤー曲線の上下が入れかわっており（図6），ACが予後改善に寄与していると考えられた。さらに傾向スコアで調整後の集団におけるサブグループ解析で，pT3以上，リンパ管・静脈侵襲，リンパ節転移ありの群で有意に有用であることも示唆された（表3）。後方視的な検討であること，症例数が少ないこと，プラチナベースACの大半が2コースであることなどの限界が認められた。

通常膀胱全摘でpT1，T2N0の患者にACは考慮されないことが多い。しかし，このステージの患者においても再発は25%程度認められる[16,17]。pT1，T2N0でリンパ管・静脈侵襲を認める患者は，認めない患者と比較しアウトカムは不良であるとの報告もあり[18]，筆者らのサブグループ解析の結果で示されたようにこれらの群においてもACが検討されるべきかもしれない。

リンパ節転移陽性の患者の予後が不良であることは自明であるが，これらの群の25%程度は，周術期に化学療法をせず膀胱全摘＋リンパ節郭清単独で治癒しうる[44]。pTステージやリンパ節転移の有無に加えて，リンパ管・静脈侵襲の有無を含めたリスク分類を作成することは，不必要なACの回避につながると考えられる[18]。そのためにも，病理学的因子，化学療法の種類，コース数などを考慮に入れた大規模データベース，もしくはランダム化比較試験などによるエビデンスの集積が望まれる。

表3 膀胱全摘後のACの有用性；傾向スコアで調整された集団におけるサブグループ解析

共変量		膀胱癌死亡				全死亡			
		HR	95% CI		P値	HR	95% CI		P値
			下限	上限			下限	上限	
病理学的T分類	≦pT2	0.80	0.22	3.0	0.746	0.70	0.19	2.52	0.580
	≧pT3	0.55	0.31	0.99	0.046	0.57	0.33	0.99	0.044
リンパ管侵襲	なし	2.07	0.68	6.30	0.203	1.73	0.60	4.95	0.310
	あり	0.44	0.24	0.82	0.009	0.47	0.26	0.84	0.010
静脈侵襲	なし	0.98	0.34	2.82	0.97	0.80	0.29	2.18	0.663
	あり	0.52	0.28	0.94	0.031	0.55	0.31	0.97	0.039
リンパ節転移	なし	1.50	0.73	3.07	0.27	1.19	0.60	2.37	0.621
	あり	0.17	0.06	0.44	0.0003	0.20	0.08	0.51	0.001

図6 膀胱全摘後のACの有無別の生存確率

ⓐ：傾向スコアによる調整前のカプランマイヤー曲線

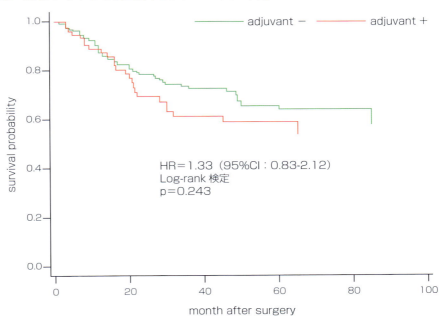

ⓑ：傾向スコアで調整後のカプランマイヤー曲線

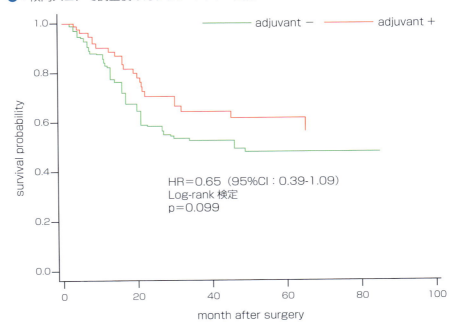

今後の展望

MIBCに対するNACとACを直接比較したRCTは現時点で存在しない。唯一，リンパ管・静脈侵襲を認めるcT1-3aN0，もしくはcT3b-4N0というhigh riskな集団において，M-VACを用いたNAC2コース＋AC3コースとAC5コースを比較したRCTがある[45]。このRCTの生存率において，群間に有意差は認められなかった。NACが推奨グレードAというなかで，今後新たにNAC，ACを比較するRCTを組むことは難しいと思われ，大規模データベースからのエビデンス構築が期待される。

周術期抗癌化学療法における他の問題点として，シスプラチンアンフィット症例に対する周術期治療がある。近年急速に普及しているターゲット療法は効果を上げ有害事象を減らすことができる可能性のある治療である。ネオアジュバントセッティングにおいて，多くのターゲット療法が評価中である。sunitinib＋GC療法，bevacizumab＋GCもしくはdose dense M-VAC療法による既存治療に対する有意性は得られなかった。erlotinibは第Ⅱ相試験で6割にダウンステージングを認めている。Bcr-Abl,Src-familyをターゲットとするチロシンキナーゼ阻害薬であるdasatanibによる第Ⅱ相試験も進行中である。免疫療法においては，アジュバントセッティングでDN24-02による第Ⅱ相試験が行われたが生存率改善は得られていない[13]。

免疫チェックポイント阻害剤においては，CTLA-4を標的としたモノクローナル抗体であるipilimumabがネオアジュバントセッティングで評価され膀胱全摘標本の腫瘍組織でT細胞活性化の増強が確認されている。抗PD-L1抗体であるatezolizumabはシスプラチンによる治療抵抗性の進行膀胱癌で効果を認められ，ネオアジュバント・アジュバントセッティングでの試験が進行中である。pembrolizumabは進行性膀胱癌で効果が認められており，周術期薬剤としての利用も期待される[13]。

膀胱癌に対する効果的な新規抗癌剤は長年出てこなかったが，ターゲット療法の台頭に伴い選択肢の幅が広がることが期待される。これらの薬剤が安全に周術期治療のさらなる成績向上をもたらしてくれることを期待したい。

（清水史孝，堀江重郎）

文献

1) Ploeg M, Aben KK, Kiemeney LA: The present and future burden of urinary bladder cancer in the world. World J Urol, 2009 ; 27 : 289-93.

2) Witjes JA, Comperat E, Cowan NC, et al: EAU guidelines. Eur Urol, 2014 ; 65 : 778-92.

3) Rudzinski JK, Basappa NS, North S: Perioperative chemotherapy for muscle invasive bladder cancer. Curr Opin Support Palliat Care, 2015 ; 9 : 249-54.

4) Hautmann RE, de Petriconi RC, Pfeiffer C, et al: Radical cystectomy for urothelial carcinoma of the bladder without neoadjuvant or adjuvant therapy: long-term results in 1100 patients. Eur Urol, 2012 ; 61 : 1039-47.

5) Morgan TM, Kaffenberger SD, Cookson MS: Surgical and chemotherapeutic management of regional lymph nodes in bladder cancer. J Urol, 2012 ; 188 : 1081-8.

6) Grossman HB, Natale RB, Tangen CM, et al: Neoadjuvant chemotherapy plus cystectomy compared with cystectomy alone

for locally advanced bladder cancer. N Engl J Med, 2003 ; 349 : 859-66.

7) Neoadjuvant chemotherapy in invasive bladder cancer: a systematic review and meta-analysis. Lancet, 2003 ; 361 :1927-34.

8) Advanced Bladder Cancer Meta-analysis Collaboration. Neoadjuvant chemotherapy in invasive bladder cancer: update of a systematic review and meta-analysis of individual patient data advanced bladder cancer（ABC）meta-analysis collaboration. Eur Urol, 2005 ; 48 : 202-5.

9) Winquist E, Kirchner TS, Segal R, et al: Neoadjuvant chemotherapy for transitional cell carcinoma of the bladder: a systematic review and metaanalysis. J Urol, 2004 ; 171 : 561-9.

10) Milowsky MI, Rumble RB, Booth CM, et al: Guideline on Muscle-Invasive and Metastatic Bladder Cancer（European Association of Urology Guideline）: American Society of Clinical Oncology Clinical Practice Guideline Endorsement. J Clin Oncol, 2016 ; 34 : 1945-52.

11) Booth CM, Siemens DR, Li G, et al: Perioperative chemotherapy for muscle-invasive bladder cancer. Cancer, 2014 ; 120 : 1630-8.

12) Feifer AH, Tayler JM, Tarin TV, et al: Maximizing cure for muscle-invasive bladder: integration of surgery and chemotherapy. Eur Urol, 2011 ; 59 : 978-84.

13) Nguyen DP, Thalmann Gn. Contemporary update on neoajuvant therapy for bladder cancer. Nat Rev Urol, 2017 ; 14 : 348-58.

14) Galsky MD, Hahn NM, Rosenberg J, et al: A consensus definition of patients with metastatic urothelial carcinoma who are unfit for cisplatin-based chemotherapy. Lancet Oncol, 2011 ; 12 : 211-4.

15) Canter D, Viterbo R, Kutikov A, et al: Baseline renal function status limits patient eligibility to receive perioperative chemotherapy for invasive bladder cancer and is minimally affected by radical cystectomy. Urology, 2011 ; 77 : 160-5.

16) Madersbacher S, Hochreiter W, Burkhard F, et al: Radical cystectomy for bladder cancer today‐a homogeneous series without neoadjuvant therapy. J Clin Oncol, 2003 15 ; 21 :690-6.

17) Hautmann RE, de Petriconi RC, Pfeiffer C, et al. Radical cystectomy for urothelial carcinoma of the bladder without neoadjuvant or adjuvant therapy: long-term results in 1100 patients. Eur Urol, 2012 ;61 :1039-47.

18) Mathieu R, Lucca I, Rouprêt M, et al: The prognostic role of lymphovascular invasion in urothelial carcinoma of the bladder. Nat Rev Urol, 2016 ; 13 : 471-9.

19) Gandaglia G, Popa I, Abdollah F, et al: The effect of neoadjuvant chemotherapy on perioperative outcomes in patients who have bladder cancer treated with radical cystectomy: a population-based study. Eur Urol, 2014 ; 66 : 561-8.

20) Hermans TJ, Fransen van de Putte EE, Horenblas S, et al: Perioperative treatment and radical cystectomy for bladder cancer‐a population based trend analysis of 10,338 patients in the Netherlands. Eur J Cancer, 2016 ; 54 : 18-26.

21) Wallace DM, Raghavan D, Kelly KA, et al: Neo-adjuvant（pre-emptive）cisplatin therapy in invasive transitional cell carcinoma of the bladder. Br J Uro, 1991 ; 67 : 608-15.

22) Neoadjuvant cisplatin, methotrexate, and vinblastine chemotherapy for muscle-invasive bladder cancer: a randomised controlled trial. International collaboration of trialists. Lancet, 1999 ; 354 : 533-40.

23) Griffiths G, Hall R, Sylvester R, et al: International phase Ⅲ trial assessing neoadjuvant cisplatin, methotrexate, and vinblastine chemotherapy for muscle-invasive bladder cancer: long-term results of the BA06 30894 trial. J Clin Oncol, 2011 ; 29 : 2171-7.

24) Koike T, Ohyama C, Yamamoto H, et al: Neoadjuvant gemcitabine and carboplatin followed by immediate cystectomy may be associated with a survival benefit in patients with clinical T2 bladder cancer. Med Oncol, 2014 ; 31 : 949.

25) Zargar H, Espiritu PN, Fairey AS, et al: Multicenter assessment of neoadjuvant chemotherapy for muscle-invasive bladder cancer. Eur Urol, 2015 ; 67 : 241-9.

26) Galsky MD, Pal SK, Chowdhury S, et al: Comparative effectiveness of gemcitabine plus cisplatin versus methotrexate, vinblastine, doxorubicin, plus cisplatin as neoadjuvant therapy for muscle-invasive bladder cancer. Cancer, 2015 ; 121 : 2586-93.

27) Gandaglia G, Popa I, Abdollah F, et al: The effect of neoadjuvant chemotherapy on perioperative outcomes in patients who have bladder cancer treated with radical cystectomy: a population-based study. Eur Urol, 2014 ; 66 : 561-8.

28) Kitamura H, Tsukamoto T, Shibata T, et al: Randomised phase Ⅲ study of neoadjuvant chemotherapy with methotrexate, doxorubicin, vinblastine and cisplatin followed by radical cystectomy compared with radical cystectomy alone for muscle-invasive bladder cancer: Japan Clinical Oncology Group Study JCOG0209. Ann Oncol, 2014 ; 25 : 1192-8.

29) Scosyrev E, Ely BW, Messing EM, et al: Do mixed histological features affect survival benefit from neoadjuvant platinum-based combination chemotherapy in patients with locally advanced bladder cancer? A secondary analysis of Southwest Oncology Group-Directed Intergroup Study（S8710）. BJU Int, 2011 ; 108 : 693-9.

30) Zargar-Shoshtari K, Sverrisson EF, Sharma P, et al: Clinical Outcomes After Neoadjuvant Chemotherapy and Radical Cystectomy in the Presence of Urothelial Carcinoma of the Bladder With Squamous or Glandular Differentiation. Clin Genitourin Cancer, 2016 ; 14 : 82-8.

31) Chau C, Wheater M, Geldart T, et al: Clinical outcomes following neoadjuvant cisplatin-based chemotherapy for bladder cancer in elderly compared with younger patients. Eur J Cancer Care（Engl）, 2015 ; 24 : 155-62.

32) Hermans TJ, Fransen van de Putte EE, Horenblas S, et al: Pathological downstaging and survival after induction chemotherapy and radical cystectomy for clinically node-positive bladder cancer-Results of a nationwide population-based study. Eur J Cancer, 2016 ; 69 : 1-8.

33) Choueiri TK, Jacobus S, Bellmunt J, et al: Neoadjuvant dose-dense methotrexate, vinblastine, doxorubicin, and cisplatin with pegfilgrastim support in muscle-invasive urothelial cancer: pathologic, radiologic, and biomarker correlates. J Clin Oncol, 2014 ; 32 : 1889-94.

34) Dadhania V, Zhang M, Zhang L, et al: Meta-Analysis of the Luminal and Basal Subtypes of Bladder Cancer and the Identification of Signature Immunohistochemical Markers for Clinical Use. EBioMedicine, 2016 ; 12 : 105 -17.

35) Seiler R, Ashab HA, Erho N, et al: Impact of Molecular Subtypes in Muscle-invasive Bladder Cancer on Predicting Response and Survival after Neoadjuvant Chemotherapy. Eur Urol, 2017 ; 5.

36) Witjes JA, Compérat E, Cowan NC, et al: European Association of Urology. EAU guidelines on muscle-invasive and metastatic bladder cancer: summary of the 2013 guidelines. Eur Urol, 2014 ; 65 : 778-92.

37) Burger M, Mulders P, Witjes W: Use of neoadjuvant chemotherapy for muscle-invasive bladder cancer is low among major European centres: results of a feasibility questionnaire. Eur Urol, 2012 ; 61 : 1070-1.

38) Donat SM, Shabsigh A, Savage C, et al: Potential impact of postoperative early complications on the timing of adjuvant chemotherapy in patients undergoing radical cystectomy: a high-volume tertiary cancer center experience. Eur Urol, 2009 ; 55 : 177-85.

39) Studer UE, Bacchi M, Biedermann C, et al: Adjuvant cisplatin chemotherapy following cystectomy for bladder cancer: results of a prospective randomized trial. J Urol, 1994;152: 81-4.

40) Advanced Bladder Cancer (ABC) Meta-analysis Collaboration. Adjuvant chemotherapy in invasive bladder cancer: a systematic review and meta-analysis of individual patient data Advanced Bladder Cancer (ABC) Meta-analysis Collaboration. Eur Urol, 2005; 48: 189-99.

41) Leow JJ, Martin-Doyle W, Rajagopal PS, et al: Adjuvant chemotherapy for invasive bladder cancer: a 2013 updated systematic review and meta-analysis of randomized trials. Eur Urol, 2014; 66: 42-54.

42) Sternberg CN, Skoneczna I, Kerst JM, et al: Immediate versus deferred chemotherapy after radical cystectomy in patients with pT3-pT4 or N+ M0 urothelial carcinoma of the bladder (EORTC 30994): an intergroup, open-label, randomised phase 3 trial.

Lancet Oncol, 2015; 16: 76-86.

43) Shimizu F, Muto S, Taguri M, et al: Effectiveness of platinum-based adjuvant chemotherapy for muscle-invasive bladder cancer: A weighted propensity score analysis. Int J Urol, 2017; 24: 367-72.

44) Zehnder P, Studer UE, Daneshmand S, et al: Outcomes of radical cystectomy with extended lymphadenectomy alone in patients with lymph node-positive bladder cancer who are unfit for or who decline adjuvant chemotherapy. BJU Int, 2014; 113: 554-60.

45) Millikan R, Dinney C, Swanson D, et al: Integrated therapy for locally advanced bladder cancer: final report of a randomized trial of cystectomy plus adjuvant M-VAC versus cystectomy with both preoperative and postoperative M-VAC. J Clin Oncol, 2001; 19: 4005-13.

Ⅳ MIBC（筋層浸潤性膀胱癌）

膀胱全摘除術の適応と手術手技
開放手術

　筋層浸潤癌に対する標準的治療法は膀胱全摘である。しかし，切除可能な膀胱癌であってもT3以上の症例の予後は不良で，これらの浸潤癌の治療成績向上のために補助療法が検討され術前補助化学療法の有用性が報告された[1]。また当然ではあるが軟部組織断端陽性例の予後は不良で，進行癌には術前化学療法に加え断端陰性を目指した拡大切除が必要である。さらに緻密なリンパ節郭清が予後を改善させることも知られている[2]。本項では，Skinnerらの方法[3]に準じて断端陰性を目指してわれわれが男性の浸潤癌に対して通常行っている開腹膀胱全摘除術[4,5]について述べる。本術式の基本的な流れは以下のようになる。

　①膀胱に付着する腹膜を広範に切開することにより腹膜側の十分なマージンの確保をしつつ，リンパ節郭清の術野を確保する。②リンパ節郭清により膀胱側方茎の動脈の走行を明らかにして，内腸骨動脈より分枝する臍動脈および上下膀胱動脈を処理する。③dorsal vein complex（DVC）を処理する。④直腸筋層のレベルで膀胱背側の剥離を行い，背面および側方茎の広範な切除をする。⑤（症例により）会陰部から尿道を剥離してenblockに摘出する。

適応

　筋層浸潤癌で転移のない症例が適応となる。筋層への浸潤がなくても，経尿道的切除術（transurethral resection；TUR）や膀胱内注入療法でコントロール困難な表在性腫瘍膀胱に対しても施行する。転移がある場合でも状況により血尿のコントロールなどの症状緩和目的で尿路変向と合わせて行うこともある。さらにわれわれは，周囲への浸潤が明らかな場合やリンパ節転移のある場合でも術前化学療法が奏効した場合には全摘および尿路変向を行っている。手術デバイスの進化で出血量などは相当に減少している印象があるが，高齢者に対する長時間の手術であるので，耐術性の評価は慎重に行う必要がある。

術前準備

　他の全身麻酔の手術と特に変わることはないが，自然排尿型の新膀胱造設予定の患者では，前立腺部尿道の生検で癌のないことを確認しておく。回腸利用の場合3日前より低繊維食，前日は流動食としている。症例により，自己血貯血を行う。

体位，麻酔

全身麻酔および硬膜外麻酔を併用する。尿道全摘をする可能性のある場合は砕石位，尿道をとらない場合は軽い開脚位とする。骨盤の深部での操作を容易にするため，手術台を屈曲ないしは腰枕を入れ，上前腸骨稜を持ち上げるようにする。静脈血栓症の予防のために術翌日まで間欠式空気圧迫法のカフを下腿に装着する。長時間の手術のため，褥瘡予防に留意する。以前は術後の高カロリー輸液を積極的に行っていた時期もあったが，最近では多くの症例で不要であることが判明し，ルーチンに中心静脈カテーテルを留置することはなくなった。

術式

術野の展開

臍下から恥骨結合に至る下腹部正中切開を置く。肥満や腸管の癒着剥離が必要で術野の展開が不十分な場合，尿管断端陽性で腎尿管全摘を行う場合には臍の左側を頭側に切開を延長する（図1）。横筋筋膜を切開し膀胱前腔を展開する。腹膜鞘状突起から精管を剥離切断して，精巣動静脈を剥離する。腹直筋後鞘を切開して臍動脈索の外側で腹膜を切開し開腹する。

腹膜は，臍の直下から正中の尿膜管索と左右の臍動脈索を含む扇状に切開する（図2）。

腹腔内より先の腹膜切開を右は回盲部内側，左はS状結腸外側で総腸骨動脈の走行に合わせ延長する。切開した腹膜の裏に付いている尿管を剥離し，まずリンパ節郭清の術野を展開する。ここで精巣動静脈を外側に，膀胱を内側に展開するように自在鉤をかけ，リンパ節郭清の術野を展開する。

骨盤リンパ節郭清と膀胱動脈の処理（図3）

リンパ節郭清時に内腸骨動脈から臓側に分岐する臍動脈を結紮切断し，上膀胱動脈および下膀胱動脈を結紮切断する。この面が膀胱側方茎の表面であるが，これ以上この時点で深追いすると静脈叢から出血することが多いので，側方茎の処理は直腸面を剥離した後に行う。左尿管は臍動脈の分岐部，右尿管はもう少し頭側で切断して断端を迅速診断に提出する。

dorsal vein complex（DVC）の処理

内骨盤筋膜を切開してアリス鉗子ないしはバンチング鉗子で前立腺上に内骨盤筋膜断端と陰茎背静脈叢（DVC）を前立腺被膜上を滑らせるように挟み込み，1-0の針糸で束ねるように結紮する（バンチング）。さらに膀胱側でもう一度同じ操作

図1 皮膚切開

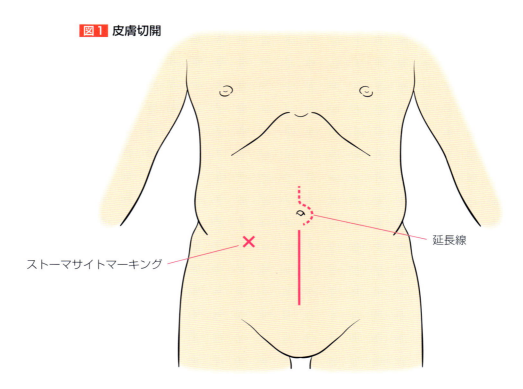

延長線
ストーマサイトマーキング

図2 膀胱前腔の展開

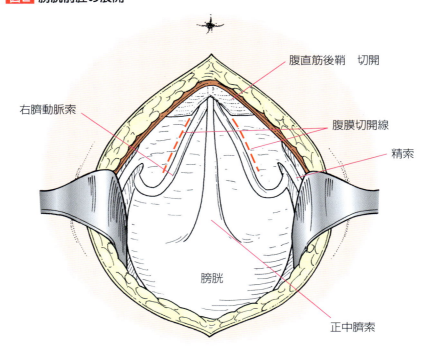

腹直筋後鞘　切開
腹膜切開線
精索
右臍動脈索
膀胱
正中臍索

図3 リンパ節郭清の範囲と血管系処理

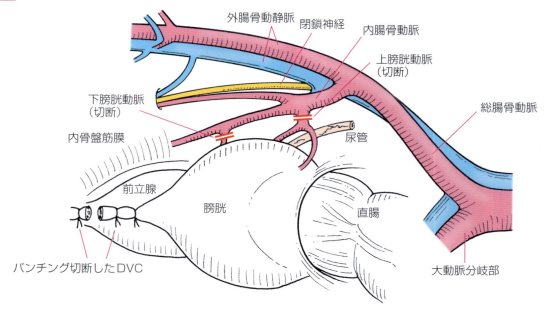

をして確実に止血している．DVCの骨盤側に2-0の針付き吸収糸70cmを1.5cmくらいの厚みで針糸をかけ結紮する（図4）．糸は切らずに残しておき吸引管で膀胱側の結紮と尿道側の結紮の間の脂肪を吸い取ると，集簇結紮されたDVCの走行がよくわかるので，これをメッツェンバウム剪刀で尿道括約筋が見えるまで切断し，遠位断端を縦方向に先の2-0針糸で連続縫合して止血する．バンチングされずに残った尿道左右の血管を含む軟部組織の処理は，神経温存や自排尿型の新膀胱を作らないのであれば，シーリングデバイスで尿道横の血管を含む組織を処理すれば手術時間と出血量が減らせる．新膀胱の場合は尿道周囲への熱の波及を嫌って左右の組織をそれぞれ結紮切断している．

　自排尿型新膀胱を造設する場合には，前立腺全摘に準じて前立腺直下で尿道を切断し断端を迅速診断で確認する．

Douglas窩腹膜切開

　先に切断した尿膜管，精管・尿管を把持し，膀胱を尿管，精管とともに腹側尾側に牽引する．膀胱後面の軟部組織を十分に切除するため，Douglas窩ごと膀胱を切除する．つまりDouglas窩から1cmほど頭側の直腸面を覆う腹膜をメッツェンバウム剪刀などで横切開し直腸前面の脂肪層に入る（図5）．この腹膜切開と先に切開した臍動脈索外側の腹膜の切開線との間を腹膜のみを薄く切開し，精嚢と精管膨大部を腹膜に覆われたまま膀胱とともにDenonvilliers筋膜の直腸寄りで切除する（図6）．

図4 DVCバンチング

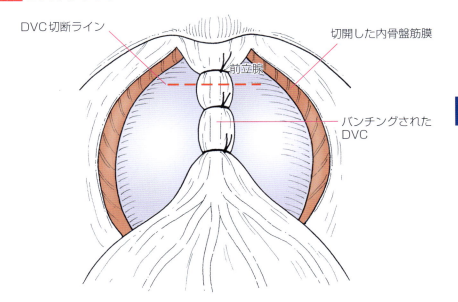

図5 Douglas窩腹膜の切開線

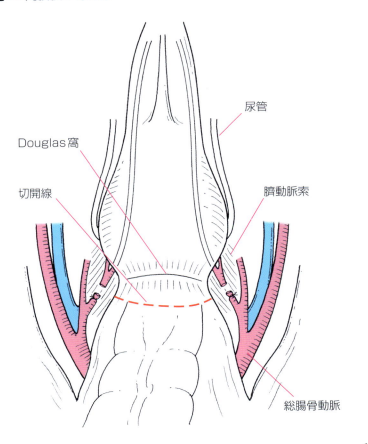

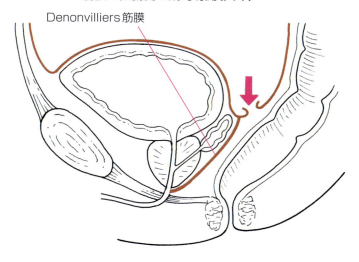

図6 Denonvilliers筋膜の直腸側で鋭的切開（矢印）

膀胱直腸面の剥離

　Denonvilliers筋膜の直腸寄りで，脂肪層を前立腺尖部に向けて長いクーパー剪刀を用いて鋭的な切開と直腸筋層を押し下げるような鈍的な剥離を繰り返し，前立腺尖部に進んでいく。この際直腸筋層の3時から6時の上半分を露出するイメージで展開を進めると，膀胱の側方茎が明らかとなり，広範な切除が可能となる。視野が悪い場合，剥離が困難な場合には，次に述べる側方茎の処理と直腸の剥離を頭側から交互に繰り返し進んでいく。

膀胱側方茎の処理

　膀胱を腹側尾側に牽引し，剥離した直腸を腸ベラで内側に押し下げると膀胱側方茎が伸展される。リンパ節郭清の際に臍動脈および上膀胱動脈は切断されているので可動性が出てくる。側方茎が分厚いときは，静脈叢を含む内腸骨血管から膀胱に向かう脂肪の多い側方靱帯と仙骨前面から立ち上がる比較的血管の少ない後方靱帯のイメージで外側内側に分けて，結紮とシーリングデバイスを併用して処理する[6]（図7）。頭側の側方茎の処理では，直腸を十分剥離し尿管から十分離れた部位で側方茎を処理することを心掛ける。神経血管束の中枢側はこの操作を繰り返すことにより切断される。尾側に処理が進み前立腺の高さになると，広範な切除では血管系は前立腺の5時，7時に持ち上がってくるので，血管の少ない膜状の組織を切開していくイメージになる。側方茎の処理の最後に尿道5時，7時に入り込む神経血管束の遠位端を結紮切断ないしシーリングする。神経血管束の温存を目指す場合には，精囊および前立腺の被膜より外側の組織は神経血管束として温存する。尿道全摘をする場合には尿道周囲を静脈叢の内側で1cm程度末梢に向けて剥離しておく。

図7 側方靱帯の切開線(赤破線)と後方靱帯の切開線(青破線)

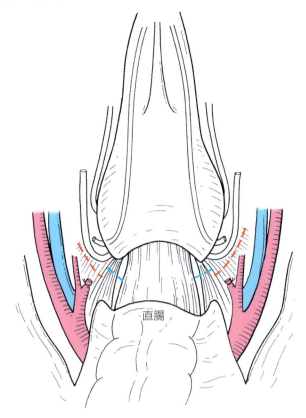

尿道摘除

　新膀胱造設時に尿道断端の術中迅速診断が陰性であれば，尿道再発のリスクは上皮内癌や多発性の膀胱腫瘍でさえ上昇しないという報告[7]もあり，新膀胱造設症例は増えていると思われるが，われわれは，新膀胱造設以外は原則として尿道全摘を行っている．

◆ 前部尿道の剥離

　陰嚢を腹側に引き上げ会陰部に正中切開を置く(図8)．正中に触れる尿道カテーテルを目指して電気メスで脂肪組織を切開する．左右から正中に向かう筋層が見えたらこれが球海綿体筋である(図9)．この直下に尿道海綿体があるので，慎重にこの筋肉を切開すると尿道海綿体に包まれた球部尿道に達する．尿道海綿体の外側を全周性に剥離する．良い層で行えばほとんど出血せずに剥離が可能である．直角ケリー鉗子で尿道を拾い8号程度のネラトンカテーテルで尿道を手前に牽引しながら，剥離面を外尿道口に向け電気メスないしはメイヨー剪刀で広げていく．剥離を進めていくと陰茎が反転する(図10)．さらに剥離を進めると亀頭も反転して出てくる．剥離面が尿道側にずれると尿道に穴が開く．陰茎海綿体

図8 会陰部切開線

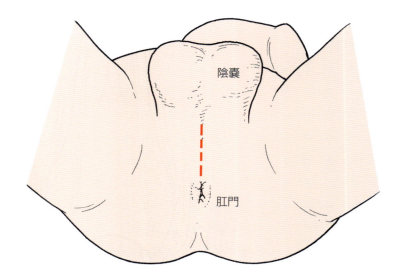

図9 球海綿体筋と切開線

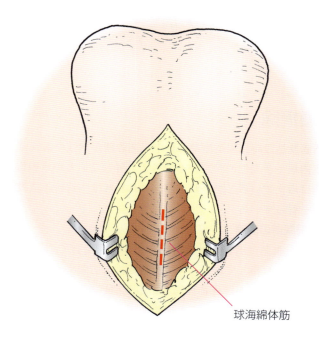

図10 前部尿道の剥離（1）

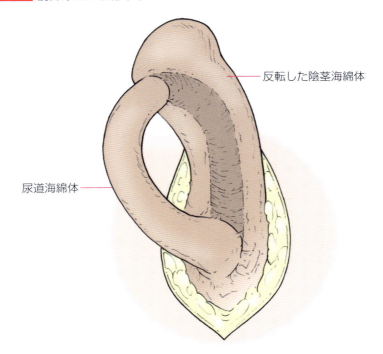

反転した陰茎海綿体

尿道海綿体

側にずれると陰茎海綿体から出血をするので，尿道カテーテルの感触を確かめながら尿道が薄くなりすぎないように気を付ける．舟状窩に達したら尿道をカテーテルもろともペアン鉗子で挟み切断する（図11）．尿道遠位端は吸収糸で結紮する．陰茎海綿体からの出血をソフト凝固などで止血して，陰茎を元に戻し弾性包帯で圧迫止血する．

◆ 後部尿道の剥離

尿道をペアン鉗子で把持したまま手前に牽引し，腹側は陰茎海綿体から尿道海綿体を剥離する．5時，7時方向から流入するといわれている球海綿体動脈は術野には出てこないため，血管だけをピンポイントに処理することは困難である．そのため血管がない尿道の6時，12時の部分の剥離を尿生殖隔膜まで続け，骨盤内までケリー鉗子を誘導する（図12, 13）．この際，会陰部からの鉗子を骨盤内に入れた術者自身の指で感じながら，膜1枚の厚みを穿通するのがコツである．6時，12時の穴を広げる．会陰部12時から骨盤内に通した1-0絹糸を骨盤右壁に沿わせて6時から会陰部に引き出すと，その中に7時方向から流入する右球海綿体動脈が入っている（図14）．この組織を結紮切断する．反対側も同様に処理すると，膀胱・前立腺・精嚢・尿道は一塊となって摘出される．実際にはこの操作終了後にもDVC断端の組織と尿道が一部剥離されていないこともあるので，全周性に剥離されていることを確認してから骨盤内より尿道をケリー鉗子でつかみ

図11 前部尿道の剥離(2)

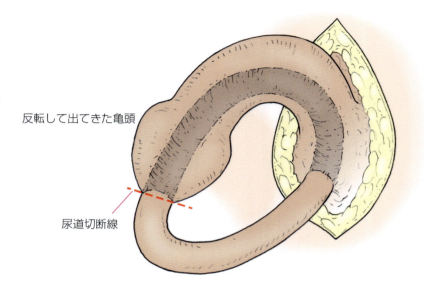

反転して出てきた亀頭

尿道切断線

図12 後部尿道の剥離(1)

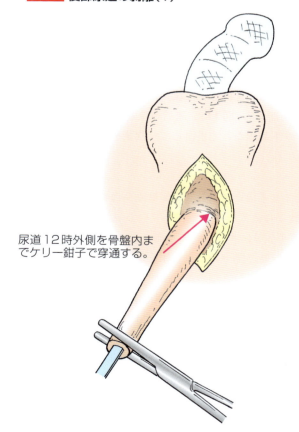

尿道12時外側を骨盤内までケリー鉗子で穿通する。

図13 後部尿道の剥離(2)

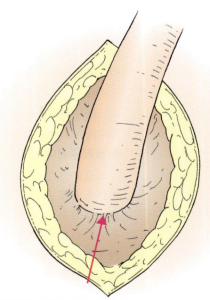

尿道6時外側を骨盤内までケリー鉗子で穿通する。

図14 右球海綿体動脈の処理

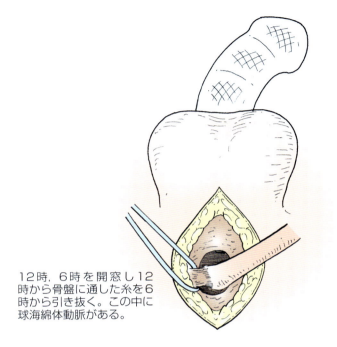

12時, 6時を開窓し12時から骨盤に通した糸を6時から引き抜く。この中に球海綿体動脈がある。

直し, 骨盤内に引き込み膀胱の内容をこぼさないようにして検体を取り出す。球海綿体動脈の出血がある場合には, 会陰部より5時, 7時をZ縫合で止血する。皮下組織を大きく寄せた後に真皮縫合を行い, 会陰操作を終了する。

閉創

尿路変向後, 腹腔内を生理食塩水で洗浄し, 下腹部より左右骨盤底にドレーンを置く。広範切除後は骨盤底の腹膜は欠損部が大きく修復不可能であるので, 癒着防止フィルムで小腸を覆うようにしてから小腸を骨盤底に落とし込むようにしている。

筋膜縫合後, 皮下を生理食塩水で十分に洗浄して皮膚縫合を行う。

（米瀬淳二）

文献

1) Grossman HB, et al: Neoadjuvant chemotherapy plus cystectomy compared with cystectomy alone for locally advanced bladder cancer. N Engl J Med, 2003 ; 349 : 859-66.
2) Canter D, et al: A thorough pelvic lymph node dissection in presence of positive margins associated with better clinical outcomes in radical cystectomy patients. Urology, 2009 ; 74 : 161.
3) Stein JP, et al: Radical cystectomy. Comprehensive textbook of genitourinary oncology 3 rd ed.（Vogelzang NJ, et al eds.）Lippincott Williams & Wilkins, Philadelphia, 2005, p486-99.
4) Fukui I, et al: Preliminary ligation of vascular pedicles in male radical cystectomy. Br J Urol, 1997 ; 79 : 641-2.
5) 米瀬淳二, 福井 巌: 膀胱癌の手術療法. 膀胱全摘術（男性）, 日本臨床 2010 ; 68（増刊号4）: 272-6.
6) 加藤晴朗: イラストレイテッド泌尿器科手術, 医学書院, 2007, p2-24.
7) Stein JP: Urethral tumor recurrence following cystectomy and urinary diversion: clinical and pathological characteristics in 768 male patients. J Urol, 2005 ; 173 : 1163-8.

Ⅳ MIBC（筋層浸潤性膀胱癌）

膀胱全摘除術の適応と手術手技
腹腔鏡下膀胱全摘除術

　局所浸潤性膀胱癌に対する標準的治療は，開腹手術による根治的膀胱全摘除術（open radical cystectomy；ORC），拡大骨盤内リンパ節郭清（extended pelvic lymph node dissection：ePLND），ならびに尿路変向であるが，他の泌尿器手術に比べ，手技が複雑で手術時間が長く，術後合併症も多い手術とされている。

　腹腔鏡下膀胱全摘（laparoscopic radical cystectomy；LRC）は，ORCに比べて出血量減少，術後合併症の低下，入院期間の短縮などに効果的であるとされている。しかし，LRCは手術時間が長く，技術的にも困難で手術習得に時間がかかることや，da Vinci ロボットシステムの発展，普及も相まって，ロボット支援下腹腔鏡下膀胱全摘除術（robotic-assisted laparoscopic radical prostatectomy；RARC）が，欧米を中心に普及している。本邦のロボット支援手術は，2012年に前立腺全摘，2016年には腎部分切除が保険適用となったが，2017年現在，膀胱全摘の適用はない。膀胱全摘自体が，膀胱摘除，尿路変向，ePLNDの3つの手技で構成される複雑な手術であるうえ，手術時間も長く合併症が多いこと，前立腺全摘除術や腎摘出術に比べて対象症例数が限られていることなどより，LRCはいまだに十分普及しているとはいえない。

　東京慈恵会医科大学では，2004年にLRCを導入し，これまでに約200症例を経験している。現在は，鮮明な腹腔鏡視野で骨盤内膜解剖を認識し，層の剥離，スペースの展開操作を行うことで，処理すべき尿管，血管を必然的に露出，同定できるような手技を行っている。そこで本項では，男性症例における骨盤内膜解剖に基づいた腹腔鏡下での膀胱摘出を紹介したい。

体位，ポート造設

　下腹部正中創を検体摘出，ならびに尿路変向の際の体外操作で利用するため，下腹部正中創（約3cm）から腹腔内へ到達する。この際，膀胱前腔の脂肪に迷入しないよう，臍と恥骨を結んだ中点よりやや頭側に皮切を置くようにしている。カメラポートは，ePLNDの視野確保のため臍上5cmに設置，他は基本5mmポートとして，計5ポートの経腹式アプローチで手術を行っている（**図1**）。

　体位は，開脚位，Trendelenburg位（約15°）としている。

図1 ポート設置

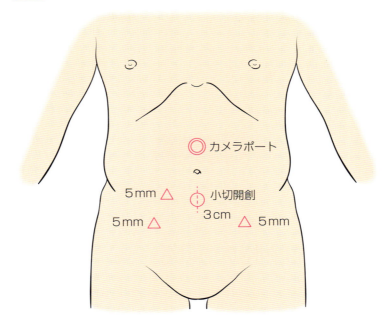

側方靱帯(lateral pedicle)

　膀胱全摘において最も重要な手技は，出血をコントロールしながら，腫瘍切除ラインを良好に保ちつつ，神経と血管成分からなるpedicleを処理することであろう。ORCでは盲目的になりがちなpedicleの処理が，LRCでは良好な視野でpedicleを確認でき，シーリングデバイスなどを用いて，ほとんど出血することなく処理することができる。

　現在，神経血管束(neurovascular bundle；NVB)は，前立腺側方の腹側からプレート状に前立腺を覆う神経および血管の複合組織として考えられているが，明確な定義はない。ここでは，膀胱と前立腺周囲の血管や神経を主とした結合織をpedicleと総称し，膀胱のpedicleをlateral pedicle，前立腺のpedicleをprostatic pedicleとよぶ。従って，lateral pedicleやprostatic pedicleは単一な解剖学的名称ではなく，血管，神経，リンパ管や脂肪組織も含んだ，膀胱や前立腺の支持組織の複合体といえる。

　膀胱全摘の際，pedicleの処理は，膀胱のlateral pedicleと前立腺のprostatic pedicle(女性の場合，膀胱子宮靱帯を含む傍腔組織)を別途に，二段階で切断するとわかりやすい。この際，膀胱側腔と膀胱後腔の2つのスペースを展開することが，確実で安全なpedicle処理とリンパ節郭清に役立つと考えている(図2)。

図2 側方靱帯(lateral pedicle)

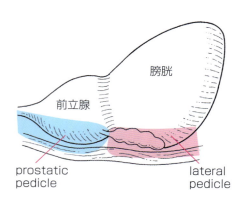
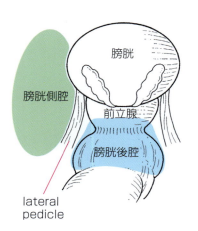

膀胱側腔の展開

　膀胱側腔は，いわゆる膀胱前腔を左右に分けたスペースで，後腹膜腔に相当する。膀胱下腹筋膜が，内腸骨動脈の最初の分枝である臍動脈索を取りまき，衝立的に膀胱側腔の内側壁を形成する。腹膜越しに透見できる臍動脈索をメルクマールとし，膀胱側腔を展開することにより，内側の上下膀胱動脈などの内腸骨血管群と，外側の外腸骨動静脈，閉鎖神経，閉鎖領域リンパ節を確実に隔てることができる。膀胱側腔を横切るように精管が存在し，精管の頭側，足側のどちらからでも膀胱側腔は展開可能である(図3)。膀胱側腔展開により，lateral pedicleの外側縁を確保し，外，内腸骨静脈損傷や閉鎖神経損傷を予防し，lateral pedicleの処理を安全，確実に施行できると考えている。

膀胱後腔の展開

　膀胱後腔は，膀胱と前立腺の背側にあたるスペースで，lateral pedicleの内側縁が同定でき，膀胱後腔の展開により，直腸損傷の防止とともに，確実なpedicleの処理に役立つ。膀胱側腔展開時の左右腹膜切開部位から精管に沿って，中央の腹膜翻転部へ向かって水平に腹膜切開線を延長する。Denonvilliers' fascia (DVF)が精嚢基部付近の前立腺に強固に付着しているfusion siteを露出するよう視野を展開する(図4)。精嚢外側では，NVBが発達しており出血をきたしやすいため，中央の精嚢基部を同定し，精嚢表面を露出するように剥離すると，出血せずに膀胱後腔が展開される。

図3 膀胱側腔の展開

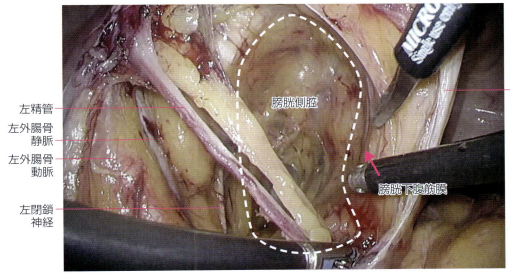

- 左精管
- 左外腸骨静脈
- 左外腸骨動脈
- 左閉鎖神経
- 膀胱側腔
- 膀胱下腹筋膜
- 左臍動脈索

図4 膀胱後腔の展開

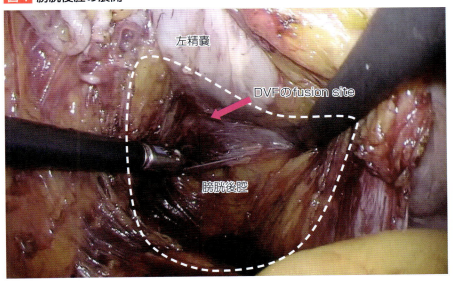

- 左精嚢
- DVFのfusion site
- 膀胱後腔

lateral pedicleの同定，処理

　膀胱側腔と膀胱後腔の展開により，この2つの腔に挟まれた部分がlateral pedicleとなる（図5）。膀胱側腔の展開により，内腸骨動脈分岐部と膀胱下腹筋膜に覆われた内腸骨血管群の外側が同定され，膀胱後腔の展開により，尿管下腹神経筋膜の延長であるDVFに覆われた骨盤神経叢の内側が同定されている。さらに，lateral pedicleは外側の内腸骨系血管群と内側の骨盤神経叢からなる二層

127

図5 lateral pedicleの同定

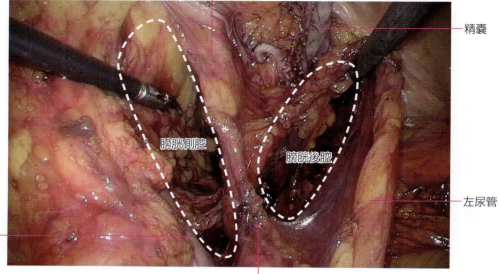

左臍動脈索／精嚢／膀胱側腔／膀胱後腔／左尿管／外腸骨静脈／内腸骨動脈

図6 lateral pedicleの二層構造

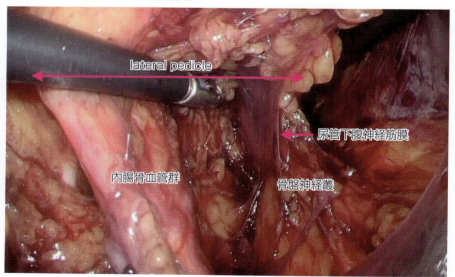

lateral pedicle／尿管下腹神経筋膜／内腸骨血管群／骨盤神経叢

構造になっており(図6)，われわれはこれらを剥離して分離し，シーリングデバイスを用いて処理している．

　内腸骨分岐部付近で外側から内側へ尿管を剥離していくと，骨盤神経叢は，尿管下腹神経筋膜に覆われた尿管と下腹神経を含んだ衝立状の組織として，内腸骨血管の内側に露出する．膀胱のlateral pedicleを血管群と骨盤神経叢に分けて処理するメリットは，出血防止になること，内腸骨領域リンパ節郭清に役立つこと，

膀胱癌の根治性向上の可能性などが挙げられる。

　膀胱全摘の際，尿管は重要な解剖学的メルクマールであり，従来のORCでは，最初に尿管を同定し，テーピングをしていたが，本手技のように膜の解剖を意識してスペースを展開すると尿管を探す必要がなく，自然に交差部で尿管が同定される。またこの操作により，尿管は尿管下腹神経筋膜に覆われた状態で剝離されるため，愛護的に尿管を扱うことが可能であり，上部尿路腫瘍があり尿管を合併切除する場合には，より根治的な尿管摘出にも役立つと考えている。

prostatic pedicleの処理

　膀胱のlateral pedicleの処理が終了した後，prostatic pedicleの処理を行うが，この処理は基本的には前立腺全摘と同様である。ただし，鏡視下の場合，前立腺背面にカメラが位置すると，処理した膀胱により視野確保が困難となるため，カメラを側方よりアプローチして視野を確保するよう心掛ける。そのため，DVC処理を早めに行い，尖部の可動性をよくした後に助手が精囊部分を把持し，外側から内側へひねるように前立腺を牽引すると，直腸と距離を保ってprostatic pedicleが良好な視野で同定され，処理をしやすくなる。最後に尿道の処理については前立腺全摘と異なり，尿路上皮癌細胞を含んだ尿を体内に漏らさないことがきわめて重要である。われわれは，回収バッグを膀胱の背面に配置し，万が一漏れうる尿を含めて検体をまとめて回収できるよう準備してから，尿道をクリップで結紮後に切断し，検体を摘出している。

　また，尿管の切断は，prostatic pedicleの処理前に行うのが視野確保の面でも有用であると考えているが，尿道切断後に処理することも可能である。

　浸潤性膀胱癌の標準治療である膀胱全摘除術は複雑な手技で構成され，侵襲も大きく，長時間を要する。そのため，制癌性を高め，周術期合併症を減らし，効率的かつ再現性の高い手技を行うことが重要であり，開腹手術，腹腔鏡手術，ロボット支援手術という比較は本質的ではないと考えている。本項が，安全で確実な膀胱全摘の手技標準化に役立つことを期待したい。

（三木　淳）

Ⅳ MIBC（筋層浸潤性膀胱癌）

膀胱全摘除術の適応と手術手技
ロボット支援手術

筋層浸潤性膀胱癌（muscle-invasive bladder cancer；MIBC）に対する膀胱全摘除術は標準治療であるが，開腹手術（open radical cystectomy；ORC）は出血量や合併症が比較的多く侵襲性の高い術式である。一方，腹腔鏡下膀胱全摘除術（laparoscopic radical cystectomy；LRC）は低侵襲で出血量も少なく健康保険の適用であるが，手技の困難さなどから広く普及していない。

ロボット支援下膀胱全摘除術（robotic-assisted radical cystectomy；RARC）は2003年Menonら[1]により報告され，低侵襲性と安定した手術操作性により欧米では比較的多くの施設で導入されている。RARCはORCに比べ，手術時間では延長するものの，出血量，輸血施行率，入院期間，術後90日以内の合併症などでRARCが有意に優れていたと報告されている。

本邦での泌尿器科領域におけるロボット支援手術は，限局性前立腺癌に対するロボット支援下前立腺全摘除術（robotic-assisted radical prostatectomy；RARP）が2012年に保険適用となり，ロボット導入施設および症例数が急激に増加した。2015年にはda Vinci Xi systemも薬事承認され，2016年末までに250台あまりが国内に導入され，ロボット保有数では米国に次いで世界2位である。また，2015年には全国で年間約13,300例のロボット支援手術が施行されたが，そのうち12,400例あまり（約93.2％）が泌尿器科関連の手術であった（図1）。現在では限局性前立腺癌に対するRARPは標準術式となり，2016年には全前立腺全摘除術（RP）の約70％程度がRARPで施行されたと推定されている。

da Vinciの普及に伴い各施設・術者のRARP症例数が増加しており，手技的な困難さからLRCの導入を見送ってきた施設でも，低侵襲性の観点からRARCを導入する施設が増加している。

本項ではRARCの適応と手術手技および成績などについて概説する。

ロボット支援下膀胱全摘除術（RARC）の適応と術前準備

適応

RARCの適応はORCおよびLRCと同様で，MIBCまたは治療抵抗性の筋層非浸潤癌であり，隣接臓器への明らかな浸潤例やリンパ節転移を有する症例は除外される。また，LRCを含む気腹下でのRCにおいて，約5％程度に術後早期の再発例が報告されており，浸潤度の高い症例やリンパ節転移例などでは症例選択に

膀胱全摘除術の適応と手術手技—ロボット支援手術

図1 国内ロボット導入数とロボット支援手術件数

本邦では2009年「da Vinci Surgical System」が薬事承認され，2012年に前立腺癌に対するロボット支援下前立腺全摘除術（RARP）に健康保険が適用された。導入施設および手術数は急速に増加し，2015年にはロボット導入数は米国に次いで世界2位となった。2016年には，ロボット支援腎部分切除術（RAPN）に健康保険が適用された。

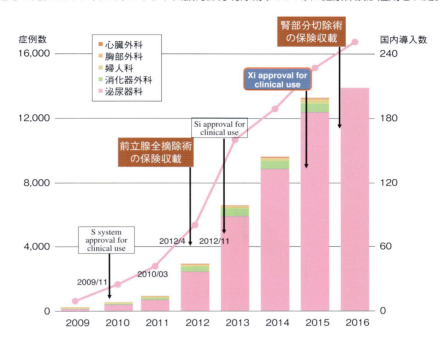

検討が必要である[2]。

術前準備

一般的な術前検査のほかに，手術が比較的長時間に及ぶ可能性もあるため，腔内尿路変向例では特に呼吸機能と下肢静脈血栓に関しては精査を要する[3]。長時間の頭低位による静脈のうっ滞による深部静脈血栓症や下肢血流障害によるコンパートメント症候群の報告もある。

図2，表1にRARCに用いるda Vinci用鉗子（EndoWrist®）および必要物品を挙げる。vessel sealerについては助手用のLigaSure™でも代用可能である。

da Vinci Xiの利点（図3，表2）

2015年に上市された第4世代となるdaVinci Xi systemが導入された。Xi Systemではpatient cart が一新し，ロボットアームの細径化やポートとの接合などが改良された。これにより，比較的体格の小柄なアジア系人種においてもポート干渉の緩和やカメラポートのflexibilityなど，操作性が向上した。extra armが支障なく使用でき，ポート配置も簡略化された。特に，RARCにおける腔内尿路変向例では腸管吻合や尿管導管吻合など上腹部での手術操作も多くなり，ポートからターゲットまでが近接する。このような場合，鉗子が視野から外れること

図2 RARCに用いるda Vinci鉗子（EndoWrist®）

RARCに用いるda Vinci鉗子（EndoWrist®）として，右手にはMonopolar Curved Scissors，Large Needle Driver（suture-cut），左手側にはFenestrated Bipolar ForcepsおよびVessel Sealer，Extra armにはProGrasp™ ForcepsまたはTip-Up Fenestrated Grasperを使用する．

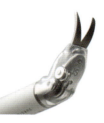
Monopolar Curved Scissors

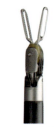
Fenestrated Bipolar Forceps

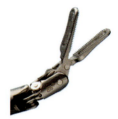
ProGrasp™ Forceps

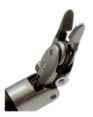
Large Needle Driver (suture-cut)

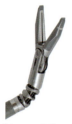
Vessel Sealer

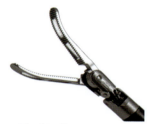
Tip-Up Fenestrated Grasper

表1 RARCに用いる必要物品

助手用鉗子類
・吸引器（長い吸管）
・持針器（5mm）
・把持鉗子
・ラパロ用クーパー
・Hem-o-lok®クリップ（L，XL）＆アプライヤー
消耗品類
・ポート（15mm）
・エアシール（12mmポート）
・エンドキャッチ™2
・電気メス，コード類
・縫合糸，ガーゼなど
・外科開腹セット

があり，Xi systemでは視野外に存在する鉗子を補足しアラートする機能もあり安全性も向上した．

そのほか，後述するFirefly systemやTable Motionなどの新規機能も使用可能であり，RARCにおける利点を考慮して使用することが望まれる．

膀胱全摘除術の適応と手術手技—ロボット支援手術

図3 da Vinci Xi Surgical System

da Vinci Surgical Systemは，"Patient Cart"，"Vision Cart"，"Surgeon Console"の3つの器材より構成されている．第4世代となるda Vinci Xi SystemはPatient cartが一新され，ロボットアームの細径化やポートとの接合などが改良された．

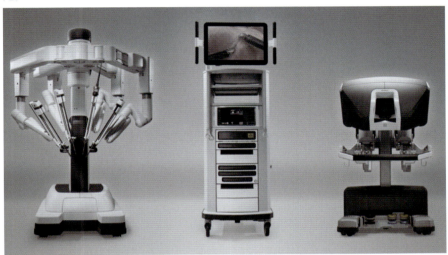

Patient Cart　　　Vision Cart　　　Surgeon Console

表2 da Vinci Xiの利点

- Overhead Boom：Cartアクセス方向がフリー
- Laser Targeting system
- カメラ可動範囲の拡大（骨盤底から横隔膜まで視認可能）
- カメラの細径化（8mm：すべてのポートから挿入可能）
- カメラ視野角の拡大（60°→80°）
- アームドッキングの簡略化
- アームのスリム化（アーム干渉の軽減）
- Firefly system（標準装備）
- Table Motion（optional）

ロボット支援下膀胱全摘除術（RARC）の手術手順(表3)

体位固定とポート設置

基本的に体位固定はRARPと同様であるが，腔内尿路変向例では頭低位時間が延長する可能性があるため膝関節部の固定や，足背動脈の拍動確認などが重要である（図4）．コンパートメントの予防を目的に4時間ごとにいったんロールアウトして体位を戻し，過加重にならないよう問題のないことを確認する．後述するTable Motion（図5）はポート設置のまま手術台の角度を変化させることが可能

表3 RARCの手術手順

1. ポート設置
2. 腹膜切開
3. 尿管確保
4. 骨盤リンパ節郭清（拡大；迅速病理）
5. 精管・尿管を尾側へ剥離
6. 精嚢の剥離
7. 内骨盤筋膜の開放
8. Denonvilliers筋膜の開放と尾側への十分な剥離
9. 側方靱帯の処理（LigaSure™ or 神経温存）
10. Retzius腔の開放
11. dorsal vein complexの処理
12. 尿道の尾側方向への十分な剥離（会陰からの操作と協調）
13. 尿道クリップ処理→切断（膀胱尿道全摘の完遂）
14. 尿路変向

図4 体位固定

体位固定にはレビテーター，肩パッド，マジックベッド，テープ，ソフト・ナース，フットポンプを使用する．基本的にはRARPと同様であるが，手術時間が延長する可能性もあり，特に肩および体幹の固定は注意が必要である．

体位固定（頭低位30°）
①レビテーター
②肩固定：肩パッド
③マジックベッド
④テープ，ソフト・ナースなど

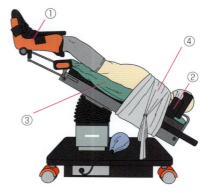

図5 インテグレーテッドテーブルモーション（ITM）

Table Motionはポート設置のまま手術台の角度を変化させることが可能であり，ロールアウト，再ロールインの時間が省略できる．また，腸管の移動や術野の状況をみて，最適かつ最小角度つまり最も負荷の少ない状況での手術操作が可能である．

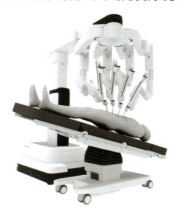
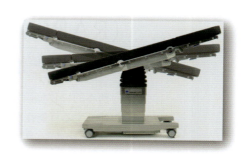

膀胱全摘除術の適応と手術手技―ロボット支援手術

図6 ポート設置位置
RARPより2～3cmずつ頭側に設置し、3rdアームは右側とする。頭側に位置させることで、拡大骨盤リンパ節郭清(ePLND)および腔内尿路変向での腸管吻合などで有利となる。助手ポートは外側15mm(エンドキャッチ™2用)、内側12mmとしている。

◎ カメラ(8 or 12mm)
● da Vinci用(8mm)
○ 助手用(15mm)
△ 助手用(12mm；エアシール)

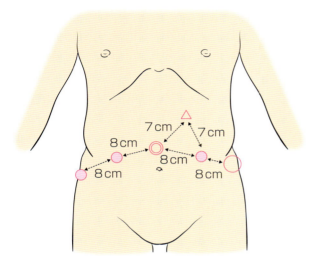
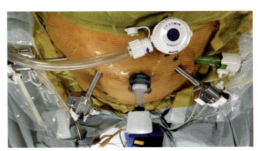

であり、ロールアウト、再ロールインの時間が省略できる。

ポートは臍上約3cmの部位にopen laparotomy法で経腹的にカメラポートを設置し、ロボット用ポート3本(extra armは患者右側)、助手用ポート2本(15mmと12mm)を各々設置する。約25°～30°の頭低位とし、ロボットをドッキングしてコンソール手術を開始する(図6)。

拡大リンパ節郭清(extended pelvic lymph node dissection；ePLND)

まずは腹腔内、特に腸管癒着の有無を確認し、正中、恥骨、左右の側副臍索を確認し、オリエンテーションをつける。腹膜を切開し、尿管を剥離、テープにて確保する。RARCではリンパ節郭清に伴い術野の展開が施行でき、また全摘前まで尿ドレナージを維持するため、この時点では尿管の保持のみ施行する。次に、両側の閉鎖、内腸骨、外腸骨、総腸骨リンパ節を郭清する(迅速病理へ提出)。

膀胱(尿道)全摘除

◆ 精管・尿管の剥離
ePLND終了後に精管と尿管を尾側へ剥離を進め、腹膜を切開し精嚢まで見出す。

135

◆ 精囊の剝離
　この時点で精管を切断し4th armで挙上しつつ精囊を根部まで完全に遊離する。

◆ 内骨盤筋膜の開放
　次に，膀胱側方の腹膜を切開，膀胱側腔を尾側方向へ剝離し，内骨盤筋膜までを展開する。RARPと同様に内骨盤筋膜を開放し，側方よりdorsal vein complex（DVC）まで剝離する。この処理を対側も同様に施行し，最終的には精嚢後面の腹膜が両側より切離され精嚢が完全に遊離された状態となる（図7）。

◆ Denonvilliers' fascia（DF）の開放とDenonvilliers腔の展開
　両側の精囊を挙上し，DFを鋭的に切開し幅広く剝離展開する。この処理を可及的に尾側へ進め，直腸を前立腺から完全に落としておく。

◆ 側方靱帯の処理（神経非温存，神経温存）
　この状態で尿管をクリップ処理し切断する。断端は糸付きHem-o-lok®にてクランプし，後の尿路変向時のマークとする（図8）。尿管断端は迅速病理へ提出し，陽性であれば頭側での切断，再診断を待ち，リンパ節の病理結果も含め尿路変向法を再度検討する。側方靱帯は，神経非温存例ではvessel sealerまたは助手ポートからのLigaSure™によりシールドしつつ，前立腺尖部まで完全に切離する。神経温存例では順行性に神経血管束（neurovascular bundle；NVB）を単離し，Hem-o-lok®にて処理しつつ剝離を進める。

◆ Retzius腔の開放とDVC処理
　RARCでは，後方（背側）処理が完全に終了した段階で初めて前方（腹側）処理に移行する。前方の腹膜を切開しRetzius腔を開放する。膀胱および前立腺前面を

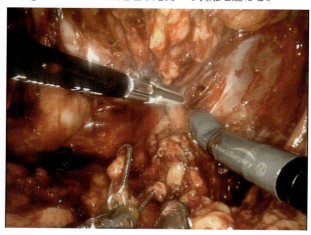 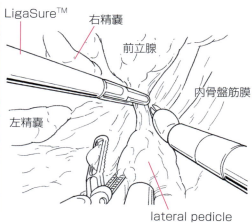

図7 lateral pedicle の処理（右）
膀胱側方の腹膜を切開，膀胱側腔を尾側方向へ剝離し，内骨盤筋膜まで展開する。内骨盤筋膜を開放し，精囊後面の腹膜が両側より切離され精囊が完全に遊離された状態となる。精囊を挙上し，lateral pedicleは助手用LigaSure™により処理し尾側への剝離を進める。

剥離し，気腹圧を15cmH₂Oまで上昇させDVCを切離する．動脈出血はポイントでの電気焼灼にて対応する．DVCを切離したらV-Loc®により縫合処理し，気腹圧を定常へ戻し出血のないことを確認する．

◆ 尿道の離断（膀胱尿道全摘の完遂）（図9）

尿道全摘例では，コンソール手術と並行して会陰からの操作と協調しつつ，尾側方向へ十分に剥離を進める．会陰より球部・振子部尿道の剥離を行い，膜様部尿道を処理し腹腔内と交通させる．尿のリークがないように十分に注意しつつ尿

図8 左尿管の切断
尾側への側方靭帯の処理がある程度進んだ状況で尿管をクリップ処理し切断する．断端は糸付きHem-o-lok®にてクランプし，後の尿路変向時のマークとする．断端は迅速病理へ提出する．

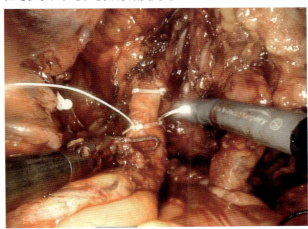
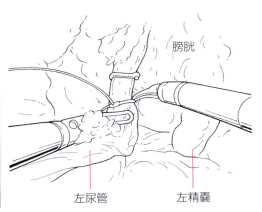

図9 尿道の切断
尿道全摘例では，コンソール手術と並行して会陰からの操作と協調しつつ，尾側へ十分に剥離を進める．会陰より球部・振子部尿道の剥離を行い，膜様部尿道を処理し腹腔内と交通させる．尿のリークがないように十分に注意しつつ尿道カテーテルを抜去後にHem-o-lok® XLを用いクランプし尿道を離断する．

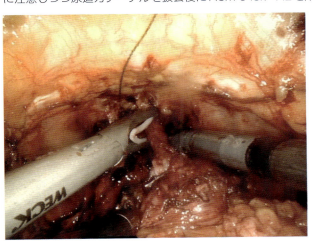
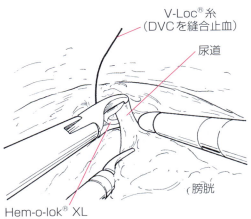

道カテーテルを抜去しHem-o-lok® XLを用いクランプ，尿道を離断する．近位部尿道断端を体腔内へ還納し，遊離した膀胱前立腺を15mmポートから挿入したエンドキャッチ™2に収納し，腹腔内に静置する．女性の場合は，膀胱を子宮・両付属器と一塊に遊離し，腟から摘出する．これにより，膀胱尿道全摘が完遂する．

腔内尿路変向（intracorporeal urinary diversion；ICUD）―回腸導管

◆ 左尿管の授動と腸管の遊離（図10）

ePLND後には総腸骨動脈分岐部は露出されるので，右側ProGrasp™鉗子を用いS状結腸背面を通し，左尿管を右側へ誘導する．

目盛を記したネラトンカテーテル（15cm）を用いて，遊離すべき回腸末端15〜20cmをピオクタニンによりマーキングする．腸間膜の処理を行い，自動吻合器を用い回腸を遊離する．口側と肛門側の回腸をEndo GIA™ staplerを用いて機能的端々吻合し，吻合部の漿膜面は3-0バイクリル®糸で補強する．

回腸導管の口側断端を右下腹部の腹膜に縫合固定する．これにより，尿管導管吻合部を後腹膜化し遊離導管を固定する．

◆ 尿管導管吻合

尿管導管吻合は，左右各々，Bricker法により施行する．回腸導管の尿管吻合部を切開し回腸粘膜を確認する．まず，4-0 PDS®糸により左尿管後面を回腸導管と吻合する（3針程度の結節縫合）．回腸導管肛門側断端を切開し，右側3rdポー

図10　左尿管断端の保持
ePLND後には総腸骨動脈分岐部は露出されるので，右側ProGrasp™鉗子を用いS状結腸背面を通し，左尿管を右側へ誘導する．

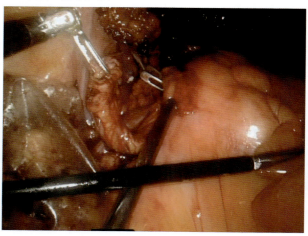
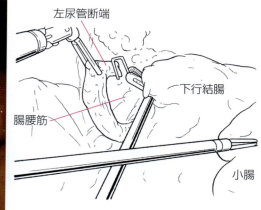

トからガイドワイヤーを入れたシングルJカテーテルを挿入する。カテーテルを吻合部より尿管に挿入し逆行性に腎盂内まで誘導する。導管肛門側からLarge Needle Driverを用いカテーテルの遠位側をストーマ側へ引き出す。カテーテルをストーマ部に縫合固定し，尿管と回腸導管の表面を4-0 PDS®糸により連続縫合する。右側にも同様の手技を行い，腔内回腸導管を完成する。

◆ ストーマ作製

皮膚のストーマ造設部を切開し，回腸導管の肛門側を体外に引き出す。カメラを上向き30°とし導管と腹膜を縫合固定する。その後，アンドッキングしてコンソール手術を終了し，皮膚側でストーマを縫合固定する。

RARCの治療成績

da Vinciを用いたロボット支援手術は高倍率3D HD画像，多自由度鉗子などの革新的な技術改善により鏡視下手術を進化させた術式として急速に発展している。泌尿器科手術の多くは骨盤内や後腹膜腔など狭小な腔内や後腹膜臓器である腎臓，副腎などを扱うため，ロボット支援手術の導入により気腹による静脈出血が減少し緻密な解剖の理解，鉗子の操作性改善などがもたらされる。RARC導入時にはそれまでのRARP経験数が多いほど手術時間，出血量，郭清リンパ節個数の成績が良好であったとの報告もある。**表4**にRARCの術中・術後における代表的な合併症を挙げる。

表5にORCとRARCの周術期成績についての報告をまとめた。RARCの利点として，ORCに比べ術後の疼痛軽減や出血量の低下，合併症発生率の低下，入院期間の短縮，社会復帰の早期化などのメリットがあり，RARPと同様に増加が期待される[4]。Kaderらは，ORC100例とRARC100例を比較し，手術時間はORCで短かったが，出血量，輸血施行率，入院期間，術後90日以内の合併症ではRARCが有意に優れていたと報告している。また，Yuhら[5]はORCと比べRARCのほうが高カロリー輸液を使用する率が有意に低下したと報告している。

ロボットの導入によりLRCに比べ簡易に腔内尿路変向を施行できる。腔内尿

表4 RARCにおける有害事象

- リンパ漏
- リンパ浮腫
- 血管損傷
- 尿管損傷
- 神経損傷（閉鎖神経，坐骨神経など）
- 骨盤死腔炎
- 膿瘍形成
- 腸閉塞
- 深部静脈塞栓
- 肺梗塞

表5 ORCとRARCの比較

著者 年	ORC vs RARC					
	症例数	手術時間 (min)	出血量 (mL)	郭清 リンパ節数	輸血率(%)	合併症(%) (Clevein Ⅲ-Ⅴ)
Ng 2010	104 vs 83	357 vs 375	1172 vs 460	15.7 vs 17.9	NA	24.0 vs 13.3
Nix 2010	20 vs 21	211 vs 252	575 vs 258	18.0 vs 19.0	NA	0 vs 4.8
Martin 2011	14 vs 19	320 vs 280	696 vs 255	13.0 vs 16.0	NA	NA
Lee 2011	103 vs 83	336 vs 350	NA	15.0 vs 16.0	NA	NA
Styn 2012	100 vs 50	349 vs 455	475 vs 350	15.2 vs 14.3	19.0 vs 2.0	6.0 vs 8.0
Kader 2013	100 vs 101	393 vs 451	986 vs 423	15.7 vs 17.7	47.0 vs 14.9	22.0 vs 8.9
Parekh 2013	20 vs 20	286 vs 300	800 vs 400	23.0 vs 11.0	50.0 vs 40.0	5.0 vs 5.0
Khan 2015	20 vs 20	293 vs 389	808 vs 585	18.8 vs 16.3	NA	30.0 vs 45.0
Bochner 2015	58 vs 60	329 vs 456	676 vs 516	30.0 vs 31.9	NA	20.7 vs 21.7

　路変向の利点として，尿管剥離の短縮や牽引の必要がなく，気腹下での操作を継続できるため出血を軽減し，腸管を外気に接触させないため腸管浮腫を軽減し術後腸管機能の早期回復が可能となる。今後，ロボット支援による腔内での尿路変向術がますます施行されることが期待される。

今後の展望

Table Motion（図5）

　Table Motionはポート設置のまま手術台の角度を変化することが可能であり，ロールアウト，再ロールインの時間が省略できる。また，腸管の移動や術野の状況を観て，最適かつ最小角度，つまり最も負荷の少ない状況での手術操作が可能である。

Firefly

　Fireflyはda Vinci Xiに内蔵された近赤外蛍光（near-infrared fluorescence；NIRF）systemであり，蛍光色素であるインドシアニン・グリーン（ICG）投与により臓器および組織における血流境界が鮮明に認識できる。RARCでは特に尿路

変向に用いる単離腸管の血流を確認することが有用である。

国産ロボットの開発

現在，臨床で汎用されている手術ロボットは1社独占の状態であり競合機種がないため，導入およびランニングコストは非常に高価なまま留まっている。ロボット支援手術が広く定着することで，今後は日本の技術力を駆使した国産手術ロボットが開発され，より安価で信頼性のあるロボット支援手術が可能になることが望まれる。現在，前臨床段階にまで達している機器もあり，早期の臨床応用が期待される。

筋層浸潤性膀胱癌に対するRARCは，RARPに習熟した術者であれば比較的安全に施行でき，出血量減少や合併症の低下に有用と考えられる。腔内での尿路変向術も術後腸管機能改善の早期化や合併症発生率が軽減され，より低侵襲かつ安全性の高い手術手技と考えられる。今後のRARCに対する健康保険の適用が期待される。

（白木良一）

文 献

1) Menon M, Hemal AK, Tewari A, et al: Nerve-sparing robot-assisted radical cystectomy and urinary diversion. BJU Int, 2003; 92: 232-36.

2) Albisinni S, Fossion L, Oderda M, et al: Critical Analysis of Early Recurrence after Laparoscopic Radical Cystectomy in a Large Cohort by the ESUT. J Urol, 2016; 195: 1710-7.

3) Ahmed K, Khan SA, Hayn MH, et al: Analysis of intracorporeal compared with extractoreal urinary diversion after robot-assisted radical cystectomy: results from the International Robotic Cystectomy Consortium. Eur Urol, 2014; 65: 340-7.

4) Wilson TG, Guru K, Rosen RC, et al: Best practices in robot-assisted radical cystectomy and urinary reconstruction: recommendations of the Pasadena Consensus Panel. Eur Urol, 2015; 67: 363-75.

5) Yuh B, Wilson T, Wiklund PN: Systematic review and cumulative analysis of oncologic and functional outcomes after robot-assisted radical cystectomy. Eur Urol, 2015; 67: 402-22.

Ⅳ MIBC（筋層浸潤性膀胱癌）

膀胱全摘除術の適応と手術手技
女性の膀胱全摘除術

膀胱癌の罹患率（2012年）は男性が10万人当たり24.7人，女性が8.0人と男性が約3倍高いが，死亡数でみると男性5,308名，女性2,452名（2014年）で差は2.16倍と縮まり，女性のほうが男性よりも予後が悪い印象である。10年相対生存率でみても，男性74.6%，女性62.8%と，女性は生存率が低い（国立がん研究センター統計より）。松田らによれば，限局癌の割合が男性89.5%，女性57.3%，リンパ節転移もしくは隣接臓器浸潤が男性4.8%，女性37.3%と女性は局所浸潤型が多いが，遠隔転移は男性6.1%，女性4.5%で，女性のほうが少ない。浸潤性膀胱癌の死亡は術後3〜4年までに多く，その後は少ない。日本の女性の平均寿命は86.99歳で，75歳女性の平均余命は15.7歳，80歳女性の平均余命は8.40歳である。すなわち，健康な高齢女性であれば，リンパ節郭清をしっかり行い，隣接臓器（子宮，腟，腹膜）も含めた膀胱全摘で，生存率の寄与に貢献できると思われる。一方，比較的若いケースでは性機能の温存のためにも，子宮，腟を温存することも検討される。

解剖

膀胱と子宮，直腸の周りには，潜在的間隙（potential space）が存在する。すなわち，①膀胱前間隙（prevesical space），②傍膀胱間隙（paravesical space），③傍直腸間隙（pararectal space），④後直腸間隙（retrorectal space），⑤膀胱腟間隙（vesicovaginal space），⑥直腸腟間隙（rectovaginal space）の6つの間隙があり，このspaceはavasucularである。このうち，膀胱前，傍膀胱，膀胱腟，直腸腟間隙を展開すると，間隙の外側に介在する支持組織の中に血管，神経がある。子宮を支える支持組織，すなわち，靱帯として，円索（round ligament），広間膜（broad ligament），前葉と後葉，その間に子宮傍組織（parametrium）があり，尿管は後葉に沿うように，子宮頸部のところで，子宮仙骨靱帯の中に入ってくる。その外側やや末梢側に基靱帯（cardinal ligament）があり，子宮動脈が入る。血管系は内腸骨動脈から臍動脈と上膀胱が分枝し，その後，子宮動脈，下膀胱，腟動脈と分枝するが，これらの動脈は1本ではなく，複数分枝することもあり，共通幹を作り，分かれることもある。子宮動脈と卵巣動脈は互いに交通しており，左右の子宮動脈，左右の腟動脈も交通している（**図1，2**）。

図1 膀胱，子宮に入る内腸骨動脈系のシェーマ
臍動脈，子宮動脈，卵巣動脈はネットワークを形成する。

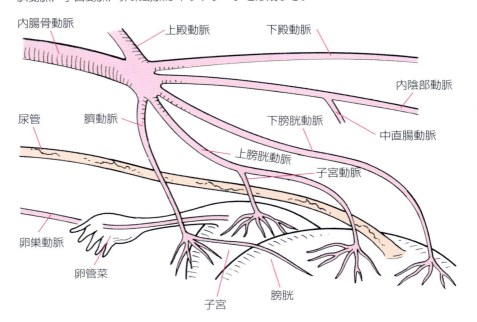

図2 子宮と膀胱のシェーマ

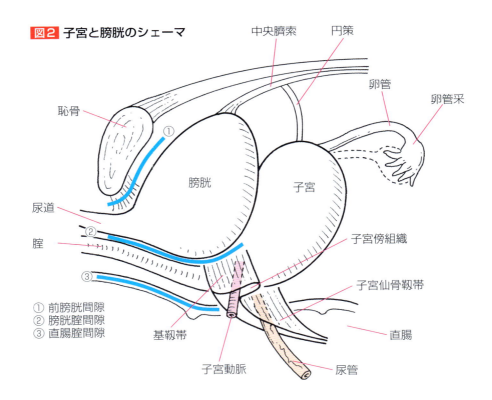

① 前膀胱間隙
② 膀胱腟間隙
③ 直腸腟間隙

術式

　標準的には，血管系の処理，また隣接臓器の子宮への浸潤も考慮し，子宮も併せて摘出する．妊娠を希望される場合や，子宮や腟への浸潤がなく，性機能の温存を希望する場合，子宮，腟の温存を考慮する．われわれは，Studer式代用膀胱を作成する場合も，裏に直腸があれば，代用膀胱の落ち込みはなく排尿は十分可能なため，子宮の温存は必須とは考えていない．

子宮合併切除

◆ 膀胱前腔から側方の展開（円索の切離，リンパ節郭清），尿管の確保

　下腹部正中切開で膀胱前腔に入り，側方を展開する．ここで円索を切離すると，尿管の交差部まで十分な展開が容易である．リンパ節郭清を行い，尿管のテーピングを行う．尿管の血流を考え周囲組織を付けておくことが重要である．膀胱に向かい，尿管の剥離を可及的に進める（図4，5）．尿管が膀胱に入る前には基靱帯があり，子宮動脈，静脈がある．この処理はDouglas窩（子宮直腸窩）切開後でよい．

◆ 腹膜切開，尿膜管の確保

　腹膜を切開し，尿膜管を結紮，切離し，膀胱を挙上する．子宮と卵巣の間に広間膜を認める．

◆ 広間膜の切離

　広間膜は2層よりなる．子宮付属器を温存する場合，子宮付属器ごと切除する場合でラインが変わる（図5，6）．広間膜を切離後，S状結腸外側で腹膜を切開し，S状結腸を内側に圧排し，左の総腸骨動脈，大動脈交差部，仙骨を認識し，郭清

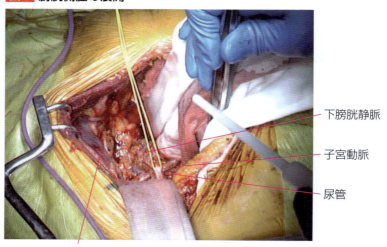

図3 膀胱側腔の展開

下膀胱静脈
子宮動脈
尿管
閉鎖神経

図4 円索の切離

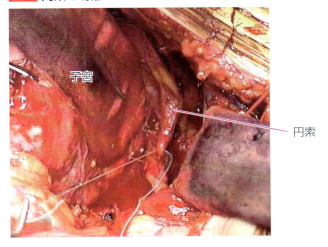

図5 腹腔からみた子宮および付属器，膀胱

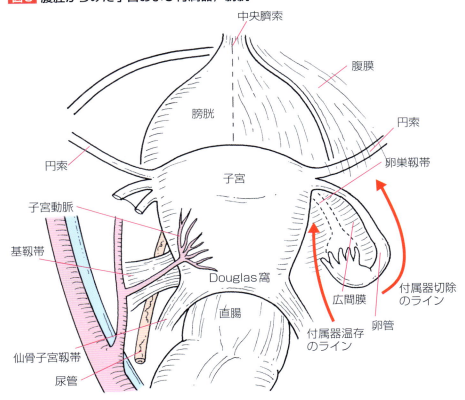

図6 広間膜の切離

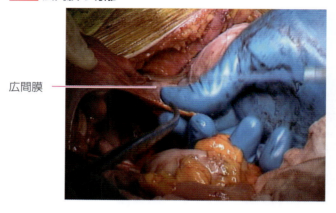

図7 腹腔鏡でみた左外・内腸骨血管系（郭清終了後）

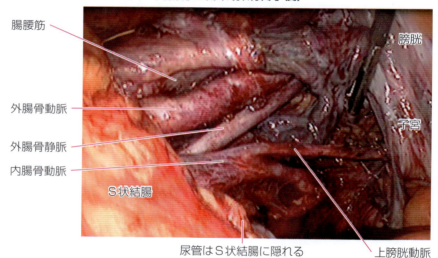

を行う。右も総腸骨動脈に沿うように腹膜を切開し，郭清を行う（図7）。

◆ Douglas窩の切開，子宮頸部の靱帯の処理

　子宮を挙上し，Douglas窩に横切開を置く。直腸前面の脂肪の前のラインで入り，子宮を持ち上げる。正中を剝離すると左右のウイングが持ち上がってくる。ウイングは外側と内側の2層あり，それぞれシーリングで処理をしていく。基靱帯の内側を尿管が通るところまで到達する。尿管を背側に下ろすようにテープを牽引し，基靱帯との間にスペースを作り，基靱帯を結紮し切断する（図8）。膀胱近傍で尿管の末梢側を結紮し，尿管を切離する。尿管にアトムチューブを挿入し，抜けないように一針，固定する。末梢側の糸は切らずにペアン鉗子で把持し，膀胱の牽引に使えるようにする。

　残ったウイングはシーリングにて処理する。この際，先に処理した尿管の膀胱側を腹側に牽引すると見やすくなる。ここで，腟円蓋部も確認され，腟に分布する骨盤神経叢の立ち上がりも確認される。

◆ 静脈叢の処理

　内骨盤筋膜前面の脂肪を丁寧に剥離し，静脈叢，恥骨膀胱靱帯を確認し，それぞれ，結紮もしくはシーリングデバイスで処理をする．内骨盤筋膜は尿道も切除する場合は切開するが，尿道を温存する場合，切開は不要である．女性の静脈叢は男性よりも幅広く，尿道前面から腟にかけて薄く分布する．まとめて集簇結紮で処理をすると，括約筋の血流不全を起こす可能性があり，尿道前面，左右側面と分けて細かく結紮することで，尿道の形を明らかにし，また腟の脇を走る神経叢も認識する．最近は，ソフトバイポーラ，シーリングデバイスの止血力が高いため，血管を1本1本焼いて切りながら，静脈と尿道の間に入る方法も有効と考える（図9～11）．

図8 基靱帯と尿管

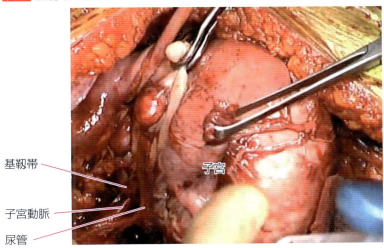

図9 膀胱前面の処理

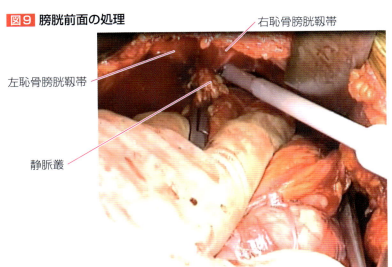

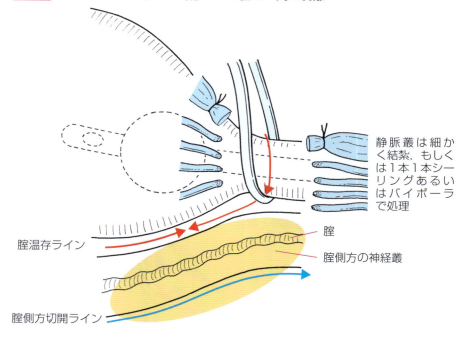

図10 静脈叢の処理と尿道の切離および腟との間の剥離

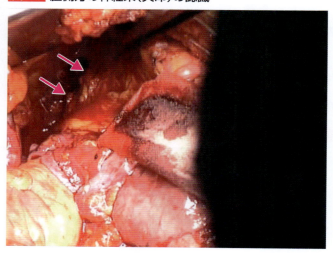

図11 腟側方の神経束（矢印）の認識

◆ 尿道の剥離

ここで，尿道と腟前壁の間を剥離すると，腟の温存が容易である。尿道は膀胱頸部より約5〜7mmくらいのところで切離する。この切離が括約筋に近いと尿禁制に影響するため，このくらいがよいと思われる。尿道カテーテルを抜き，膀胱側断端に直角鉗子をかけ，尿道前壁を切離する。さらに後壁を切離するが，後

壁が奥に引き込まれないように，鋏を膀胱に沿わすようなイメージで切離する。膀胱側尿道にかけた鉗子で軽くテンションをかけながら，膀胱頸部と腟の間の剥離を逆行性に進める。結合織が密であり，腟を下に押すように緊張をかけ，鋭的に結合織を少しずつ切っていく（図10）。尿道も摘出する際には，この段階で骨盤筋膜を切開し，尿道前面と側面を外陰部に向け，鈍的に剥離しておく（図12）。

◆ 腟円蓋部の切開

腟よりペアン鉗子で把持したガーゼを挿入し，円蓋部に十分な緊張をかけ横に切開する（図13）。腟を温存する場合，子宮頸部を持ち上げ，頸部に切り込まないように腟前壁を切離し，腟前壁をアリス鉗子などで把持し，腟前壁を押し下げるようにし，また子宮を持ち上げて膀胱と腟の間の疎な結合織の部分に入り，剥離する。膀胱頸部に近くなると結合織は密となるが，少しずつテンションをかけ

図12 尿道の剥離（尿道摘出時）

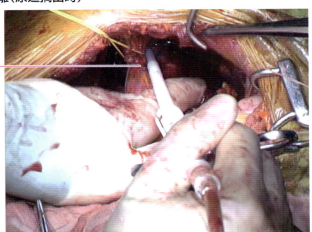

テープをかけた尿道

図13 腟円蓋部の切離

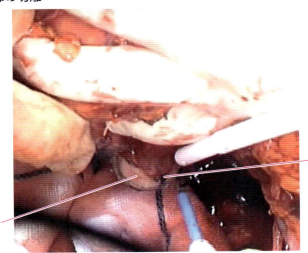

円蓋部

腟の中のガーゼ

ながら切り，尿道を離断した際に作ったスペースにつなげる。両脇の膀胱腟接合部はシーリングで処理をし，膀胱を摘出する。シーリングで止血が困難な場合，接合部の切除端は連続縫合で止血する（図14）。

🔷 腟側壁の切開

腟前壁を温存しない場合は，膀胱と腟の間を剥離せず，円蓋部から腟側壁を切開し外陰部に至る。腟側壁の断端は出血しやすく，バイポーラで止血しながら進み，摘出後，連続縫合で腟を閉じ止血する（図10）

🔷 摘出

尿道を摘出する際には，尿道カテーテルを牽引しながら，外陰部側から，腹壁側から半周，外尿道口周囲に切開を置く。腟を温存するときは，外尿道口周囲背側も切開し，尿道を牽引しながら全周性に尿道を剥離し，腹腔側とつなげ摘出する。すでに腟側壁が十分切開されている場合，外陰部より確認できるため，外尿道口腹側の切開ラインをそのまま腟側壁を切開したラインにつなげ，摘出する（図15）。

🔷 腟の閉鎖

腟を温存した場合，前壁と後壁を結節縫合あるいは連続縫合で閉鎖する。針はやや大きめの丸針を用いる。前壁も切除した場合は縫合のデザインが変わり，腟を筒状にするように閉鎖する（図16）。

子宮を温存する術式

腹膜は開けずに行う方法と，腹膜も合わせて切除する方法がある。

まず，後腹膜的に，膀胱前腔，側腔を展開し，郭清を行っておくのは同様である。また，膀胱恥骨靱帯の切離と陰核背静脈浅枝の処理も先に行っておく。腹膜を開けずに行う場合，腹膜の折り返しの認識は側方から入るほうがわかりやすい（図16）。腹膜，膀胱頂部をアリス鉗子やバブコック鉗子で把持し，テンションをかけながら左右から剥離し，これをつなげるようにする。アリス鉗子で膀胱を把持する位置を適宜変えて，膀胱を持ち上げるようにしながら，子宮との間を電気メスで結合織を少しずつ切りながら剥離していく。テンションがかかっているとスムーズに剥離できる。剥離がスムーズにいかない場合は，膀胱筋層に入っていることが多い。正中は疎な結合織で，剥離は容易である。両脇の膀胱子宮靱帯をシーリングで処理し切離すると，あとは腟との間の剥離となる。両脇の膀胱腟接合部はシーリングで処理，膀胱頸部近くは慎重に少しずつ剥離する。出血する場合は血管束をかくすように，接合部を縫合止血する。尿道の処理は子宮を取る場合と同様である。

腹膜も合わせて切除する場合は，正中で腹膜に縦切開を置く。臍靱帯，尿膜管を結紮し，切離し，膀胱を持ち上げるようにし，膀胱に沿うようなイメージで腹膜を切開し，先に展開した後腹膜スペースに至る。膀胱と子宮の間で腹膜に横切開を置く。この際，膀胱に切り込まないように左右の腹膜の切開ラインから腹膜をすくうように鉗子を通し，腹膜のみを切開する。子宮側の腹膜断端を把持し，

図14 腟前壁と膀胱の間の剥離

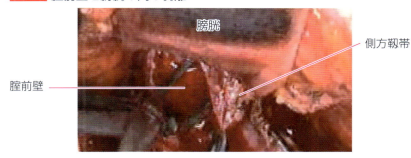

図15 外陰部の処理
ⓐ：腟を温存しない場合は外尿道口腹側よりU字に切開し，そのまま腟を切開し，腹腔側からのラインにつなげる。
ⓑ：腟を温存する場合は外尿道口周囲に円周状に切開を置き，尿道を牽引しながら周囲を剥離する。

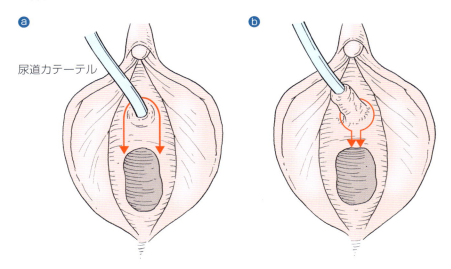

図16 腟の閉鎖（側壁で切除した場合）

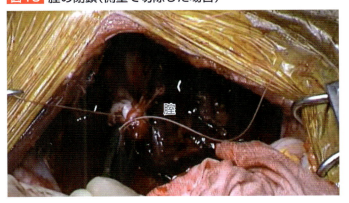

図17 膀胱と腹膜の剥離

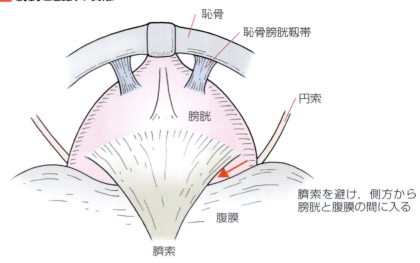

　子宮と膀胱の間を剥離する。外側は出血しやすいため，まず中央を剥離する。膀胱を挙上し，腟は外陰部よりペアン鉗子で把持したガーゼを用い，下に押し下げるようにしながらその間を鈍的に剥離する。剥離は腟に沿うイメージで行う。尿道の移行部まで剥離できたら，少しずつ外側に剥離を広げ，その後に左右の後方靱帯をシーリングする。ここで膀胱を頭側に牽引し，尿道カテーテルも外陰部より軽く牽引すると，膀胱頸部から尿道にかけて腟との間の結合織が認識される。ここに神経血管束があるため，膀胱頸部から尿道寄りで，鋭的に結合織を切離すると神経が温存される。その場合結合織より出血をみるため，少しずつコントロールしながら進む。われわれは，鑷子型のバイポーラで止血しながら進んでいる。神経を温存しない場合は，テンションをかけてシーリングデバイスで処理をする。尿道の処理は子宮摘出時と同様である。

　女性の代用膀胱の成績は，最近ではKoieらの30例の報告がある。彼らによれば，膀胱容量は術後12カ月後で，311 mL，尿禁制率80％と良好である。また，すべて子宮生殖器温存，腹膜外到達法であるが，癌特異生存率も70％と良好である。また，Steinらの201例の女性に膀胱全摘を施行した結果でも，neobladderと回腸導管の間で長期予後に差がないことが示されており，積極的に代用膀胱を作成してもよいようにも思われる。

　以上，女性の膀胱全摘について概説した。

（納谷幸男）

文 献

1) 秋田恵一：骨盤血管解剖：肉眼解剖と画像　I.骨盤内の動脈．日獨医報 2005；第50巻 第4号：pp14-30．

2) 松田智大，丸亀知美，味木和子，祖父江友孝：日本における膀胱癌の性差．JACR　Monograpgh 2006；No16：p77．

3) Moussa MH, Lundgren J, Lee CT, et al: Chapter 20 Radical Cystectomy in Women, Glenn's Urologic Surgery, Eighth edition. Thomas, E Keane, Graham SD, Walters Kluwer, 2016, pp161-171.

4) 山中　望：膀胱全摘術と新膀胱造設術　Studer変法を究める　Ⅲ Neobladderを前提とした女性の膀胱全摘．メジカル

ビュー社，2011，pp74-102．

5) Koie T, Hatakeyama S, Yoneyama T, et al: Uterus-, Fallopian Tube-, Ovary and Vagina-sparing Cystectomy Followed by U-shaped Ileal Neobladder Construction for Female Bladder Cancer Patients: Oncological and Functional Outcomes. UROLOGY, 2010; 75: 1499-504.

6) Stein JP, Penson DF, Lee C, et al: Long-Term Oncological Outcomes in Women Undergoing Radical Cystectomy and Orthotopic Diversion for Bladder Cancer. J Urol, 2009; 181: 2052-9.

Ⅳ MIBC（筋層浸潤性膀胱癌）

神経温存膀胱全摘除術

　近年，ロボット支援前立腺全摘除術の普及により，その拡大視野，微細な操作のおかげで勃起神経温存手術に長けた術者が増えている。前立腺被膜の解剖学的構造の理解も進み，神経温存の精度は上がっている。神経温存膀胱全摘除術は神経温存前立腺全摘除術ができる術者であれば容易に施行可能である。

　膀胱全摘除術の全体的な流れについては「開腹手術」の項に譲り，この項では，そのなかで特に勃起神経温存のために必要な注意点について述べる。

適応

　基本的には前立腺部尿道に癌の浸潤のない新膀胱造設が適応になるような症例に限られる。尿道摘出を伴う回腸導管や尿管皮膚瘻造設症例でも技術的に施行は可能であるが，現実問題としてそのような症例は少ないと思われる。膀胱全摘除術はあくまでも根治を目指した手術であり，特に尿路上皮癌の場合，局所進行症例に対する安易な施行は慎むべきであると考えている。

術前準備

　一般的な膀胱全摘除術と同じである。

体位，麻酔

　一般的な膀胱全摘除術と同じである。尿道摘出を行わない場合は軽い開脚の仰臥位，尿道摘出を行う場合は砕石位である。

術式

術野の展開，リンパ節郭清

　Retzius腔の展開，骨盤リンパ節郭清，順行性術式における膀胱側方の腹膜切開までは神経非温存の術式と変わるところはない。

　神経温存前立腺全摘除術の場合と同様に前立腺周囲の脂肪織は丁寧に除去し，恥骨前立腺靱帯や内骨盤筋膜，膀胱頸部の形態が十分視認できるようにしておく（図1）。

　この時点で，精管は結紮離断され，尿管も血管交差部付近で確保されている（図2）。

DVCの処理

　前立腺周囲の脂肪織を十分に摘除すると，恥骨前立腺靱帯やDVC（dorsal vein complex）浅枝が確認できる。DVC浅枝はシーリングデバイスにて止血離断しておく。前立腺をできるだけ内側に圧排，膀胱を頭側に牽引し，前立腺側方の内骨盤筋膜に十分な緊張をかけると，筋膜の折り返しの部分の少し外側にメッツェンバウムの刃を当てて頭尾側方向に軽く動かすだけで，coldに前立腺側腔が展開される。肛門挙筋，前立腺神経血管束，傍直腸脂肪織にそれぞれ膜1枚が被っている層で展開できるのが理想である（図3）。

　前立腺を背側頭側にツッペル鉗子などで圧排し恥骨前立腺靱帯に十分な緊張をかけながら，恥骨側で靱帯表面からメスで薄く切開を加えると，靱帯背側にときどき走行する血管を損傷することなく恥骨前立腺靱帯を離断できる。その際，視

図1 術野の確保
前立腺周囲の脂肪織を十分に除去する。

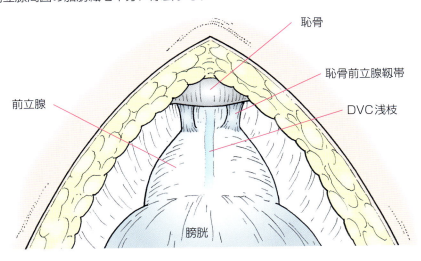

図2 精管の結紮離断と尿管の確保
骨盤内リンパ節郭清が終了し，膀胱側方の腹膜切開が終了したところ。

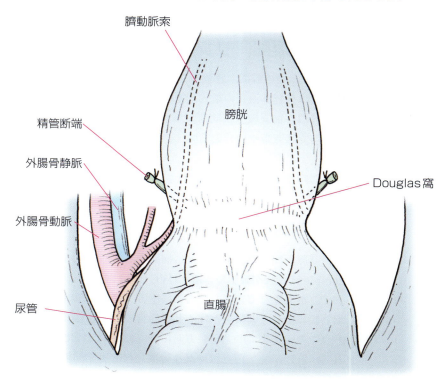

図3 前立腺側腔の展開
左の内骨盤筋膜を切開し，展開したところ。

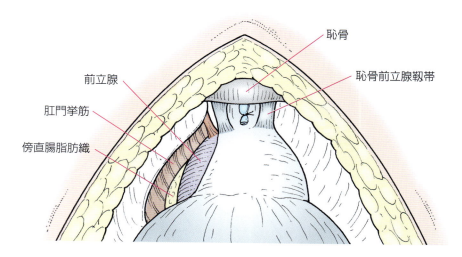

認できる背側血管はシーリングデバイスにて止血離断しておく。

　この操作で尿道側方の無血管野が展開できる(図4)。バンチング鉗子などを用いて前立腺上から尿道へ向かって徐々にDVCに集簇結紮を加えていく。尿道前立腺移行部でDVCと横紋筋性括約筋(rhabdosphincter)の間に貫通結紮糸をかけ，DVCを十分集簇結紮する。その後DVCを切断する(図5)。

　膜構造がはっきりし鈍的に容易に剝離できるような症例では，あえて前立腺側腔の内骨盤筋膜を剝離展開せず，DVCを無結紮で手術を進行し，出血した場合にDVC近傍の内骨盤筋膜を連続縫合で寄せることによって止血することも可能な場合がある。

図4 尿道側方の展開
恥骨前立腺靱帯を切断し，尿道側方を展開する。

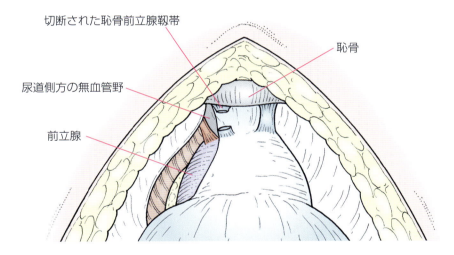

図5 DVCの切断
DVCを十分集簇結紮した後，切断する。

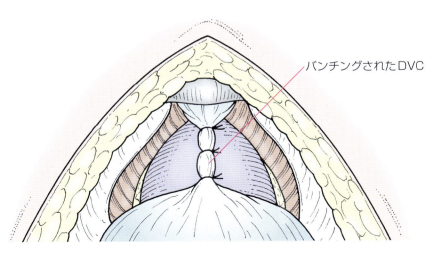

前立腺被膜の切開，神経血管束の剥離操作

　逆行性神経温存前立腺全摘除術と同様に，前立腺体部で被膜に切開を入れ，intraの層が確認できたら，その層を頭側，尾側，背側へと広げていく（図6，7）。このときに正しい層の展開に重要なのは，前立腺被膜に十分な緊張がかかっていることで，膀胱を頭側反対側へしっかり牽引することが肝要である。金属クリップなどで適時止血し，止血に難渋するときは無理をせず，サージセルなどの止血ガーゼをパッキングして圧迫止血しておく。

膀胱血管茎の遊離

　腹腔内へ術野を移し，確保された尿管の直外側を，尿管外膜の層を守りながら前立腺側方の内骨盤筋膜の方向に向かって剥離展開していくと，そこは無血管野であり容易に膀胱血管茎を尿管外側に衝立状に遊離することができる（図8）。このときに重要なのは，膀胱を頭側腹側に吊り上げるようにしっかり緊張をかけることと，尿管を内側に牽引し剥離すべき層をしっかり展開することである（図9）。

膀胱血管茎の離断

　遊離された膀胱血管茎をシーリングデバイスにて膀胱頸部近傍まで止血離断する。この操作で膀胱の可動性が高まり，この後のDouglas窩の腹膜横切開，精囊・精管の露出操作が直視下に行いやすくなる。

図6 前立腺被膜の切開
被膜の切開は，神経血管束から少し離す。

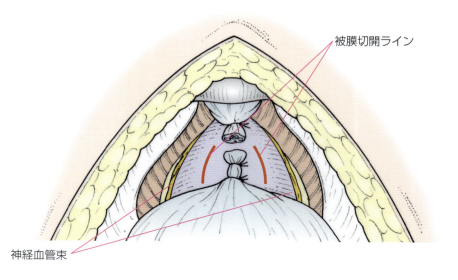

図7 intraの層での被膜剥離
前立腺に十分な緊張をかけることがポイントである。

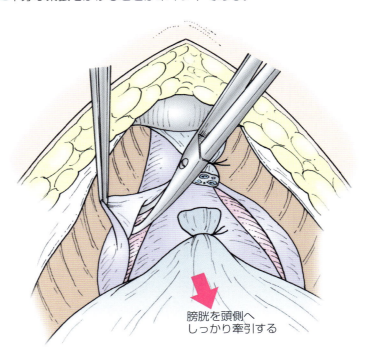

図8 膀胱血管茎の遊離
膀胱，尿管に十分な緊張をかけることで，膀胱血管茎を衝立状にできる。

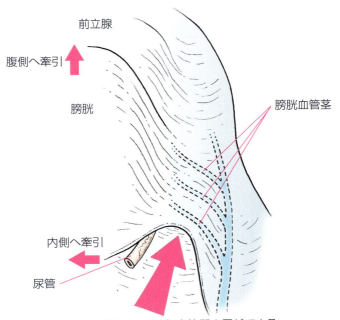

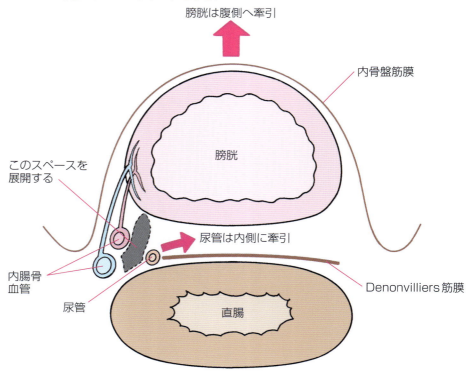

図9 膀胱血管茎の遊離のポイント
膀胱を頭側腹側に吊り上げて緊張をかけることと，尿管を内側に牽引し剥離すべき層をしっかり展開することがポイントとなる。

Douglas窩の腹膜切開，精嚢・精管の露出

　膀胱を腹側尾側へしっかり牽引し，かつ直腸前面に折りガーゼなどを敷いてそれを背側頭側へ圧排すると，横切開すべきDouglas窩の腹膜に緊張がかかり，以後の精嚢・精管の露出操作が直視下にできるようになる。
　腹膜横切開は，腹膜翻転部より2cmほど膀胱側で行い（図10），精管・精嚢の光沢のある外膜面が露出する層で剥離展開し，この部分の膀胱後面の軟部組織をできるだけ温存するように努める。特に精嚢の外側は神経の走行部位になるので，できるだけ精嚢ぎりぎりの層で剥離し，精嚢に流入する血管はクリップなどで止血切断し，できるだけcoldな剥離展開を行う（図11）。

Denonvilliers腔の剥離展開

　精嚢・精管の剥離展開が終わったら，その根部の正中で，Denonvilliers筋膜を切開し（図10），前立腺被膜寄りで剥離層を展開していく。この操作は，ロボット支援前立腺全摘除術でかなり習熟されていると思われるので，それほど難しいものではないであろう。正中から側方に向かって剥離層を展開していく。ある程

度Denonvilliers腔の展開が進んだら，ガーゼをパッキングし，再度Retzius腔からの操作に移る。

図10 腹膜の切開
膀胱，直腸にしっかり緊張をかけると，以後の剥離操作が直視下で行える。

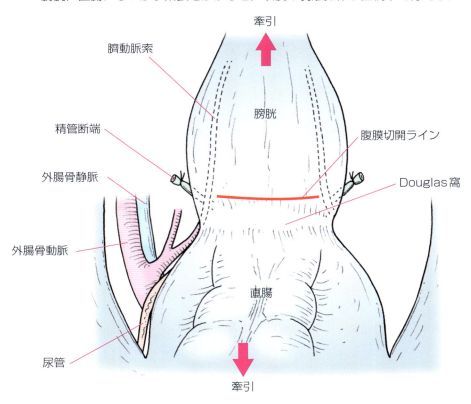

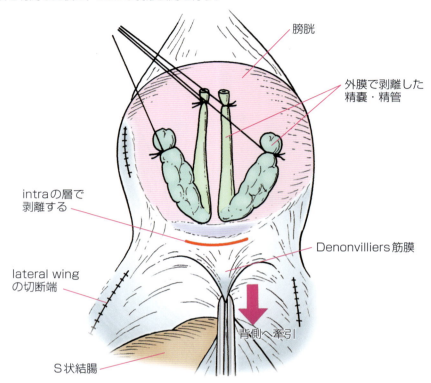

図11 腹膜切開後のDenonvilliers腔の展開
腹膜を切開した後は，coldな剥離展開を行う。

veil techniqueによる神経温存

　先ほど前立腺被膜を切開しintraの層で展開した部分の剥離をDenonvilliers腔にパッキングしたガーゼが確認できるところまで，さらに背側に向かって進める。剥離層が完全に前立腺背面に到達したら，今度は頭側，足側に向かってその層を保ったまま剥離を進める。膀胱側の部分は，頭側，足側から十分に剥離を行い，最後に残った部分はできるだけ前立腺寄りでヘモクリップをかけて離断する。尿道側は尿道側方背側に向かって剥離を進めると，前立腺部中央腹側には被膜構造のない前立腺実質が露出しているので，自然に尿道が全周性に露出される。前立腺尖部の形状が十分確認できたら，前立腺尿道移行部で尿道を鋭的に切断し膀胱前立腺を摘出する(図12)。

図12 veil technique
特に尿道背側の離断は慎重に行う。

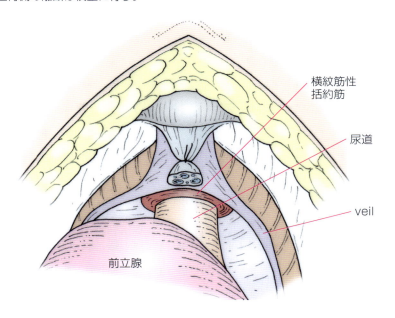

ポイント

　神経温存手術は凝固デバイスが使いにくいので出血に悩まされることが多く，いかにドライな視野を保つかがまず1つ目のポイントである。そのためには膀胱をうまく牽引して，血管茎，前立腺被膜，腹膜等に十分な緊張がかかるようにすることが重要で，緊張がかかっていれば膜1枚1枚を薄く広く切開してさらに緊張をかけ続けることができる。そうすれば正しい剥離層を見失わず，不要な出血を防ぐことが可能になる。

　2つ目は，神経の走行と骨盤臓器の膜構造を熟知していることがポイントで，何を取るかではなく何を残すのかを意識した手術手順を考えることが確実な神経温存につながる。

（山口雷藏）

文献
1) 山中　望：膀胱全摘除術と新膀胱造設術-Studer変法を究める-，メジカルビュー社，東京，2011．
2) 新 癌の外科-手術手技シリーズ2 泌尿器癌，垣添忠生 監，藤元博行 編，メジカルビュー社，東京，2001．
3) Meron M, et al: Vattikuti Institute Prostatectomy, A technique of robotic radical prostatectomy for management of localized carcinoma of prostate: experience of over 1100 case. Urol Clin N Am, 2004；31：701-17．

Ⅳ MIBC（筋層浸潤性膀胱癌）

骨盤内リンパ節郭清の意義

膀胱全摘除術は筋層浸潤性膀胱癌（muscle-invasive bladder cancer；MIBC）に対するgold standard治療である。さらに膀胱を摘出するのみならず，リンパ節郭清術を同時に行うことで，治療成績を向上させることができるとされる。本項では，膀胱全摘除術と同時に施行する骨盤リンパ節郭清術の意義につき，概説する。

摘出リンパ節個数がもつ意味とは？

以前よりリンパ節転移の有無にかかわらず，摘出リンパ節個数が多いほうが予後良好とする報告はあった。しかしその層別化規準となるリンパ節個数は10個あるいは15個程度であり，真の意味での拡大リンパ節郭清が行われていなかった可能性がある。日本人患者における骨盤リンパ節郭清術の摘出リンパ節個数を検討した結果，総腸骨動脈分岐部以下（Level Ⅰ）の郭清では平均14個，大動脈分岐部以下（Level Ⅱ）の郭清では平均21個，上腸間膜動脈根部以下（Level Ⅲ）の郭清では平均40個のリンパ節が摘出された[1]（**図1**）。当然のことではあるが，リンパ節郭清範囲を拡大すると，摘出リンパ節個数は増えることになる。

拡大リンパ節郭清のメリットとは？

実際に広範囲にリンパ節を郭清し，より多くのリンパ節個数を摘出した場合，大別して2つのメリットが考えられる。まず診断的意義が挙げられる。より正確なN stage診断（所属リンパ節以外のリンパ節を郭清した場合はM stageも）が可能となり，再発や癌死の予測に有効である。さらにはアジュバント化学療法の適応決定にも有用かもしれない。もう1つのメリットとして，治療的意義が挙げられる。術前画像診断では認識されなかったmicrometastasisを摘除することにより，治療成績を向上させられる可能性がある。リンパ節転移陽性であっても，摘出リンパ節個数に対する陽性リンパ節個数の割合が小さければ（＝lymph node densityが低い），長期生存の可能性も期待できる[2]。従って理論上は，アグレッシブでクオリティの高い拡大リンパ節郭清は，診断と治療の両者にメリットをもたらすといえそうである。

図1 骨盤リンパ節郭清の範囲

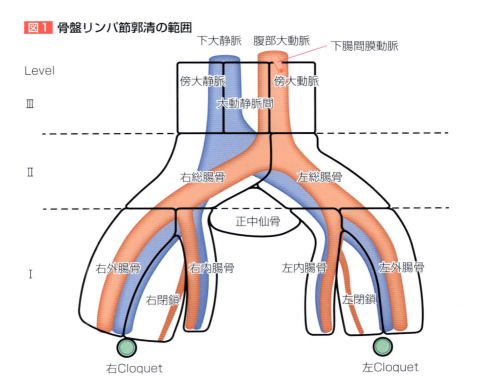

拡大リンパ節郭清は実際にサバイバル・ベネフィットをもたらすか？

　これまでに発表された拡大リンパ節郭清と非拡大リンパ節郭清の比較研究はすべて後ろ向きであるが，比較的クオリティの高い研究がメタアナリシスされている。これらの報告によると，拡大リンパ節郭清術は非拡大郭清と比較して無再発生存期間を延長し，リンパ節転移陽性例のみならず陰性例にも拡大郭清の意義があると結論づけられている[3,4]。しかしメタアナリシスの対照となった研究のほとんどにおいて全生存期間や疾患特異的生存期間のデータがないため，サバイバル・ベネフィットに関しては明らかとはいえない。直接的なエビデンスはないものの，膀胱全摘除術が施行される膀胱癌患者は転移・再発を認めた場合に癌死する可能性が高いことから，無再発生存期間の延長が全生存期間や疾患特異的生存期間の延長に結びつくとみなされているのが実状である。

拡大リンパ節郭清のピットフォール

　拡大リンパ節郭清と非拡大リンパ節郭清を比較したメタアナリシスの結果によると，少なくとも開放手術での拡大リンパ節郭清は，非拡大郭清と比較して有意

に術中・術後合併症を増加させるわけではない[3, 4]。しかし郭清範囲を広げることにより手術時間が延長することは明らかであり，患者の年齢，performance status，併存疾患などの理由で手術時間を短くしたい場合には，拡大郭清を積極的に行わなくてもよいと考えられる。またpTaおよびpTis例では限局郭清で十分であり，拡大リンパ節郭清のメリットはないことも押さえておきたい[5]。

　拡大リンパ節郭清に関する研究結果を解釈する際には，2つの事項につき注意が必要である。1つ目は拡大郭清の定義である。特に2010年以前に発表された論文では，定義がさまざまで混同しやすい[6]（図2）。最近では，大動脈分岐部より頭側で下腸間膜動脈根部までの郭清を"super-extended"と表記する文献[7]が増えつつある。先述のメタアナリシスでは，大動脈分岐部以下までのレベル（図1のLevel Ⅱ）を拡大郭清と定義している[3]。2つ目はWill Rogers現象である[8]。例えば，非拡大郭清で図3aのような集団に対して拡大郭清を施行し，図3bの結果が出たと仮定する。郭清範囲を拡大したことで，非拡大郭清でpN+でもpN−でも，陽性リンパ節数が増加するという仮定である。すると青枠で囲まれた7例が拡大郭清ではpN+という診断になり，まとめ直すと図3cのようになる。その結

図2　拡大リンパ節郭清の定義
論文によって拡大郭清，標準郭清，限局郭清の定義が異なることに注意が必要である。

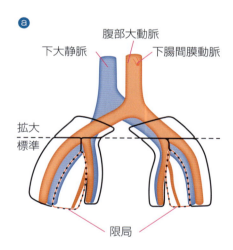

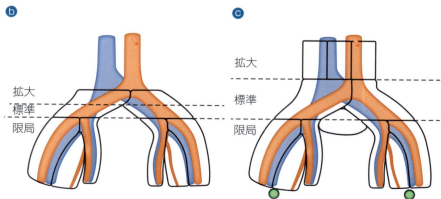

果，従来のpN＋例にそれまでpN－と診断されていた集団が加わり，pN＋群全体の生存率が向上する可能性が高くなる。平均陽性リンパ節個数が減少する可能性も高い。一方，従来のpN－集団は，潜在的pN＋症例が真のpN＋群に移動するため，より条件の良い症例が密集した集団となる。つまりpN－群も生存率が向上する可能性が高い。このように非拡大郭清から拡大郭清にしただけで，自動的に患者の生存率が向上してしまうというトリックが存在することに留意が必要である。

図3 Will Rogers現象の例

非拡大郭清（ⓐ）から拡大郭清に変更（ⓑ）しただけで，リンパ節転移陽性例，陰性例いずれの生存率も自動的に向上したかのような印象を与えてしまう（ⓒ）。

ⓐ

症例	陽性リンパ節個数	
	pN＋	pN－
1	10	0
2	10	0
3	8	0
4	8	0
5	7	0
6	6	0
7	5	0
8	4	0
9	4	0
10	4	0
11	3	0
12	2	0
13	2	0
14	2	0
15	1	0
16	1	0
17	1	0
18	1	0
19	1	0
20	1	0
平均	4.1	0

ⓑ

症例	陽性リンパ節個数	
	旧pN＋	旧pN－
1	15	3
2	10	2
3	10	2
4	8	1
5	8	1
6	7	1
7	7	1
8	5	0
9	4	0
10	4	0
11	3	0
12	2	0
13	2	0
14	2	0
15	2	0
16	1	0
17	1	0
18	1	0
19	1	0
20	1	0

ⓒ

症例	陽性リンパ節個数	
	新pN＋	新pN－
1	15	
2	10	
3	10	
4	8	
5	8	
6	7	
7	7	
8	5	0
9	4	0
10	4	0
11	3	0
12	2	0
13	2	0
14	2	0
15	2	0
16	1	0
17	1	0
18	1	0
19	1	0
20	1	0
21	3	
22	2	
23	2	
24	1	
25	1	
26	1	
27	1	
平均	3.9	0

（文献6より引用）

骨盤リンパ節郭清術の至適範囲：どこまで郭清すればよいのか？

　南カリフォルニア大学とベルン大学の比較研究[7]で興味深い結果が発表されている。両施設ともに陰部大腿神経を外側縁，浅腸骨回旋静脈とCloquetリンパ節を遠位端とし，外腸骨領域，閉鎖領域，Marcille triangle，内腸骨領域を郭清している点が共通であった。これに加え，南カリフォルニア大学ではさらに総腸骨の全領域と下腸間膜動脈根部までの大血管周囲および正中仙骨領域の郭清を行ったのに対し（図4a），ベルン大学では総腸骨領域の郭清は頭側1/3までであり，正中仙骨領域も下腹神経の外側を郭清するに留まっていた（図4b）。その結果，摘出リンパ節個数は南カリフォルニア大学で中央値38個（10〜179個），ベルン大学で中央値22個（10〜60個）と前者が有意に多かったにもかかわらず，両施設間には無再発生存期間にも全生存期間にも差がなかった（図4c, d）。従って，本研究は後ろ向き研究ではあるが，総腸骨領域以下の郭清で十分と考えてよさそうである。

　ドイツで実施された前向きランダム化試験（LEA AUO AB 25/02，NCT01215071）（図5）の結果[9]によると，リンパ節郭清個数中央値は限局郭清で19個，拡大郭清で31個と差を認めた（$p < 0.01$）にもかかわらず，5年無再発生存割合は限局郭清で61.5％，拡大郭清で67％であり，統計学的有意差を認めなかった。両群間には全生存割合にも合併症にも差を認めなかった。サブ解析において，pT2症例のみに拡大郭清の意義が示されたが，pT3以上またはpN+例にはアジュバント化学療法を提示することがプロトコールに明記され，実際pN+例におけるアジュバント化学療法のベネフィットが示された。このため，pT3以上またはpN+例に対する拡大郭清の意義は不明のままである。このように前向き試験であるにもかかわらず，推奨郭清範囲を明確化できていない。

　なおMarcille triangleとは，腸腰筋-椎骨-総腸骨血管で囲まれた領域のことであり，外科的解剖では，総腸骨血管の外側かつ大腰筋の内側かつ近位閉鎖神経および坐骨神経の腹側の領域である[10]。郭清後の術野を図6に示す。

低侵襲手術における骨盤リンパ節郭清のクオリティ

　本邦では腹腔鏡下膀胱全摘除術が保険適用となり，一定の普及がみられている。またグローバルにはロボット支援腹腔鏡下膀胱全摘除術を実施する施設が増えつつある。最近のシステマティック・レビュー[11]によると，ロボット支援で大動脈分岐部以下の郭清を行った報告の摘出リンパ節個数は，10個から43個と施設間差があり，平均21個であった。またリンパ節郭清に100〜120分程度の時間を要

図4 リンパ節郭清範囲に関する大規模比較研究

南カリフォルニア大学では上腸間膜動脈根部まで(ⓐ)，ベルン大学では大動脈分岐部まで(ⓑ)の郭清を行ってきたが，両施設間には無再発生存期間(ⓒ)にも全生存期間(ⓓ)にも差がなかった。

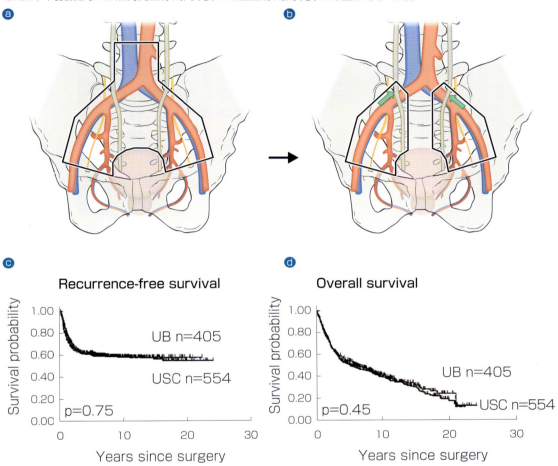

図5 LEA AUO AB 25/02試験のデザイン

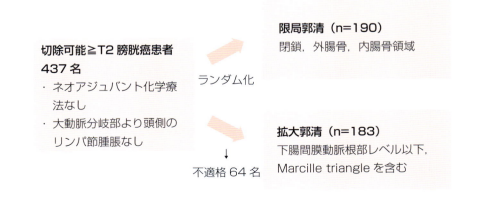

図6 右Marcille triangleを郭清した後の術中所見

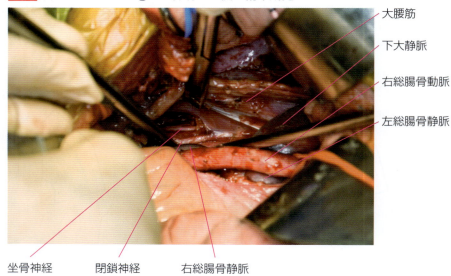

図7 SWOG S1011試験のデザイン

するものの、リンパ嚢腫以外の合併症はほとんどないとされる。なお筆者らが腹腔鏡下膀胱全摘除術時に施行した骨盤リンパ節郭清の摘出個数は、中央値35個（16〜56個）であった（未発表データ）。リンパ節の個数は患者間差、摘出方法（領域ごとか，en blocか）、摘出組織の取り扱い（リンパ節のみに分離するか，他の組織と一体のままか）、標本処理担当者（レジデントか，執刀医か，病理医か）などさまざまな要素により影響を受けるため、施設間の比較は単純にはいかない一面がある。しかし、低侵襲手術においても、郭清野の血管や神経が剥き出しになる

光景は開放手術と同様であり，十分な骨盤リンパ節郭清術が可能と考えてよさそうである。

　これまで述べてきたとおり，MIBCに対しては大動脈分岐部レベル以下のリンパ節郭清術を行うことが推奨される。現在Southwest Oncology Group（SWOG）により大動脈分岐部レベル以下と総腸骨動脈分岐部レベル以下のリンパ節郭清を比較するランダム化試験が実施されている（SWOG S1011, NCT01224665）（図7）。本試験により，MIBCの至適郭清野が変わる可能性もあるので，その結果に注目したい。

（北村　寛）

文 献

1) Kitamura H, Takei F, Nishida S, et al: Lymph node metastasis mapping in extended lymphadenectomy to the level of the inferior mesenteric artery for bladder cancer. Int J Clin Oncol, 2012 ; 17 : 63-8.

2) Ku JH, Kang M, Kim HS, et al: Lymph node density as a prognostic variable in node-positive bladder cancer: a meta-analysis. BMC Cancer, 2015 ; 15 : 447.

3) Bi L, Huang H, Fan X, et al: Extended vs non-extended pelvic lymph node dissection and their influence on recurrence-free survival in patients undergoing radical cystectomy for bladder cancer: a systematic review and meta-analysis of comparative studies. BJU Int, 2014 ; 113 : E39-48.

4) Mandel P, Tilki D, Eslick GD: Extent of lymph node dissection and recurrence-free survival after radical cystectomy: a meta-analysis. Urol Oncol, 2014 ; 32 : 1184-90.

5) Abdollah F, Sun M, Schmitges J, et al: Stage-specific impact of pelvic lymph node dissection on survival in patients with non-metastatic bladder cancer treated with radical cystectomy. BJU Int, 2011 ; 109 : 1147-54.

6) Kitamura H, Masumori N, Tsukamoto T: Role of lymph node dissection in management of bladder cancer. Int J Clin Oncol, 2011 ; 16 : 179-85.

7) Zehnder P, Studer UE, Skinner EC, et al: Super extended versus extended pelvic lymph node dissection in patients undergoing radical cystectomy for bladder cancer: a comparative study. J Urol, 2011 ; 186 : 1261-68.

8) 北村　寛，塚本泰司：膀胱癌の手術療法『リンパ節郭清術』．日本臨牀，2010 ; 68（増4）: 282-6.

9) https://www.bladdercancerjournal.com/limited-versus-extended-pelvic-lymphadenectomy-patients-bladder-cancer-undergoing-radical-cystectomy

10) Dangle PP, Gong MC, Bahnson RR, et al: How do commonly performed lymphadenectomy templates influence bladder cancer nodal stage? J Urol, 2010 ; 183 : 499-504.

11) Yuh B, Wilson T, Bochner B, et al: Systematic review and cumulative analysis of oncologic anc functional outcomes after robot-assisted radical cystectomy. Eur Urol, 2015 ; 67 : 402-22.

Ⅳ MIBC（筋層浸潤性膀胱癌）

高齢者に対する
膀胱全摘除術の適応

　2015年に，総務省は日本の総人口のうち65歳以上の高齢者の割合が26.6％となり，80歳以上の人口が1,000万人を超えたことを発表し，わが国は高齢者人口が21％を超える超高齢社会の時代に突入した[1]。近年は加齢によって生じる生理的予備能の低下，脆弱性の亢進をフレイルという概念で呼称するようになり，健康寿命の増進に関心が高まっている。

　膀胱癌は70歳以上の高齢者に多く認められる疾患であり，平均寿命が延長すれば患者数が増加することは容易に想像できる。実際に，2002年にわが国の70歳以上の膀胱癌患者は約9,800人であったが，2011年には14,000人を超えた（**表1**）。一部の筋層非浸潤性膀胱癌と，筋層浸潤性膀胱癌に対する根治治療は膀胱全摘除術だが，決して少なくない周術期合併症の頻度が報告され，泌尿器科手術のなかでも侵襲性の高い手術である。今日，高齢者，特に後期高齢者の患者に膀胱全摘除術の適応を決定するのに難渋することは臨床の現場で決して少なくない。本項では高齢者の膀胱全摘除術に対して現状を概説し，問題点を提示したい。

高齢者膀胱全摘除術の
周術期合併症について

　現在までに，膀胱全摘除術の合併症，生存率，死亡率は数多く報告されている。全年齢対象では2012年にTakadaらが多施設共同研究にて1997年から2010年ま

表1 わが国の高齢者膀胱癌の罹患数・死亡数
2002年と2011年の膀胱癌罹患数の比較，および2014年の膀胱癌死亡数

年度＼年齢	70〜74	75〜79	80〜84	＞85	total
罹患数					
2002	2,883	2,781	1,961	2,176	9,801
（男女比）	(2,294：589)	(2,153：628)	(1,321：640)	(1,304：872)	(7,072：2,729)
2011	3,145	3,373	3,725	4,026	14,269
（男女比）	(2,505：640)	(2,626：747)	(2,756：969)	(2,425：1,601)	(10,312：3,957)
死亡数					
2014	796	1,195	1,575	3,046	6,612
（男女比）	(630：166)	(851：344)	(1,100：475)	(1,826：1,220)	(4,407：2,205)

（文献1より引用改変）

でに行われた膀胱全摘除術928例を検討し，手術を行った68例の患者に術後合併症を認め，術後90日以内の死亡率が約2%であることを報告した[2]。Fonteyneらは高齢者の膀胱全摘除術に関して若年者と比較検討した42論文を用いてシステマティックレビューを行った[3]。彼らの報告では，高齢者は若年者と比較して全生存期間が短く（**表2**），術後90日以内死亡率が高いと集計している（**表3**）。高齢者は死亡率や合併症率が高く，生存率が低い印象を受けるが相反する報告も存在する[4, 5]。年齢以外の因子による術後経過への影響は否定できないが，高齢者であるということだけでも膀胱全摘除術後周術期合併症のリスク因子になることは十分に考慮すべきである。

表2 膀胱全摘除術後の年齢別全生存率

著者	N	観察項目	＜60	60〜64	65〜69	70〜74	75〜79	80〜84	≧85	P値
Hafron, et al. 2005	288	生存期間中央値	70.4か月			38.9か月				＜0.001
Horovitz, et al. 2012	605	3年全生存率	70%	67%		66%		58%		0.4
Figueroa, et al. 1997	1,168	5年全生存率		63%			53%			0.001
Rink, et al. 2011	390	5年全生存率		57%			41%			0.16
Liberman, et al. 2011	12,722	10年全生存率		42%		25%		10%		＜0.001
Pollack, et al. 1994	338	10年全生存率		36%			25%			0.03
Guillotreau, et al. 2012	146	5年全生存率		87%			75%			0.03
Fontana, et al. 2015	180	5年全生存率		50%			50%			有意差なし
Bostrum, et al. 2009	248	10年全生存率	52%	50%			39%			0.159
Nisjiyama, et al. 2004	1,113	5年全生存率		71%		65%	60%	56%		0.001
Leveridge, et al. 2015	3,320	5年全生存率		40%		34%	28%	23%		＜0.001
Fairey, et al. 2012	2,263	5年全生存率	62%	60%		55%		36%		＜0.0001
Patel, et al. 2015	804	5年全生存率	60%	45%		41%		30%		＜0.001
Hara, et al. 2016	254	5年全生存率		63%			62%			0.983

（文献3より引用改変）

表3 膀胱全摘除術後の年齢別周術期（術後90日以内）死亡率

OR：Odds Ratio：オッズ比

著者	N	観察項目	59≧	60〜64	65〜69	70〜74	75〜79	80〜83	84	≧85	P値
Fairey, et al. 2012	2,263	術後90日以内死亡	対照	OR: 1.46		OR: 1.6		OR: 2.98			0.004
Isbarn, et al. 2010	5,510		OR: 1.2	OR: 2.3		OR: 5.8		OR: 7.9		OR: 14.3	＜0.001
Schmid, et al. 2015	570		対照					OR: 1.3			0.7
Schiffmann, et al. 2014	5,207		有意差なし		対照	OR: 1.6 (p=0.001)		OR: 2.4 （p＜0.001）			
Liberman, et al. 2011	12,722		対照			OR: 2.80 (p＜0.001)		OR: 5.02 （p＜0.002）			

（文献3より引用改変）

高齢者に対する腹腔鏡手術，ロボット支援手術と開腹手術

　2012年に本邦では腹腔鏡下膀胱全摘除術（laparoscopic radical cystectomy；LRC）が保険収載され，積極的に導入を行っている施設が増加している。腹腔鏡手術は一般的に低侵襲であり，術後疼痛の軽減，感染リスクの低下，拡大視野の確保，気腹による出血量の低減などのさまざまなメリットがある[6]。近年ではロボット支援腹腔鏡下膀胱全摘除術（robot assisted radical cystectomy；RARC）の報告も散見されており，鏡視下手術の発展が著しい。低侵襲であるこれらの鏡視下手術は高齢者にこそふさわしい手術と考えられる。いずれも75歳以上の患者を対象とした過去の報告では，LRC（**表4**），RARC（**表5**）ともに開腹膀胱全摘除術（open radical cystectomy；ORC）より手術時間は長い傾向にあるが出血量が少なく，術後合併症，在院日数も少ない傾向にある[7,8]。また伊藤らは，LRCを行った75歳以上の高齢者と74歳以下の若年者を比較して，出血量，輸血量，在院日数，Clavian-Dindo分類Ⅱ以下の腎盂腎炎を除く合併症頻度に有意差がなかったと報告している[9]。このように，LRCおよびRARCは高齢者に対して利点の多い術式

表4 75歳以上の患者に対するLRCとORCの比較

	開腹膀胱全摘除術	腹腔鏡下膀胱全摘除術
N	25	21
手術時間（中央値）	337min	418min
出血量（中央値）	500mL	400mL
イレウス	28%	4.8%
感染	40%	9.6%
全生存期間	有意差なし	
癌特異的生存期間	有意差なし	
無再発生存期間	有意差なし	

（文献7より引用改変）

表5 75歳以上の患者に対するRARCとORCの比較

	開腹膀胱全摘除術	ロボット支援腹腔鏡下膀胱全摘除術
N	20	20
手術時間（中央値）	370min	461min
出血量（中央値）	600mL	275mL
在院日数（中央値）	14.5日	7日
合併症頻度	35%	10%

（文献8より引用改変）

といえるが，高齢者を対象とした報告はいまだ少ないのが現状である。エビデンスレベルをより確立させるために，選択的バイアスや縮小バイアスの影響が少ない前向きな大規模臨床研究による評価が期待される。

高齢者に対する尿路変向術

　高齢者に対する尿路変向術の選択は難しい。若年者では日常生活動作（activities of daily living；ADL）や外観から腸管利用尿路変向術が選択されることが多い。しかし，非腸管利用の尿管皮膚瘻造設術と比べると一般的に手術侵襲が高いと認識されており，生理的予備能の低下した高齢者に適応を躊躇することは少なくない。高齢者の尿路変向術に関する報告として，武中らは新膀胱造設術施行例について検討した[10]。手術関連死は高齢者群（年齢中央値73歳）が若年者群（年齢中央値60歳）と比較して有意に多く（4.2% vs 0.18%），腎盂腎炎以外の術後合併症発生に有意差は認めなかった[10]。また，Navonらは尿禁制型ストーマであるIndiana pouch造設術を行った75歳以上の高齢者に関して検討し，75歳未満の若年群と比較して，術後早期および晩期合併症や在院日数に有意差はなかったと報告している[11]。一方で，腸管利用尿路変向術に否定的な報告もあり，DeliveliotisらはAmerican Society of Anesthesiologist（ASA）physical status score 3以上である75歳以上高齢者の尿路変向において回腸導管造設術は尿管皮膚瘻造設術と比較して合併症の頻度，集中管理必要日数，在院日数が有意に高かったとしている[12]。従って，手術経験の豊富な施設では若年者と同様に腸管利用尿路変向術は高齢者においても十分に適応となりうるが，全身状態の把握により一層努めなければならない。また，全身状態以外にも患者背景や退院後の支援体制に注意を向け，より適正な尿路変向術の導入に努めることも重要である。

高齢者に対する膀胱全摘除術の適応

　前述したように，膀胱全摘除術の術後経過の予見は年齢以外にも多くの因子があると考えられている。過去の報告では体重，body mass index（BMI）などの身体測定因子や血清アルブミン値のようなバイオマーカー，またCharlson comorbidity index（CCI）やASA physical status scoreといった全身状態を把握するためのscoring toolの評価が，周術期死亡や合併症発生の予見に有用との報告がある[13, 14]。根治性を求めるだけでなく，より安全で健康寿命を損なわないことが高齢者に対しても必要である。術後経過予測因子や全身状態評価ツールを統合し，チームカンファレンスでdecision makingを行うことが望ましい。以下に患者の全身状態を把握するために役立つツールを記述する。

フレイル

　加齢による予備能の低下および脆弱性の亢進を表す"Frailty"という概念が海外から示され，2014年に日本老年医学会は本邦での呼称を「フレイル」と提示した。フレイルは身体活動の低下により低栄養，筋力低下をきたし，身体活動がより一層低下するという負の循環から生じる身体的・精神的・社会的問題を捉えた概念である。サルコペニアやロコモティブシンドロームといった老年病や，悪性腫瘍や炎症性疾患によるカヘキシアはフレイルと密接な関係があるといえる[15]（図1）。その診断方法はさまざまな定義が存在するが，比較的広く受け入れられているcardiovascular health study（CHS）基準では体重減少・易疲労性・活動性低下・筋力低下・歩行速度の5項目のうち3つ以上を併せ持つ状態でフレイルと評価され，わが国では地域在住高齢者の約10%がフレイルを呈しているとの報告がある[16]。外科領域においてはCanadian study of health and aging frailty indexを基に作成されたmodified frailty indexの有用性に関する報告がある[17,18]（表6）。

　フレイルは加齢とともにその割合が増大することが予想されるため，泌尿器科医の認知度は高いとはいえないが，フレイルの診断，把握は膀胱全摘除術の適応に際して重要なファクターとなりうる。

CGA（comprehensive geriatric assessment）

　健康寿命の増進を図るさまざまな取り組みのなかで，悪性腫瘍領域にもCGAを積極的に導入する報告が多い。CGAとは複数疾患，慢性疾患を抱えている高齢者の問題点を把握し，疾患治療とともにquality of life（QOL）の維持および悪

図1 フレイルと膀胱癌の関係
フレイル，サルコペニア，カヘキシアと膀胱癌の関係図

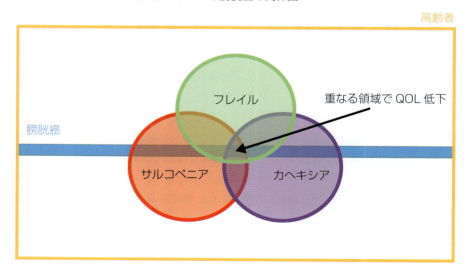

化を予防するための高齢者機能評価である。基本的な評価項目は生活機能，認知機能，精神機能（情緒・気分・幸福度），コミュニケーション，社会的環境（家庭環境，介護者，支援体制）などが挙げられ，前述のフレイルもCGAの構成要素の一つといえる[19]（**図2**）。**表7**に外科領域でのCGAによる有効性の報告を示す[20]。CGAの問題点として，包括的機能評価のため時間浪費の面から外科医向きとは言い難いことが挙げられる。今後もより正確で簡便なassessmentツールの研究，開発が期待される。

表6 Modified Frailty Index(MFI)

項目	score
生活介助が部分的にでも必要な状態	1
糖尿病あり	1
慢性閉塞性呼吸疾患あり	1
うっ血性心不全あり	1
6カ月以内の心筋梗塞の既往あり	1
1カ月以内のPCI，心臓手術の施行歴，または狭心症の既往あり	1
高血圧あり	1
感覚障害あり	1
末梢血管障害あり（手術歴または間欠性跛行あり）	1
TIA発作の既往あり	1
脳血管障害の既往あり	1

PCI : percutaneous coronary intervention, TIA : transient ischemic attack

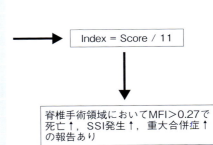

SSI : Surgical Site Infection

（文献17，18より引用改変）

図2 comprehensive geriatric assessmentの概念図

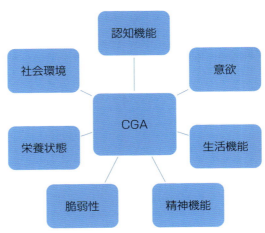

（文献19より引用改変）

表7 外科領域手術でのCGAの有効性

著者	年度	手術領域	主な評価項目	予見因子
PACE et al.	2007	主に胸腔・消化管・泌尿生殖器領域	死亡率，合併症率在院日数	IADL，BFI，ASA
Fukuse et al.	2005	主に胸腔領域	手術時間，合併症率在院日数	MMSE，ADL
Kothari et al.	2011	主に胸腔・食道領域	死亡率，合併症率，在院日数，退院先	IADL，GDS体重
Kristjannson et al.	2010	消化管領域	死亡率，合併症率，再入院率，術後住居環境	フレイルスコア
Tan et al.	2012	消化管領域	死亡率，合併症率，再手術率	体重，服薬数フレイルスコア
Badgwell et al.	2013	消化管領域・肝臓	合併症，在院日数，介護施設への入所率，再入院率	ECOG-PS，ASA体重

BFI：Brief Fatigue Inventory, ECOG-PS：Eastern Cooperative Oncology Group-Perfomance Status Scale, ASA：American Society of Anesthesiologist（physical status score）, IADL：Instrumental Activities of Daily Living, MMSE：Mini-Mental State Examination

（文献20より引用改変）

高齢者膀胱全摘除術の decision making

　高齢者の膀胱全摘除術に関して，日本泌尿器科学会，欧州泌尿器科学会，米国泌尿器科学会の見解をまとめると，全身状態の良好な高齢者には適応を肯定する意見が多いが，明確なガイドラインや治療適応のフローチャートはなく，その decision makingは患者の年齢や担当医のやや直感的ともとれる耐術能評価，術後QOLの解釈に依存していると言っても過言ではない。医療がオーダーメイド化している現代では，より良い決定を行うために高齢者膀胱全摘除術の評価ツール作成が前述のフレイルやサルコペニア，健康関連QOL，そしてCGAなどの概念をもとに行われている。いずれも有用性を示唆する報告も散見されるが，その研究は単一施設，レトロスペクティブなものが多く，今後はシステマティックレビューによる報告の統合や，有用性が高いと示唆された評価項目の大規模前向き研究の実施が必要と考える。

（呉　彰眞，武藤　智，堀江重郎）

文献

1) 総務省統計局：人口等基本集計結果：平成28年国勢調査. 2015

2) Takada N, Abe T, Shinohara N, et al: Peri-operative morbidity and mortality related to radical cystectomy: a multi-institutional retrospective study in Japan. BJUI int 2012；110：E756-64.

3) Fonteyne V, Ost P, Bellmunt J, et al: Curative treatment for muscle invasive bladder cancer in elderly patients: A systematic review. Eur Urol 2017 May 3

4) Soulie M, Straub M, Game X, et al: A multicenter study of the morbidity of radical cystectomy in select patients with bladder

cancer. J Urol 2002 ; 167 : 1325-8.

5) Figueroa AJ, Stein JP, Dickinson M, et al: Radical cystectomy for elderly patients with bladder carcinoma: an updated experience with 404 patients. Cancer 1998 ; 83 : 141-7.

6) 澤田篤郎, 奥村和弘：腹腔鏡下膀胱全摘除術～術式の確立を目指して～ Jpn J Endourol 2013 ; 26 : 98-103.

7) Zeng S, Zhang Z, Yu X, et al: Laparoscopic versus Open Radical Cystectomy for Elderly Patients over 75 - years -old: A Single Center Comparative Analysis. PLoS One 2014 ; 9 : e98950.

8) Richards KA, Kader AK, Otto R, et al: Is robot-assisted radical cystectomy justified in the elderly? A comparison of robot versus open radical cystectomy for bladder cancer in elderly ≥ 75 years old. J endourol 2012 ; 26 : 1301-6.

9) 伊藤克弘, 植村俊彦, 上戸　賢, 他：高齢者に対する腹腔鏡下膀胱全摘除術の検討. 泌尿器科紀要. 2015 ; 61 : 479-85.

10) 武中　篤, 酒井伊織, 寺川智章, 他：80歳以上の超高齢者浸潤性膀胱癌に対する外科的治療. 西日本泌尿器科 2010 ; 72 : 376-83.

11) Navon JD, Wong AK, Weinberg AC, et al: A comparative study of postoperative complications associated with the modified Indiana pouch in elderly versus yonger patient. J Urol 1995 ; 154 : 1325-8.

12) Deliveliotis C, Papatsoris A, Chisofos M, et al: Urinary diversion in high - risk elderly patiens: modified cutaneous ureterostomy or ileal conduit? Urology 2005 ; 66 : 299-304.

13) Morgan TM, Keegan KA, Barocas DA, et al: Predicting the probability of 90-day survival of elderly patients with bladder cancer treated with radical cystectomy. J Urol 2011 ; 186 : 829-34.

14) Hollenbeck BK, Miller DC, Taub D, et al: Identifying risk factors for potentially avoidable complications following radical cystectomy. J Urol 2005 ; 174 : 1231-7.

15) フレイル―超高齢社会における最重要課題と予防戦略. 葛谷雅文, 雨海照祥 編, 医歯薬出版, 東京, 2014.

16) 島田裕之：フレイルの基準と実態. Geriat Med 2017 ; 55 : 7-10.

17) Chappldi MR, Kates M, Patel HD, et al: Frailty as a maker of adverse outcomes in bladder cancer patients undergoing radical cystectomy. Urol Oncol 2016 ; 34 : 256 : e1-e6.

18) Ali R, Schwalb JM, Nerenz DR, et al: Use of the modified frailty index to predict 30-day morbidity and mortality from spine surgery. J Neurosurg Spine 2016 ; 25 : 537-41.

19) 長寿科学総合研究CGAガイドライン研究班：高齢者総合的機能評価ガイドライン. 鳥羽研二 監, 厚生科学研究所, 東京, 2003.

20) Feng MA, MCMillan DT, Crowell K, et al: Geriatric Assessment in Surgical oncology: a systematic review. J Surg Res 2015 ; 193 : 265-72.

Ⅳ MIBC（筋層浸潤性膀胱癌）

膀胱全摘除術後の再発危険因子

　浸潤性膀胱癌，および治療抵抗性非浸潤性膀胱癌に対する根治的治療は膀胱全摘除術である。本手術は，泌尿器科標準手術のなかで最も侵襲の大きな術式の一つであり，術後も再発の有無，腎機能の推移，代用膀胱造設後であれば排尿状態のフォローなど，綿密な術後経過観察が必要である。

　再発の多くは術後2〜3年に生じ，局所再発に比較し遠隔転移の頻度が高いと考えられている[1,2]。一般的には組織学的深達度，組織学的異型度，リンパ節転移の有無，切除断端の状態など，病理組織学的所見が再発のリスク因子の中心に位置付けられる。また，再発に対しては全身化学療法が施行されると思われるが，多くの場合，長期の病勢コントロールには限界がある。さらに上部尿路再発や尿道再発については，さらに長期の経過観察中に生じてくる可能性がある[3]（**表1**）。

　本項では，膀胱全摘除術後の再発危険因子に関して，①特に局所再発，上部尿路再発，尿道再発のリスク因子，②診断から膀胱全摘除術施行までの期間に関する話題，③近年のロボット支援手術を代表とする低侵襲手術と再発部位に関する話題，④患者年齢と再発リスクに関する話題，⑤膀胱全摘後の予後予測ノモグラム，⑥分子生物学的アプローチを用いた再発リスク評価の可能性，について概説する。

局所再発，上部尿路再発，尿道再発のリスク因子

　冒頭に記述したように，膀胱全摘除術の再発は，肺，遠隔リンパ節転移，肝臓，骨転移といった遠隔転移の出現の頻度が最も高いが，その他の部位の再発に関しても，術後の経過観察中に注意を払う必要がある。

　局所再発の予測に関してChristodouleasらは，pT stage（≦pT2 vs ≧pT3），摘出標本の断端（negative vs positive），摘出リンパ節個数（＜10 vs ≧10）を組み合わせたモデルを開発し，開発コホート（n=442）での予測率が69%，Southwestern Oncology Group（SWOG）8710研究コホート（n=264）を用いた外部検証での予測率が73%であったと報告している[4]。また，Cornuらは単一施設903例の検討において，①53例（5.9%）で術後局所再発を生じた，②疼痛が診断につながる最も頻度の高い症状であった，③再発後の50%生存期間は9カ月であった，④pT3以上，リンパ節転移陽性が多変量解析での独立したリスク因子であった，⑤有棘細胞癌（squamous cell carcinoma；SCC）の組織型を含むことが局所再発後の予後不良因子であった，と報告している[5]。

表1 根治手術後の再発の様式

1. 遠隔転移　20〜50%
2. 局所再発　5〜15%
3. 上部尿路再発　0.75〜6.4%
4. 尿道再発　1.5〜9.0%

2015年版膀胱癌診療ガイドラインより抜粋

表2 上部尿路再発のリスク因子

- 全摘病理が非筋層浸潤癌，CIS病変の合併
- 全摘病理がpN0
- 全摘病理で尿管断端，尿道断端が陽性
- 全摘病理で尿管に腫瘍を認める
- 多発性膀胱癌，再発性膀胱癌
- Low grade tumor
- 上部尿路癌の既往

（文献7より引用改変）

上部尿路再発について，Picozziらは先行22研究のメタアナリシスの結果（n=13,185），全摘時の病理で，①上皮内癌（carcinoma in situ；CIS）病変を合併すること，および非筋層浸潤癌，②pN0，③尿管もしくは尿道断端が陽性，④多発する腫瘍，⑤low grade腫瘍（G1），⑥上部尿路癌の既往をリスク因子として報告している[6]。またVolkmerらは，単一施設（University of Ulm）1,420例の検討で，25例（1.8%）で上部尿路再発を生じ，CISの既往，再発性膀胱腫瘍の既往，非筋層浸潤癌，全摘標本において尿管に癌を認めること，をリスク因子として報告している[7]（**表2**）。

尿道再発のリスク因子に関しては，前立腺部尿道に癌を認めること，多発性腫瘍，non-orthotopic diversion，非筋層浸潤癌，尿道断端陽性などが報告されている[8〜10]。

診断から膀胱全摘除術施行までの期間に関する話題

再発とは直接関連がないが，近年，筋層浸潤癌の診断から膀胱全摘までの期間について，3カ月以上の待機時間を有する症例では摘出標本病理でのアップステージングの割合が高く，また予後も不良であったとする報告があり，EAUガイドラインにおいても筋層浸潤癌の診断から3カ月以内の膀胱全摘が勧められている[11]。例えばSanchez-Ortizらは，189例の筋層浸潤癌に対する膀胱全摘症例の

検討において，待機時間が12週を超えた症例ではpT3以上もしくはpN+の症例の割合が84％（16/19）であったのに対し，12週未満の症例では48.2％（82/170）であったと報告している（p＜0.01）。また癌特異的生存率についても，12週以上の待機時間は独立した予後不良因子であったと報告している（adjusted hazards ratio 1.93，95％CI 0.99〜3.76，p = 0.05）[12]。ただし，Bruinsらは，ネーデルランドの癌登録データ（n=1,782，2006〜2010）においては，3カ月以上の待機時間はoverall survivalと関連がなかったと報告しており，決着はついていないようであるが[13]，尿路上皮癌の性質を考えると，速やかに治療方針を決定し根治的治療に入ることは肝要であろう。ちなみにネオアジュバント化学療法施行症例での膀胱全摘施行までの遅延に関しては，データは少ないが制癌性を損なうものとはならないと報告されている[13,14]。

ロボット支援手術を代表とする低侵襲性手術の再発部位に関する話題

　近年の腹腔鏡手術手技は膀胱全摘除術にも応用され，2012年には，本邦においても腹腔鏡下膀胱全摘除術が保険収載されている。特に海外においてはロボット支援膀胱全摘除術の中・長期の治療成績が蓄積されつつある。その多くは，開放膀胱全摘除術の成績に比較し遜色がないとする報告であるが[15]，術後の再発部位に関して注目しておくべき報告を紹介したい。

　Nguyenらは，単一施設で施行された開腹膀胱全摘除術120例（観察期間中央値30カ月），ロボット支援膀胱全摘除術263例（観察期間中央値23カ月）の後ろ向き比較研究において，術後2年以内の局所再発率（開腹23％，ロボット18％），遠隔転移（開腹36％，ロボット29％）に関して両群に差を認めなかったが，ロボット群で骨盤外リンパ節の再発（ロボット23％ vs 開腹15％）および腹膜播種の頻度が高かった（ロボット21％ vs 開腹8％）と報告している[16]。また，Albisinniらは，ヨーロッパ多施設前向きデータベースを利用した研究において，腹腔鏡下膀胱全摘除術の病理がpT2N0R0以下の症例311例を対象に，術後の再発部位を検討している。①術後24カ月の間に27例（8.7％）の再発症例を観察し，1例は明らかに回収バッグの破損が再発にかかわっていたこと，②多変量解析ではpT2 stageが唯一のリスク因子であったが，pT0-1症例での早期の多発骨転移出現，肩甲骨，陰茎海綿体，腋窩リンパ節など，開腹膀胱全摘ではなじみのない部位への再発を観察したことを報告している[17]。気腹とtumor cell seeding，腹腔内へのtumor cell spillageの関連は，他の癌腫でも報告されており，膀胱癌においても今後もデータを蓄積していくべきであろう。過度の膀胱への操作および尿のspillageを避けること，バッグを用いた摘出物の回収を徹底すべきであろう。

患者年齢と再発リスクに関する話題

　現在，わが国は，他国に類をみないスピードで高齢化が進んでおり，現在65歳以上の高齢者人口の割合は総人口の約1/4を占める。また，75歳以上に限った場合，総人口の約12％を占めるに至っている。人口統計によれば，2050年には65歳以上人口が40％を超えると予想されている。われわれ泌尿器科にとっては，高齢者に対して膀胱全摘除術を施行する機会がますます増加することが予想されるが，患者年齢と膀胱全摘除術後の再発に関する報告も散見される。

　Faireyらは，カナダの8つのアカデミック施設の共同研究において，1993年から2008年に膀胱全摘が施行された2,287名のコホートでは，患者年齢が上がるにつれて，周術期化学療法の施行頻度が下がること，代用膀胱が造設される頻度が下がること，病理にて断端陽性および脈管浸潤陽性頻度が高かったと報告している[18]。また彼らの研究では，多変量解析において，80歳以上の患者群は60歳未満の患者に比較し，粗生存率，癌特異的生存率，無再発生存率すべてにおいて不良であった。また，Chromeckiらも，多施設国際共同研究（n=4,429）において，ほぼ同様の観察結果を報告している[19]。これに対しHorovitzらは，カナダ，フィンランドの2つのアカデミックセンターの共同研究において（n=605），患者年齢と粗生存率，癌特異的生存率，無再発生存率との間に関連を認めなかったと報告している[20]。患者年齢と再発リスクに関しても，今後もデータの集積が必要であろう。

膀胱全摘後の予後予測ノモグラムについて(表3)

　膀胱全摘後の予後予測ノモグラムについては，再発を予測するモデルであるthe International Bladder Cancer Nomogram Consortium（IBCNC）によるノモグラムと，the Bladder Cancer Research Consortium（BCRC）が作成した再発，癌特異的生存率，粗生存率を予測するノモグラムが有名である[21～23]。例えばIBCNCノモグラムは，12施設，9,000例以上の膀胱全摘患者コホートより作成さ

表3 膀胱全摘後の再発リスク評価に関する代表的なノモグラム

・the International Bladder Cancer Nomogram Consortium（IBCNC）
・the Bladder Cancer Research Consortium（BCRC）
＊両モデルともインターネット上で利用可能である
（http://labs.fccc.edu/nomograms/main.php?nav=1&audience=1）。

れたノモグラムで，膀胱全摘5年後の再発リスクを予測するモデルである。患者年齢，性別，組織学的異型度，pT stage，組織型，リンパ節転移の有無，膀胱癌の診断から全摘までの期間を利用することで，再発の予測がTNM staging よりも有意に良好となった[21]。両モデルとも，外部のコホートを用いたバリデーションでも良好な予測結果が報告されている[24]。

分子生物学的アプローチを用いた再発リスク評価の可能性

　分子生物学的アプローチを用いて再発リスクの評価を行い，フォローアップ方法や術後補助化学療法の必要性など患者の層別化を行っていくことは，今後の医療における大きな方向性の一つである。例えば，乳癌におけるHER2，ER，PgR の発現パターンによるリスク分類は有名であるが，膀胱癌でも同様の研究が進んでいる。例えば，Shariatらは複数の研究結果からp53，pRB，p21，p27，Ki67，cyclin E1をバイオマーカーとして選択し，タンパク発現の変化を免疫染色にて評価し，発現に変化のあったマーカー数をリスクスコアとして用いることで，術後再発リスクの層別化が後ろ向き（n=191）[25]，および前向きコホート（n=216）[26] において可能であったと報告している。また，本年（2017年），コマーシャルベースのキットを用いた遺伝子発現解析を行うことで（Decipher Bladder®），これまでの研究でコンセンサスの得られている4つのサブタイプに分類可能で（claudin-low, basal, luminal-infiltrated and luminal），basal typeで最もネオアジュバント化学療法の恩恵が高いことが報告された[27]。

　以上，膀胱全摘除術後の再発危険因子について，最近の報告を中心に概説した。全摘時の病理所見が重要な点はいうまでもないが，最後に紹介した分子生物学的アプローチを利用したリスク評価により，患者層別化が積極的に利用され，治療成績の向上，不必要な検査，治療の削減による医療コストの軽減が進むことが期待される。

（安部崇重，篠原信雄）

文 献

1) Stein JP, Lieskovsky G, Cote R, et al: Radical cystectomy in the treatment of invasive bladder cancer: long-term results in 1,054 patients. J Clin Oncol, 2001 ; 19 : 666-75.

2) Madersbacher S, Hochreiter W, Burkhard F, et al: Radical cystectomy for bladder cancer today--a homogeneous series without neoadjuvant therapy. J Clin Oncol, 2003 ; 21 : 690-6.

3) Gakis G, Black PC, Bochner BH, et al: Systematic Review on the Fate of the Remnant Urothelium after Radical Cystectomy. Eur Urol, 2017 ; 71 : 545-57.

4) Christodouleas JP, Baumann BC, He J, et al: Optimizing bladder

cancer locoregional failure risk stratification after radical cystectomy using SWOG 8710. Cancer, 2014 ; 120 : 1272-80.

5) Cornu JN, Neuzillet Y, Herve JM, et al: Patterns of local recurrence after radical cystectomy in a contemporary series of patients with muscle-invasive bladder cancer. World J Urol, 2012 ; 30 : 821-6.

6) Picozzi S, Ricci C, Gaeta M, et al: Upper urinary tract recurrence following radical cystectomy for bladder cancer: a meta-analysis on 13,185 patients. J Urol, 2012 ; 188 : 2046-54.

7) Volkmer BG, Schnoeller T, Kuefer R, et al: Upper urinary tract

recurrence after radical cystectomy for bladder cancer − who is at risk? J Urol, 2009 ; 182 : 2632 -7 .

8) Cho KS, Seo JW, Park SJ, et al: The risk factor for urethral recurrence after radical cystectomy in patients with transitional cell carcinoma of the bladder. Urol Int, 2009 ; 82 : 306 -11 .

9) Huguet J, Monllau V, Sabate S, et al: Diagnosis, risk factors, and outcome of urethral recurrences following radical cystectomy for bladder cancer in 729 male patients. Eur Urol, 2008 ; 53 : 785 - 92 ; discussion 92 -3 .

10) Boorjian SA, Kim SP, Weight CJ, et al: Risk factors and outcomes of urethral recurrence following radical cystectomy. Eur Urol, 2011 ; 60 : 1266 -72 .

11) Witjes JA, Comperat E, Cowan NC, et al: EAU guidelines on muscle-invasive and metastatic bladder cancer: summary of the 2013 guidelines. Eur Urol, 2014 ; 65 : 778 -92 .

12) Sanchez-Ortiz RF, Huang WC, Mick R, et al: An interval longer than 12 weeks between the diagnosis of muscle invasion and cystectomy is associated with worse outcome in bladder carcinoma. J Urol, 2003 ; 169 : 110 -5 ; discussion 5 .

13) Bruins HM, Aben KK, Arends TJ, et al: The effect of the time interval between diagnosis of muscle-invasive bladder cancer and radical cystectomy on staging and survival: A Netherlands Cancer Registry analysis. Urol Oncol, 2016 ; 34 : 166 e1 -6 .

14) Alva AS, Tallman CT, He C, et al: Efficient delivery of radical cystectomy after neoadjuvant chemotherapy for muscle-invasive bladder cancer: a multidisciplinary approach. Cancer, 2012 ; 118 : 44 -53 .

15) Yuh B, Torrey RR, Ruel NH, et al: Intermediate-term oncologic outcomes of robot-assisted radical cystectomy for urothelial carcinoma. J Endourol, 2014 ; 28 : 939 -45 .

16) Nguyen DP, Al Hussein Al Awamlh B, Wu X, et al: Recurrence patterns after open and robot-assisted radical cystectomy for bladder cancer. Eur Urol, 2015 ; 68 : 399 -405 .

17) Albisinni S, Fossion L, Oderda M, et al: Critical Analysis of Early Recurrence after Laparoscopic Radical Cystectomy in a Large Cohort by the ESUT. J Urol, 2016 ; 195 :1710 -7 .

18) Fairey AS, Kassouf W, Aprikian AG, et al: Age >/= 80 years is independently associated with survival outcomes after radical cystectomy: results from the Canadian Bladder Cancer Network Database. Urol Oncol, 2012 ; 30 : 825 -32 .

19) Chromecki TF, Mauermann J, Cha EK, et al: Multicenter validation of the prognostic value of patient age in patients treated with radical cystectomy. World J Urol, 2012 ; 30 : 753 -9 .

20) Horovitz D, Turker P, Bostrom PJ, et al: Does patient age affect survival after radical cystectomy? BJU Int, 2012 ; 110 (11 Pt B): E486 -93 .

21) International Bladder Cancer Nomogram C, Bochner BH, Kattan MW, Vora KC: Postoperative nomogram predicting risk of recurrence after radical cystectomy for bladder cancer. J Clin Oncol, 2006 ; 24 : 3967 -72 .

22) Shariat SF, Karakiewicz PI, Palapattu GS, et al: Nomograms provide improved accuracy for predicting survival after radical cystectomy. Clin Cancer Res, 2006 ; 12 : 6663 -76 .

23) Karakiewicz PI, Shariat SF, Palapattu GS, et al: Nomogram for predicting disease recurrence after radical cystectomy for transitional cell carcinoma of the bladder. J Urol, 2006 ; 176 (4 Pt 1): 1354 -61 ; discussion 61 -2 .

24) Zaak D, Burger M, Otto W, et al: Predicting individual outcomes after radical cystectomy: an external validation of current nomograms. BJU Int, 2010 ; 106 : 342 -8 .

25) Shariat SF, Karakiewicz PI, Ashfaq R, et al: Multiple biomarkers improve prediction of bladder cancer recurrence and mortality in patients undergoing cystectomy. Cancer, 2008 ; 112 : 315 -25 .

26) Lotan Y, Bagrodia A, Passoni N, et al: Prospective evaluation of a molecular marker panel for prediction of recurrence and cancer-specific survival after radical cystectomy. Eur Urol, 2013 ; 64 :465 -71 .

27) Seiler R, Ashab HA, Erho N, et al: Impact of Molecular Subtypes in Muscle-invasive Bladder Cancer on Predicting Response and Survival after Neoadjuvant Chemotherapy. Eur Urol, 2017 ; 72 : 544 -54 .

Ⅳ MIBC（筋層浸潤性膀胱癌）

尿路変向術の適応と手術手技
新膀胱（Studer法）

　浸潤性膀胱癌に対して膀胱全摘除術を行う場合には尿路変向術が必要である。尿路変向術には100年以上の長い歴史があり，多数の尿路変向術が取捨選択されている。尿路変向術は失禁型尿路変向術と禁制型尿路変向術に大別され，後者には自己導尿型代用膀胱と自然排尿型代用膀胱がある。それぞれの代表的な術式を**表1**に示す。「ICUD-EAU International Consultation on Bladder Cancer 2012」[1]で集計された尿路変向術15,867例の内訳は，orthotopic neobladder（自排尿型新膀胱）38.0％（2.0～74.2％），ileal conduit（回腸導管）42.2％（20.2～89.4％）であり，特に新膀胱は施設間格差が著しいが，globalの趨勢は新膀胱と回腸導管が主流と考えられる。膀胱全摘除術を受けた患者の術後QOL向上を目指して，本邦でも1980年代後半から本来の尿道を通して排尿可能になる自排尿型新膀胱が行われている。

　本項では，現在最も多く作成されている回腸利用自排尿型新膀胱であるStuder法について概説する。

新膀胱（Studer法）の手術手技

　自然排尿型代用膀胱，特に新膀胱は，**図1**のように回腸を用いて作った袋状の

表1 主な尿路変向術

失禁型尿路変向術
腎瘻造設術
尿管皮膚瘻造設術
回腸導管造設術
結腸導管造設術
禁制型尿路変向術
自己導尿型代用膀胱造設術
Kock pouch（1982 Kock，回腸利用）
Maintz pouch（1985 Thuroff，回腸，盲腸，上行結腸利用）
Indiana pouch（1987 Rowland，回腸，盲腸，上行結腸利用）
自然排尿型代用膀胱造設術
Goldwasser法（1986 Goldwasser，盲腸，上行結腸利用）
Reddy法（1987 Reddy，S状結腸利用）
Hautmann法（1988 Hautmann，回腸利用）
Urethral Kock pouch（1989 Kock，回腸利用）

新しい膀胱に尿管の断端を吻合し，尿道に出口を開口する術式である．経尿道排尿が可能であり，ストーマ管理を必要とせず患者のQOL向上が得られるため，回腸導管とともに現在の尿路変向術式の主流といってよい．

利用する腸管には回腸，回腸と上行結腸，右半結腸，S状結腸があり，それぞれに排尿効率・尿禁制率・新膀胱尿管逆流率などに特徴がある．また小腸と結腸では代謝に明らかな違いがある．回腸を用いた場合，電解質の再吸収が少ないため，少なくとも腎機能が低下している症例や代謝疾患のリスクがある症例では回腸利用のほうが好ましいとされている[2]．結腸の明らかな利点は到達が容易であることだが，盲腸や回腸と比べて高圧であること[3]は明らかに欠点である．さらに結腸の最も大きな欠点は，二次発癌の頻度が高いことであろう[1]（**表2**）．

図1 新膀胱（Studer法）完成図

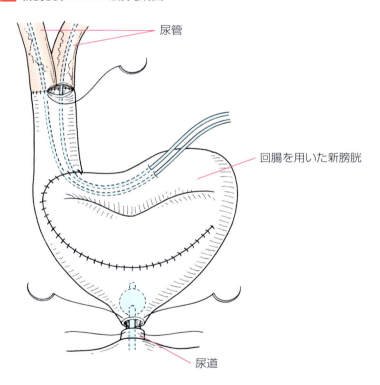

表2 尿路変向術の二次発癌

術式	腸管	頻度	潜伏期間中央値
新膀胱	回腸	0.05 %	3年
新膀胱	結腸	1.43 %	6年
回腸導管	回腸	0.02 %	11年

（文献1より引用改変）

Santucciらは，胃もしくは結腸を用いると，失禁の頻度が高いと報告している[3]。現在はStuder法とHautmann法が主流である（表1）。

一般的に膀胱全摘除術およびリンパ節郭清術終了後に尿路変向術が開始される。Studer法の手術手技について以下に述べる。

1）仙骨岬角前面の後腹膜切開口より左尿管を右側へ移動する。
2）虫垂切除
3）遠位端は回盲部から20cm，口側へ約60cmを口側端とし回腸を遊離する（図2）。
4）回腸回腸吻合は自動吻合器にて側側吻合する（図3）。
5）遊離回腸は口側10cmを輸入脚とし，残りの肛門側を脱管腔化する（図4，5）。
6）脱管腔化した腸管はU字に並べ，内側の腸管壁同士を縫合する（図6）。
7）U字の下端を上方へ折り返し袋となるように縫合する（図7）。
8）尿道断端に新膀胱を移動させ，作成する内尿道口の位置を決定する。

図2 回腸および腸管膜切離

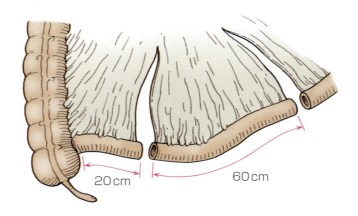

図3 回腸回腸吻合
回腸回腸吻合は機械吻合で行う。

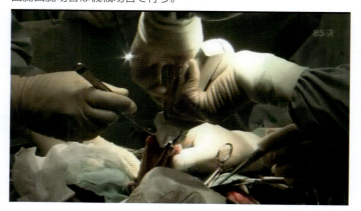

図4 遊離回腸の処理

遊離回腸は口側10cmを輸入脚とし，残りの肛門側を脱管腔化しU字に並べ，内側の腸管壁同士を縫合する。

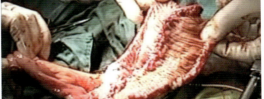

図5 脱管腔化した回腸

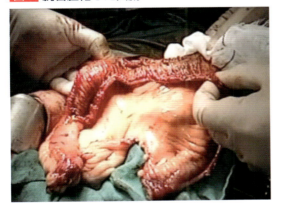

図6 脱管腔化した腸管壁の縫合

脱管腔化した腸管をU字に並べ，内側の腸管壁同士を縫合する。

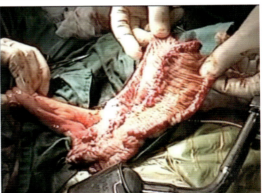

図7 袋状に縫合した腸管

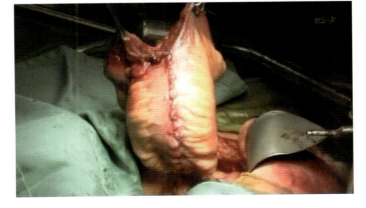

9) 新膀胱尿道吻合：新膀胱を切開し粘膜を外反させた後，尿道と吻合する。
10) 新膀胱尿管吻合：われわれはWallace変法にて輸入脚口側端と端々吻合している（図8）。Nesbit法と比べて吻合部狭窄が少ない点が大きな利点である。新膀胱尿管吻合については，従来よりLe Duc法のように逆流防止弁が必要かどうか議論されている。ただしStuder法は従来の術式と比べて内圧が低いこと，輸入脚が一種の逆流弁機能をもっていることから，逆流防止を考慮する必要はないだろうといわれている[4]。

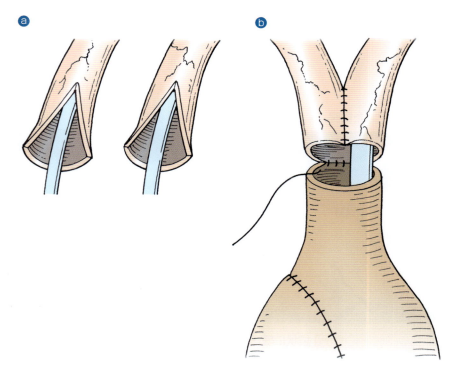

図8 新膀胱尿管吻合術（Wallace変法）
ⓐ：左右の尿管を腹側で切開し，へら状化する。
ⓑ：一本化した尿管と新膀胱輸入脚を端々吻合する。

新膀胱の適応

Hautmannは尿路変向術の究極の目標は，尿流出の手段や上部尿路の保護作用だけでなく，尿禁制を保ち随意排尿が可能なことと述べている[5]。つまり，膀胱全摘後も，患者自身が前向きなセルフイメージを伴った正常なライフスタイルを維持することを目標とすべきである。多くの場合，一度選択した尿路変向を一生涯患者は使い続けることとなる。従ってどの尿路変向術を選択するかは患者にとって重要な問題である。もちろん最良のoutcomeを得るためには，適正な適応が不可欠であり，患者の希望だけで決定しうるものではない。表3に新膀胱の禁忌について記載した。

制癌効果

本術式は尿道に癌が存在しないこと，術中の迅速診断で尿道断端が陰性であることが絶対的な必要条件である。膀胱全摘，新膀胱造設後の尿道再発は2〜4%[6,7]，骨盤内再発は10〜12%と報告されている[7,8]。前立腺部尿道へ腫瘍の浸潤が認められる場合や上皮内癌を伴う場合は骨盤内，尿道再発の頻度が高く，このような症例での尿道温存は慎重に行うべきである[4]。前立腺部尿道に癌を認めない場合の5年尿道再発率は6%であるのに対して，間質もしくは腺管に浸潤していた場合の再発は21%と報告されている[9]。実際の手術では尿道断端迅速病理診断で陽性であった症例では，尿道は温存すべきではない[5]。しかし将来再発をきたしたとしても，回腸導管と比べて新膀胱が化学療法や放射線療法などの集学的治療の妨げにはならず[5]，生涯新膀胱の機能は保たれると報告されている[10]。

性別

当初は男性だけが新膀胱の対象と考えられていたが，女性に対しては膀胱頸部への腫瘍浸潤がなければ新膀胱の適応が考えられている[5,11]。しかし，女性の新膀胱については，その排尿状態を改善するために取り組むべき課題は多い。

表3 新膀胱の禁忌症例

絶対的禁忌	相対禁忌
尿道断端陽性	重篤な合併症
腎機能低下	高齢
肝機能低下	下腹部および骨盤内放射線療法施行例
自己導尿を行えない症例	腸疾患
新膀胱を希望しない症例	局所再発が予想される症例

（文献1より引用改変）

年齢

年齢の上限に関しては75歳程度が目安となっているが，絶対的禁忌とはならない。高齢者に最適な膀胱全摘後の尿路変向術を検討した報告はない。若年患者と比較して新膀胱造設術は少ないとの印象はあるが，報告では2〜100％までかなりばらつきがある[12〜14]が，新膀胱造設術は高齢者に対しても安全に施行しうる術式である[13]。特に患者本人および家族の意欲が強く，尿路変向術に対する適切な理解が得られていれば80歳以上であっても新膀胱も十分に可能である。

腎機能

尿禁制型の尿路再建では，reservoir内の尿再吸収が回腸導管よりも問題となる。腸管粘膜からの尿中アンモニアと塩素の再吸収がアシドーシスの原因であるが，この補正のため腎機能は正常であることが望ましく，推測クレアチニンクリアランス（Ccr）＜35〜40mL/min程度が絶対的禁忌と考えられている[1]（**表3**）。しかし膀胱癌のために水腎症をきたし腎機能が低下している症例では，手術により腎機能の回復が期待できるため，慎重な評価が必要である。

QOL

癌治療に対しては，その制癌効果だけでなく，社会的・精神的な影響も考慮すべきであり，QOLを向上させる，あるいは治療前の状態を保つことも大きな目標である。しかし，最大の問題点は「QOL」の定義が確立されておらず，そのため「良いQOL」とは何なのか，基準が不明確なことである。そのためQOLの評価もさまざまな方法で行われ，その評価が難しい。尿路変向術後でも，一部では回腸導管よりも新膀胱のほうがQOLが良好であるとの報告もある[15]。しかし，一般的に回腸導管と新膀胱の比較でQOLに差はないとする報告が多い[16]。多くは単一施設の少数例，短期間の比較であり，また再発・転移をきたしていない症例のみを対象としていることが多いため，その評価には慎重であるべきで，常に個々の症例に対して検討する必要がある。

共有意思決定（SDM）

合併症も含めた十分な情報を患者と共有し術式を選択する必要がある。まさに共有意思決定（shared decision making；SDM）が必要な典型的な治療法である。残念ながら尿路変向術の選択にSDMを用いた報告はないが，SDMの概念が広まる以前にpatient's decision makingの重要性は認識されている[17]。すべての患者はすべての尿路変向術のなかから選択する権利がある。上述したように，制癌効果を考えれば再発リスクが高く尿道温存は適当とはいえない症例もある。つまり尿路変向術の選択は，患者自身のライフスタイルから鑑みての選択だけでなく，cancer controlも含めた情報共有がポイントとなる。もちろん患者および家族の，疾患および術式に対する十分な理解と意欲が何よりも重要である。患者によって

は回腸導管ストーマ処理の煩雑さを考えれば，新膀胱の夜間排尿や多少の尿失禁は耐えうると考えるかもしれないし，逆に夜間は起きずに十分に熟睡したいと思う患者もいる。患者や家族にそれぞれの尿路変向を正確にイメージさせることは簡単ではないが，過去の報告や自験例，写真やビデオなどの動画などすべてを用いて解説することに労を惜しむべきではない。

新膀胱の問題点—尿禁制—

現在本邦で行われている尿路変向術には新膀胱のほかに回腸導管，尿管皮膚瘻などの術式があり，それぞれの術式に合併症がある。新膀胱で主に認められる合併症を表4に示す。

新膀胱の目標は，尿流出の手段や上部尿路の保護作用だけでなく，尿禁制を保ち随意排尿が可能なことといわれている[5]。理想的な新膀胱の条件として，①低圧で十分な容量の蓄尿，②尿禁制，③低圧による残尿のない排尿，と考えられる。現在，新膀胱の昼間禁制率は87～100％，夜間禁制率は70～95％と報告されている[4]。また，新膀胱症例の約1.7～19.1％（表5）は排尿困難のために定期的自己導尿を必要とする。

膀胱全摘除術そのものが従来の開放性手術から腹腔鏡補助下，ロボット補助下手術へと低侵襲の方向に進んでいる。尿路変向術も同様であり，新膀胱造設術についてもいくつかの施設でロボット補助下体腔内手術が報告されている[18]が，い

表4 新膀胱の合併症頻度

	文献上の頻度（%）
早期	
急性腎盂腎炎	3.0～7.4
尿管新膀胱吻合部縫合不全	1.1～7.2
腸閉塞	1.2～7.1
新膀胱尿道吻合部縫合不全	0.6～6.6
肺梗塞	1.2～3.0
表在性創部感染症	3.0
深部創部感染症	0.0～2.8
晩期	
尿管新膀胱吻合部狭窄	2.0～9.3
急性腎盂腎炎	2.7～6.3
新膀胱結石	0.5～16.3
腎結石	0.8～2.2
新膀胱尿道吻合部狭窄	0.6～2.2
重度の代謝性アシドーシス	1.1～1.8

表5 新膀胱の定期的自己導尿頻度

	n	男性（%）	経過観察期間（Mo）	定期的自己導尿（%）
Arai Y, 2006	49	87.8	67.5 （62〜145）	19.1
Schrier BP, 2005	20	100	37 （9〜106）	5.0
Carrion R, 2004	74	75.7	41 （6〜144）	14.0
Hautmann RE, 1999	363	100	57 （10〜137）	1.7
Arai Y, 1999	66	100.0	19.5 （3.5〜87.7）	4.9
Cancrini A, 1996	96	92.7	28 （3〜60）	3.1
Studer UE, 1995	100	100.0	>1 year	2.0
Hautmann RE, 1993	211	100.0	35	3.6

　まだ術式が確立していないなど問題点は少なくない。今後さらに低侵襲の術式が加えられることにより，新膀胱の利点が有効となるような症例が増えることを望んでいる。

（武藤　智）

文 献

1) Hautmann RE, Abol-Enein H, Davidsson T, et al: ICUD-EAU International Consultation on Bladder Cancer, 2012: Urinary Diversion. Eur Urol, 2013; 63: 67-80.
2) Mills RD, Studer UE: Metabolic consequences of continent urinary diversion. J Urol, 1999; 161: 1057-66.
3) Santucci RA, Park CH, Mayo ME, et al: Continence and urodynamic parameters of continent urinary reservoirs: comparison of gastric, ileal, ileocolic, right colon, and sigmoid segments. Urology, 1999; 54: 252-7.
4) Lee RK, Abol-Enein H, Artibani W, et al: Urinary diversion after radical cystectomy for bladder cancer: options, patient selection, and outcomes. BJU Int, 2014; 113: 11-23.
5) Hautmann RE: Orthotopic neobladder. In: Lerner SP, et al (eds): Textbook of Bladder Cancer. Taylor & Francis, FL, 2006, pp581-93.
6) Hautmann RE, de Petriconi R, Gottfried HW, et al: The ileal neobladder: complications and functional results in 363 patients after 11 years of follow-up. J Urol, 1999; 161: 422-8.
7) Freeman JA, Tarter TA, Esrig D, et al: Urethral recurrence in patients with orthotopic ileal neobladders. J Urol, 1996; 156: 1615-9.
8) Tefilli MV, Gheiler EL, Tiguert R, et al: Urinary diversion-related outcome in patients with pelvic recurrence after radical cystectomy for bladder cancer. Urology, 1999; 53: 999-1004.
9) Hardeman SW, Soloway MS: Urethral recurrence following radical cystectomy. J Urol, 1990; 144: 666-9.
10) Hautmann RE, Simon J: Ileal neobladder and local recurrence of bladder cancer: patterns of failure and impact on function in men. J Urol, 1999; 162: 1963-6.
11) Stenzl A, Holtl L: Orthotopic bladder reconstruction in women–what we have learned over the last decade. Crit Rev Oncol Hematol, 2003; 47: 147-54.
12) Figueroa AJ, Stein JP, Dickinson M, et al: Radical cystectomy for elderly patients with bladder carcinoma: an updated experience with 404 patients. Cancer, 1998; 83: 141-7.
13) Chang SS, Alberts G, Cookson MS, et al: Radical cystectomy is safe in elderly patients at high risk. J Urol, 2001; 166: 938-41.
14) Soulié M, Straub M, Gamé X, et al: A multicenter study of the morbidity of radical cystectomy in select elderly patients with bladder cancer. J Urol, 2002; 167: 1325-8.
15) Dutta SC, Chang SC, Coffey CS, et al: Health related quality of life assessment after radical cystectomy: comparison of ileal conduit with continent orthotopic neobladder. J Urol, 2002; 168: 164-7.
16) Porter MP, Penson DF: Health related quality of life after radical cystectomy and urinary diversion for bladder cancer: a systematic review and critical analysis of the literature. J Urol, 2005; 173: 1318-22.
17) Lee CT, Latini DM: Urinary diversion: evidence-based outcomes assessment and integration into patient decision-making. Urology, 2008; 102 (9 PL B): 1326-33.
18) Fahmy O, Asri K, Schwentner C, et al: Current status of Robotic Associated Radical Cystectomy with intracorporeal ileal neobladder for bladder cancer. J Surg Oncol, 2015; 112: 427-9.

Ⅳ MIBC（筋層浸潤性膀胱癌）

尿路変向術の適応と手術手技
回腸導管

膀胱全摘における尿路変向は，1950年にBricker[1]らによって考案されて以来，回腸導管造設術が標準術式として確立し，半世紀以上経過した現在においても，最も普及した尿路変向術である。

1980年代以降，欧米ではStuder法，Hautmann法などのストーマを有さない小腸利用代用膀胱造設術が普及し，現在では尿路変向の標準術式として確立している[2~5]。しかし，米国での2001～2008年の約50,000例の膀胱全摘におけるpopulation based cohort studyの結果では，92％が非禁制型の尿路変向を受け，代用膀胱造設術を含めた禁制型の尿路変向術を受けた患者はわずか8％であった[6]。この研究で，教育施設や大規模施設では，禁制型尿路変向が選択される傾向はあるが，米国全体では依然，回腸導管を主とした非禁制型の尿路変向が主流であることが示され，現在の日本の動向も同様と思われる。

また近年，ロボット支援手術を中心に完全体腔内操作法による尿路変向の良好な手術成績が報告されている[7,8]。しかし，腹腔鏡手術では，完全体腔内操作は創外操作に比べて手術時間が延長するうえ，縫合不全など重篤な術後合併症の頻度が上昇するため，完全体腔内操作による尿路変向は推奨できないといわれている[9]。実際，腹腔鏡手術では，検体を体外へ摘出するために必要な小切開創を利用し，遊離しやすい小腸を創外操作で開腹手術と同様に腸管処理を行う方法は，妥当な術式といえる。われわれの施設での検討では，小切開創を利用した尿路変向では，開腹手術と比べ，有意に創感染と術後イレウスの発生頻度が減少しており，本法最大のメリットと考えている。本項では，回腸導管の実際の手術方法，特に，腹腔鏡やロボット支援手術を想定し，小切開創を利用した創外操作における回腸導管作成の方法や工夫について説明する。

術式

ポート位置，ストーマサイトマーキング

術前にストーマサイトマーキングを行う。原則として，臍より低い位置，腹直筋を貫く位置，座位でしわやくぼみに埋もれず視認性のよい位置を考慮して，右腹壁にマーキングを行う。腹腔鏡手術の場合，ストーマサイトは助手左手のポート（5mm，または12mm）として併用，このポートにストーマ面板が貼付されることも想定し，他のポートと面板が重ならないように全体のポート配置を考慮す

る（**図1**）。

尿管の剥離

　術後の尿管狭窄は，腎機能低下，尿路感染症などの重篤な問題を起こす可能性があるうえ，治療も困難なため，その予防は非常に重要である。

　尿管狭窄は，尿管回腸吻合部狭窄と機械的閉塞の大きく2つのタイプがあるとされている。吻合部狭窄発症に関連する因子としては，尿管下端の血行障害，吻合法，感染や放射線治療などによる二次的変化などが含まれる。なかでも最多の原因とされる尿管下端の血行障害を予防するため，われわれは尿管の愛護的かつ解剖学的膜解剖に基づいた尿管剥離と尿管の最短化を心がけている。

　また，術後左側に水腎症が多いのは，左尿管の後腹膜化が原因の機械的閉塞である。これは後腹膜化のルート作成の際，内側アプローチで腹膜切開，後腹膜腔の剥離を十分に行うことで予防できると考えている。具体的な内側アプローチは，S状結腸右側，大動脈分岐部付近で腹膜を切開，開放した腹膜の切開窓から，左総腸骨動脈，左尿管を同定するまで剥離展開する（**図2**）。この切開窓から左尿管を右側へ誘導し，テンションフリーの状態で左尿管の後腹膜化が可能となる。また，尿管を体外で左右を区別するため，腹腔鏡手術の場合，われわれは色の違う糸のついたクリップで尿管を結紮後に切断し，それらの糸を把持し体外へ誘導する際に利用している。

図1 ポート，ストーマ位置

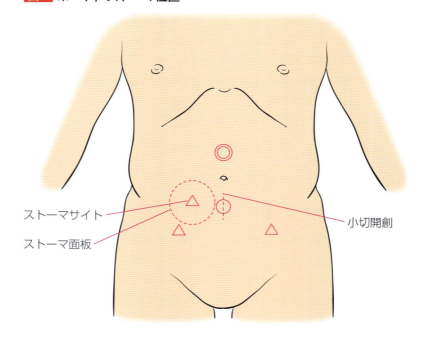

図2 内側アプローチ

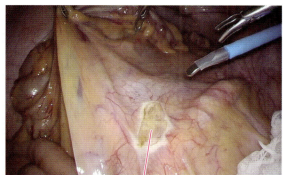
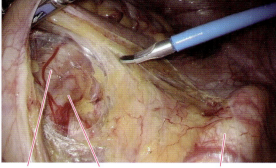

S状結腸右側，大動脈分岐部付近で腹膜を切開　　左総腸骨動脈　左尿管　　右総腸骨動脈

導管部位の選定，回腸離断，回腸吻合

　腹腔鏡下で，右腹壁に固定された回盲部を確認し，そこから口側15cmほどの回腸を同定する。腸把持鉗子で同部位を把持し，すでに剥離，後腹膜化した尿管とともに，検体を摘出した小切開創から体外へ誘導する。小切開創からでも小腸は十分遊離可能で，体外操作に不自由はない（図3）。この際，体外でも肛門側と口側との区別は容易であり，腹腔鏡下での腸管マーキングは不要と考えている。回盲部の口側約15cmの部位から，長さ約20cmの遊離導管を作成する。導管の長さは，肥満で皮下が厚い場合などは3〜5cmほど長くしている。無影灯を利用し，小腸間膜内の血管走行を確認し，最終的な切開線を決定する。腸間膜の処理は必要最小限に抑えるが，肛門側は導管を体外へ誘導する必要があるため，口側よりも若干長く腸間膜処理を行う。回腸の離断，吻合は自動吻合器を用いた機能的端々吻合を行っている。これは消化器外科の専門領域であり，詳細については省略する。もともと小腸は血流に富み，縫合不全は生じにくいとされているが，術後重篤な合併症をまねく危険もある重要なパートであり，術者の慣れ親しんだ方法で行うことも重要である。われわれは当初，外科医に協力してもらい，吻合器，糸，補強部位，腸間膜の閉鎖など，細かい点まで手技の標準化を図り，それを踏襲している。

導管尿管吻合

　導管尿管吻合について，われわれはNesbit法を基本としているが，尿管が1本の場合などはWallace法で行っており，どちらでも構わないと考えている。ここでは，小切開創からの創外法によるNesbit法を解説する。
　まず，回腸導管口側は，3-0吸収糸を用いて連続縫合にて閉鎖する。次に，導管側に左右の尿管吻合部孔を作成する。吻合部は，導管断端から2cm，左右の間も2cmは離すようにしている。吻合部の小腸漿膜を鑷子でしっかり把持し，直径1cmの孔を作成するよう鋏で切除する。この際，回腸粘膜もしっかり摘み上げ，粘膜もしっかり切除し，開口部を十分確保するよう心がけている。

次に尿管側であるが，最初に述べたように吻合部の血流，残存尿管の癌発症リスク軽減のためにも，尿管が最短になるよう断端を切除している．特に小切開で行う場合は余剰尿管が長くなる傾向があるため，できる限り尿管を短くするよう心がけている．尿管に約1cmのスリットを入れspatulate shapeとし，6FrのシングルJカテーテルを挿入する．われわれは，血管の端側吻合の要領で両端針の4-0マクソン™で連続縫合している．heelにあたる尿管のスリットを入れた部分に，結び目が外になるよう4-0マクソン™を通し結紮する．heel部を始点とし，toeへ向かって連続で縫合，両端針をそれぞれtoeで再度縫合し，導管尿管吻合を終了している（図4）．この際，糸が緩まないよう軽く緊張をかけ，watertightとなるよう心がける．最後に生理食塩水でリークテストを行い，リークがある場合には単結節で追加縫合し，リークのないことを確認する．

図3 回腸の創外誘導

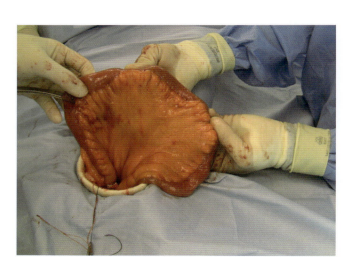

図4 回腸尿管吻合

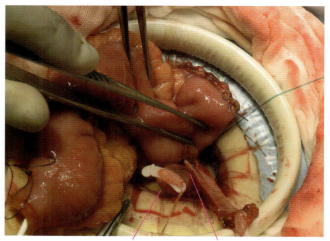

吻合前の右尿管　　　左尿管吻合（heel部を吻合したところ）

図5 回腸導管の後腹膜化

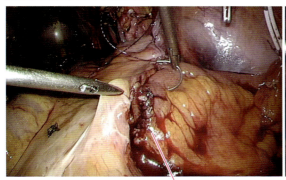
回腸導管

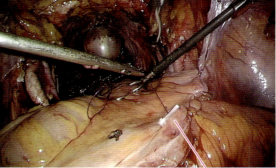
回腸導管の尿管吻合部を腹膜で覆い，尿管と尿管吻合部を完全に後腹膜化

回腸導管の後腹膜化

　開腹と同様，腹腔鏡下でも回腸導管の後腹膜化を行っている．目的は，尿管と回腸導管の間に小腸がはまり込むことによって生じる機械的腸閉塞を予防することである．回腸導管を小切開創から体腔内へ戻し，再度気腹，頭低位とし，導管と尿管にねじれのないことを確認する．尿管と尿管の間，尿管と導管の間のスペースに腸が入り込まぬよう，膀胱全摘で最初に切開したS状結腸外側の腹膜を導管に一部縫い合わせるようにし，導管の後腹膜化を終了する(図5)．

　回腸導管は最も普及している尿路変向であるが，長時間の手術に加え，腸管利用に伴う重篤な術後合併症のリスクもある．また，多くの泌尿器科医にとって，年間数例程度の手術機会であることから，効率よく確実な方法を身につける必要がある．腹腔鏡下やロボット支援下に小切開創で尿路変向を行う場合，基本は開腹と同様であるが，鏡視下から小切開創のスムーズな手技の移行を含め，術式の標準化がより重要であると考えている．本項により，回腸導管が泌尿器科医にとって安全でストレスの少ない標準術式として，さらに普及する一助となれば幸いである．

(三木　淳)

文献

1) Bricker EM: Bladder substitution after pelvic evisceration. Surg Clin North Am, 1950; 30: 1511-21.
2) Studer UE, et al: Twenty years experience with an ileal orthotopic low pressure bladder substitute − lessons to be learned. J Urol, 2006; 176: 161-6.
3) Hautmann RE, et al: ICUD-EAU International Consultation on Bladder Cancer 2012: Urinary diversion. Eur Urol, 2013; 63: 67-80.
4) Hautmann RE, et al: Urinary diversion. Urology, 2007; 69(1 Suppl): 17-49.
5) Studer UE, Casanov GA, Zingg EJ: Bladder substitution with an ileal low-pressure reservoir. Eur Urol, 1988; 14 (Suppl 1): 36-40.
6) Kim SP, et al: Population-based trends in urinary diversion among patients undergoing radical cystectomy for bladder cancer. BJU Int, 2013; 112: 478-84.
7) Jonsson MN, et al: Robot-assisted radical cystectomy with intracorporeal urinary diversion in patients with transitional cell carcinoma of the bladder. Eur Urol, 2011; 60: 1066-73.
8) Tyritzis SI, et al: Oncologic, functional, and complications outcomes of robot-assisted radical cystectomy with totally intracorporeal neobladder diversion. Eur Urol, 2013; 64: 734-41.
9) Haber GP, et al: Perioperative outcomes with laparoscopic radical cystectomy: "pure laparoscopic" and "open-assisted laparoscopic" approaches. Urology, 2007; 70: 910-5.

Ⅳ MIBC（筋層浸潤性膀胱癌）
尿路変向術の適応と手術手技
尿管皮膚瘻

膀胱全摘の尿路変向として，尿管皮膚瘻が選択されることは少ないが，消化管手術後で，癒着が強く，回腸導管や代用膀胱が困難な症例や，全身状態が悪く侵襲をできるだけ少なくしたい場合，術後早期に化学療法を導入したい症例などに選択される．最近では，腹腔鏡下に行うこともある．

尿管皮膚瘻の問題点は，尿管断端の血流不全による壊死や尿管狭窄がみられること，また，しばしばカテーテルフリーにできないことが挙げられる．そのため小児などに対する待機手術までの一時的な方法としてとらえられていたが，1962年にLapidesらが，皮弁を利用したストーマ形成法を発表し，永久的尿路変向の一つとしてとらえられるようになった．日本でも1969年に有吉らが，尿管を反転させ，皮弁と吻合する方法（図1）を発表し，その後，豊田らが1977年に平坦型ストーマを形成する方法（図2），広川らが尿管を2本合流させてストーマを形成する方法（図3）の長期成績を1989年に発表している．広川らによれば，12例に施行し，狭窄は1例のみで良好な成績を挙げている．寺井らも豊田法で作成した尿管皮膚瘻97名169腎を平均23カ月観察し，double barrel 124腎のうち104腎（82％），single stoma 45腎のうち35腎（78％）でtubelessを維持できたことを報告している．Rodriguezらは，3カ月以内にステントを抜いた161例と，3カ月以上ステントを留置した後抜いた111例を比較し，3カ月以上留置した群の右尿管狭窄は0％，左尿管の狭窄は4.5％で，長期留置のほうが狭窄が少ないこと，狭窄は左に多いことを報告している．Bergerらは，75歳以上の256例の膀胱全摘

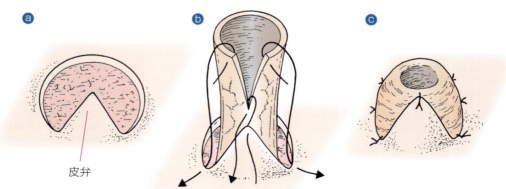

図1 有吉法
ⓐ：正三角形の皮弁の作成．
ⓑ：尿管に縦切開を置き皮弁と縫合する．
ⓒ：完成図

尿路変向術の適応と手術手技―尿管皮膚瘻

図2 豊田法
ⓐ：豊田法 single
ⓑ：豊田法 double

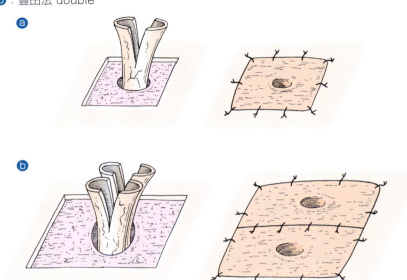

図3 広川法
ⓐ：尿管尿管側々吻合。末梢側は2.5cm残す。
ⓑ：皮切。1辺約2〜2.5cmでZに切開し，皮弁を作成する。
ⓒ：皮弁部に，尿管を誘導する。
ⓓ：皮弁と尿管を縫合する。

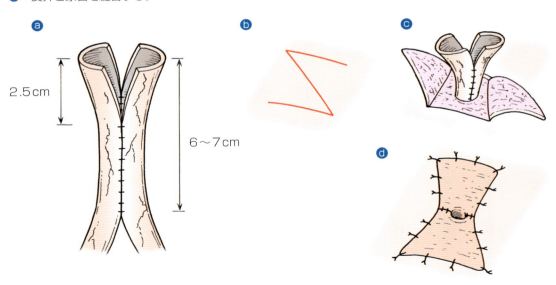

患者を対象とし，消化管を利用した尿路変向と尿管皮膚瘻を後方視的に比較した結果，尿管皮膚瘻のほうが，術後合併症が少なく，術後90日以内の死亡が少なかったことを報告している。Abeらも膀胱全摘を施行した80歳以上86例と80歳未満748例を後方視的に比較し，消化管利用尿路変向は80歳以上群では，術後合併症のリスクが高くなることを報告している。これらより，高齢者の膀胱全摘において，尿管皮膚瘻は有用な方法と考えられ，ここではその手術手技について概説する。

適応

合併症が少なく，手術侵襲が低いことより，以下の症例が適応と考える。
1. 高齢者
2. 根治治療が困難な膀胱癌，前立腺癌患者で，尿路変向が必要な症例（血尿や痛みのコントロール）
3. 術後早期に化学療法を導入したい症例

手術のポイント

1. 尿管の血流を維持すること（性腺静脈も付けるつもりで）
2. 尿管の長さはできるだけ十分に
3. 尿管ステントは3カ月留置したほうが狭窄をきたしにくい

尿管の血流について

尿管には，腹膜下のさまざまな動脈からネットワークを形成しながら動脈が入っている。近位尿管は約30％が腎動脈から血流を受け，大動脈からは15.4％，性腺動脈からが7.7％である。遠位は，上膀胱動脈からが12.8％，下膀胱動脈からが12.9％で，内腸骨動脈から直接入るものが8.5％である。腎下極から骨盤に入るまでの中部尿管が最も血流が少ない。血流は大動脈から直接，あるいは総腸骨動脈から，性腺動脈からきているとされている。尿管周囲の脂肪の中を動脈は尿管に沿うように長く，上行あるいは下行するため血流が保たれるが，その長さが短いものが約1/4にみられ，尿管狭窄の原因となることがある。

ストーママーキング

術前に，座った状態，寝た状態で腹部のしわの状態を確認し，ストーママーキ

ングする。尿管の長さが足りない場合は，ストーマの位置は外側斜め上方にずれていく形となる。ここも何点か，しわの位置，見える位置を考慮してマーキングしておくとよい。

手術手技

尿管の血流を残すことが最も重要で，尿管周囲の脂肪は尿管に付けるようにする。尿管周囲脂肪は，性腺静脈とともに腎筋膜から続く膜で覆われるが，この膜に沿い剥離をすると血流の温存には有利である。この場合，尿管を授動するために性腺静脈は結紮切断する必要がある。剥離は膀胱流入部から腎下極まで，できるだけ長いほうがよい。尿管周囲脂肪と性腺静脈の間が自然に分かれる場合，性腺静脈ごと残す必要はないが，性腺静脈と尿管の間には静脈の枝があり，これは結紮処理をする。

基本的に尿管の血流を維持することが大切なので，血管処理は，モノポーラは周囲まで焼けるため用いないようにし，結紮あるいはバイポーラ，シーリングで対処する。

膀胱全摘をせず，尿管皮膚瘻のみを姑息的に作る場合

◆ 開腹の場合

臍下部の傍腹直筋切開で腹膜をよけながら後腹膜に入るが，このときも尿管周囲脂肪に入る血管に留意しながらジェントルな視野展開が望まれる。先ほどの膜を意識し，周囲脂肪を十分付けて，尿管を腎側また膀胱側に剥離する。上膀胱動脈と臍動脈は切断し，膀胱近傍まで十分に剥離し尿管を結紮，切断し，尿管にステントを留置する。対側も同様に行う。

◆ 腹腔鏡で行う場合

左は右側臥位とし，右は左側臥位として行う。通常の腎摘のように後腹膜スペースを作成し尿管を剥離する。ストーマ作成予定位置が上腹部であれば，尿管は腸腰筋を乗り越えるところまでの剥離に止め，尿管断端をクリップし，切離後，ストーマ予定位置より5mmポートを皮膚に垂直に入れ鉗子を挿入し，尿管を把持し，ポートを抜きながら尿管を皮膚に引き出す。肥満などがあり尿管の長さが足りない場合は，術者は腹側に移動し，カメラポートを下腹部腹側に新たに置いて，腸腰筋を乗り越え裏側に入っていくところを剥離する。上膀胱動脈，臍動脈をシーリングあるいはクリップで処理し，切断する。左右それぞれにストーマを形成するため，長さには余裕があるので，体型も考慮し，尿管を可及的末梢まで剥離する。姑息的に作成する場合，膀胱周囲は癒着などが強いことも多い，その場合，無理に剥離せず，可能な位置にストーマを作成する。尿管の引き出し方は先ほどと同様である。ドレーンは出血などがなければ不要である（図4〜6）。

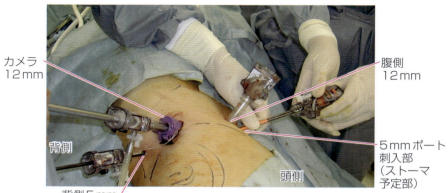

図4 ポート作成位置とストーマの予定部位
- カメラ12mm
- 背側
- 背側5mm
- 腹側12mm
- 5mmポート刺入部（ストーマ予定部）
- 頭側

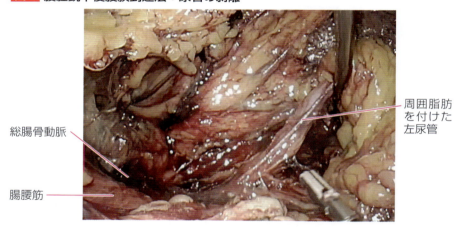

図5 腹腔鏡下後腹膜到達法：尿管の剥離
- 総腸骨動脈
- 腸腰筋
- 周囲脂肪を付けた左尿管

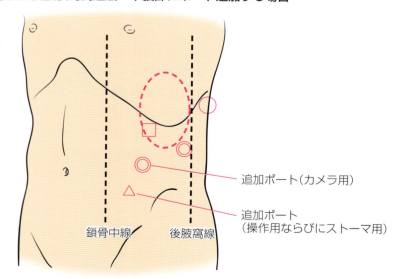

図6 腹腔後腹膜的到達法：下腹部にポート追加する場合
- 鎖骨中線
- 後腋窩線
- 追加ポート（カメラ用）
- 追加ポート（操作用ならびにストーマ用）

膀胱全摘に伴う尿管皮膚瘻

◆ 開腹の場合

　後腹膜操作で尿管を同定したら腹膜に緊張をかけ，腹膜と尿管間膜の境目を見極め，ここで尿管をテーピングすると十分周囲に脂肪が残る．このラインで注意深く剥離すると，通常，血管はない．上膀胱，臍動脈は結紮する．交差部のやや内側から内腸骨動脈の分枝が尿管に入ることがあるが，これは結紮する．膀胱を後腹膜操作のみで摘出する．腹膜を圧排し，大動脈前面で左尿管を右に持ってくることができれば一側に尿管を出し，難しい場合は左右それぞれにストーマを作成する（図7）．

◆ 腹腔鏡の場合

　腹膜越しに尿管を確認した後，腹膜を薄く持ち上げ腹膜のみを切開し，尿管周囲に脂肪を付けるように尿管を剥離する．Douglas窩を切開し直腸前面を剥離し，膀胱に尿管が入るところまで追い，膀胱側はクリップをかけ尿管は切離する（図8〜10）．切離した尿管にはステントを留置する．尿管断端には1針かけ，ステントを固定する．膀胱を摘出後，マークした位置より5mmトロカーを入れ，鉗子を用いてステントを把持し，尿管を皮膚に出す．経腹膜的到達法では腹膜が温存されていないため後腹膜化は難しいが，大網に余裕があれば，大網を腹壁と腹膜に固定するようにしてできるだけ後腹膜化する．

ストーマ作成

◆ 筋膜の切開

　あらかじめマーキングした尿管の腹壁貫通部位に皮弁を置き，尿管の口径に応じて筋膜を切開する．筋膜切開位置は，ストーマ形成部の皮膚と筋膜切開部がずれないように筋膜にテンションをかけて決める．尿管の長さに余裕があれば筋膜切開部と皮弁を置いた位置は腹壁に垂直であるが，尿管の長さが足りずストーマ

図7 腹腔鏡下膀胱全摘：右尿管の同定

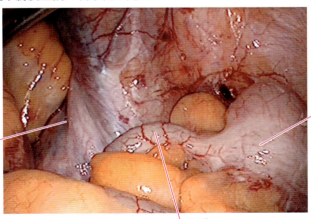

図8 腹腔鏡下膀胱全摘：左尿管の同定

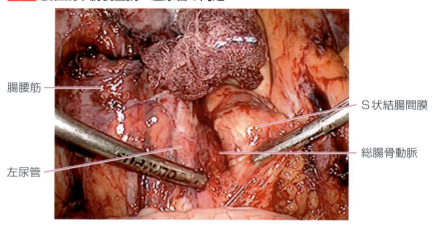

図9 尿管の脂肪を残した剥離

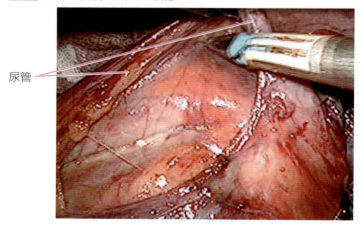

図10 膀胱壁直前まで尿管を遊離

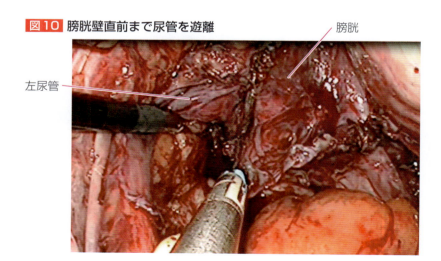

形成位置が外側に流れる場合（図11）は，尿管の走行の仕方をイメージし，やや斜めに入ることもやむを得ない。この場合，筋膜の切開もそれに応じ，少し広くとる形となる（図12）。

ニップル形成法

◆有吉法

腹壁に1辺10mm前後の正三角形の皮弁を作成する。皮弁裏側の脂肪は切除しておく。尿管は皮弁の内側にくるようにする。皮弁の長さと同じ長さのスリットを尿管に入れる。スリットの位置は尿管の血流を考慮し，外側に置く。皮弁の先

図11 ストーマ作成位置のシェーマ
姑息的に作成し，左右それぞれに出す場合。尿管が短くなるとストーマまでの距離も短くしなくてはならないため外側になる。

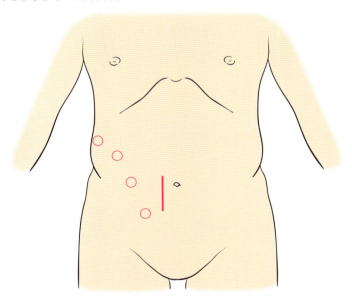

図12 筋膜通過部位での屈曲

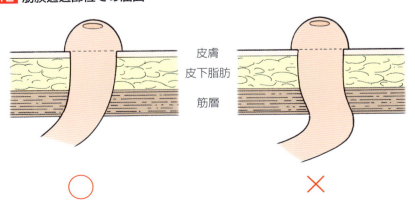

端と尿管のスリットの下端を4-0のモノフィラメント糸（針は17mm丸針，彎曲は1/2）で固定する。尿管を翻転させるように尿管断端と皮膚を縫合する。尿管断端をよく見て，尿管の漿膜と筋膜のみにかけ，粘膜は拾わないようにする。皮膚も埋没縫合の要領で真皮のみにかけると抜糸不要で接着がよいが，難しい場合は粘膜も表皮にもかける形でよい。寄っていればよいので6針くらいを目安とする（図1）。この方法では，一側に尿管をもってきた場合，それぞれの皮膚瘻の間に皮膚が介在するため，ストーマを張った際に尿による皮膚トラブルが起きる可能性があり，ストーマケアに注意が必要である。

◆ 豊田法

尿管の両側に1～2cmの縦切開を置く。この長さに合わせて，表皮を乳頭層も合わせて切離し，真皮を露出させ，そこに尿管を広げるように固定する（図2）。豊田法は一側にもってきた尿管を並べるように作成することで，一側の尿管皮膚瘻が可能である。

◆ 広川法

腹壁の厚さに応じあらかじめ尿管に7～9cmくらいのスリットを入れ，それぞれの尿管にステントを入れ，内腔を確保した後に両側尿管を側々吻合する。糸はやはりモノフィラメント吸収糸で4-0を用いる。針はやはり17mm彎曲1/2が適当と考える。末梢側2.5cmは縫合せずに残しておく。皮膚は1辺約2.5cmでZ字に切開を置き，それぞれに開く。その下で，皮膚に垂直に脂肪層を剥離し，筋膜を切開あるいは切離する。筋膜切開は合流した尿管が通る太さが必要であり，人差し指が通るようにする。筋膜を通して尿管を皮膚に誘導し，尿管末梢側と皮膚皮弁を固定する（図3）。

一側に出す場合，片方の尿管にもう一方の尿管を単側縫合する方法もあるが，吻合部狭窄をきたした場合など，片側の尿路のドレナージが難しく，腎瘻を要することもありうるためあまり勧められない。右側に出す場合，右の水尿管が強く，左の尿管の長さが不十分な場合などに適応は限られると思われる（図13）。

以上，尿管皮膚瘻について概説した。きちんと作れば再狭窄は少なく，高齢者にはよい尿路変向術といえる。

（納谷幸雄）

図13 一側の尿管皮膚瘻
ⓐ：Double barrel法
ⓑ：Y字吻合法

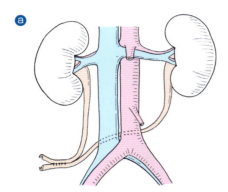
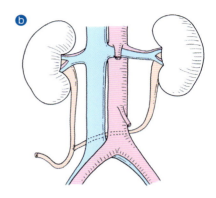

文 献

1) Lapides J: Butterfly cutaneous ureterostomy. J Urol, 1962; 88: 735-9.
2) Ariyoshi A, Fujisawa Y, Oshima K, et al: Catheterless cutaneous ureterostomy. J Urol, 1975; 114: 533-5.
3) Toyoda Y: A new technique for catheterless cutaneous ureterostomy. J Urol, 1977; 117: 276-8.
4) Hirokawa M, Iwasaki A, Yamazaki A, et al: Improved technique of tubuless cutaneous ureterostomy and results of permanent urinary diversion. Eur Urol, 1989; 16: 125-32.
5) Terai A, Yoshimura K, Ueda N, et al: Clinical outcome of tubuless cutaneous ureterostomy by the Toyoda method. Int J Urol, 2006; 13: 891-5.
6) Rodriguez AR, Lockhart A, King J, et al: Cutaneous ureterostomy technique for adults and effects of ureteral stenting: an alternative to the ileal conduit. J Urol, 2011; 186: 1939-43.
7) Berger I, Wehrberger C, Ponholzer A, et al: Impact of the use of bowel for urinary diversion on perioperative complications and 90-day mortality in patients aged 75 years or older. Urol Int, 2015; 94: 394-400.
8) Abe T, Takada N, Kikuchi H, et al: Perioperative morbidity and mortality of octogenarians treated by radical cystectomy—a multi-institutional retrospective study in Japan. Jpn J Clin Oncol, 2017; 47: 755-61.

Ⅳ MIBC（筋層浸潤性膀胱癌）

尿路変向術の適応と手術手技
体腔内の尿路変向術

　2012年にロボット支援下前立腺摘除術が保険収載されて以来，わが国のロボット支援手術の件数は飛躍的に増加している。2016年には腎悪性腫瘍手術においてロボット支援手術が保険収載されたが，次に保険収載が期待されるのがロボット支援下根治的膀胱全摘除術（robotic assisted radical cystectomy；RARC）である。現在，開放手術による根治的膀胱全摘除術（open radical cystectomy；ORC）は高リスク筋層非浸潤性膀胱癌や筋層浸潤性膀胱癌の標準的治療法である。しかし，従来のORCの術後90日以内の死亡率は，現在でも2〜3%と報告されているように，高度の侵襲を伴う治療法である。低侵襲手術として腹腔鏡下膀胱全摘除術（laparoscopic radical cystectomy；LRC）が保険適用になっている。最近では国内においてもRARCを実施する施設も増加し，現在まで約200件のRARCが実施されていると推定されている。しかし，その標準的術式は確立されているとは言い難く，周術期抗癌化学療法，リンパ節郭清の範囲と腫瘍学的意義，神経温存術式，尿路変向術の選択と術式など，多くの問題点と疑問点が存在する。

　膀胱全摘除術に引き続いて行われる尿路変向術，特に腸管を利用した尿路変向術は泌尿器科医にとってchallengingな手術であり，実地臨床ではその手術適応と術式の選択に迷うことも多い。本項では，手術支援ロボットを利用して体腔内で尿路変向を行う際の手術適応と手術手技について解説する。

RARCの低侵襲性

　RARCは果たしてORCやLRCよりも低侵襲で臨床的有用性があるのだろうか？手術支援ロボットによる体腔内尿路変向術（intracorporeal urinary diversion；ICUD）について概説する前に，RARCの有用性を確認しておく必要がある。RARCの低侵襲性を主張する報告はすでに国内からも数編公表されている。Novaraら[1]は，105編のRARC，LRCとORCに関する論文のsystematic reviewとメタアナリシスを行った。その結果，RARCは出血量が少なく，在院日数が短かったと報告している。また，術後90日の合併症発生率とGrade 3以上の合併症発生率はRARCが有意に低かった。さらに，RARCはORCやLRCよりも術後合併症の発生率が低いと結論している。また，Shenら[2]は2015年12月までに報告されたRARCとORCに関する4つのランダム化比較試験（RCT）を含む201の臨床研究から質の高い4つのRCTを選出して，メタアナリシスを行った。その結果，RARCはORCよりも出血量が有意に少なく経口摂取開始までの時間が有意に短

かった。周術期合併症，在院日数，断端陽性率に関しては両者間に有意差はなかったと報告している。しかし，取り上げた4つのRCTにおける尿路変向術はすべて体腔外（extracorporeal urinary diversion；ECUD）で行われている。ICUDにおける周術期合併症の頻度と重症度がECUDよりも低いとする報告も多く，腸管を長時間外気に曝露することは腸管機能回復に多大なる悪影響を与えることが危惧されるため，RARCの低侵襲性を最大限に発揮するには，回腸導管と新膀胱を体腔内操作で安全・確実に，しかも短時間で作成できる標準術式を確立しなければならない。

尿路変向術の選択

　現在さまざまな尿路変向術が存在するが，各々の症例に最適の術式をどのように選択すればよいのであろうか。ICUDでもECUDでも尿路変向術の術式選択において考慮すべき点は同じであるので，まず開放手術による尿路変向術の術式選択について述べる。新膀胱には，①No need for abdominal stoma，②Possibility of normal voiding，③Protective effect against urethral recurrence など種々の利点がある。地域によって若干の相違はあるが，各国のhigh volume hospital では新膀胱が選択される場合が多い。

　尿路変向術の選択において新膀胱が適応にならないのは以下の場合である。①腹圧性尿失禁，②Cr 1.5mg/dLを超える腎機能障害，③炎症性腸疾患，④男性の前立腺部尿道の癌と女性の膀胱頸部の癌，⑤尿道狭窄。また，尿管皮膚瘻，回腸導管，新膀胱のなかからどれを選択するかに関しても，患者の医学的諸条件，患者の社会的・経済的バックグラウンド，術者の意向，そして患者と家族の意向を含めて十分に情報交換しながら丁寧に，慎重に選択していく姿勢が重要である（図1）。ICUDにおける術式選択は，基本的に従来の開放手術における術式選択と同様である。諸条件を十分に考慮して，患者および家族に十分な情報提供を行い，意見交換を重ねながら術式を選択していく姿勢が重要である。

体腔内尿路変向術の利点と欠点

　ECUDと比較してICUDが優れている点としては，腹腔内の水分蒸散を軽減できること，皮膚切開を短くできること，尿管の剥離範囲を小さくできること，腸管の障害を軽減できること，などが挙げられる。Ahmedら[3]が報告しているように，ICUDの腸管関連の有害事象は10％で，ECUDの23％よりも有意に低い。腸管が空気に曝露される時間が短いほど術後腸管麻痺やイレウスの頻度は低下するとされている。さらに，ECUDでは尿管・腸管吻合を創外で行う必要があるため，尿管の剥離をICUDよりも広範囲で行う必要がある。広範な尿管剥離が尿管

図1 尿路変向術の選択において考慮すべきこと

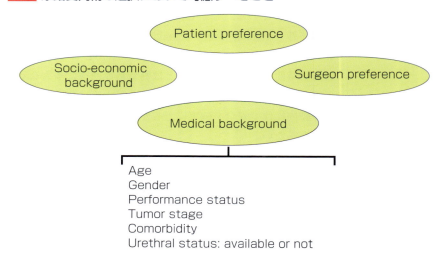

の虚血の誘因となり，吻合部狭窄のリスク因子となりうる。

一方，ICUDの問題点は手技がやや煩雑で手術が長時間に及び，技術習得にやや時間を要することである。しかし，このような問題点も，より簡単な術式の開発ならびに標準術式とトレーニング法を確立することによって克服可能であると思われる。

体腔内尿路変向術の種類と適応

RARC後の尿路変向術の選択も基本的にはORCの場合と同様である。加えて，閉塞隅角緑内障，心弁膜疾患，脳血管疾患の有無など長時間の頭低位に関するチェックが必要なのは言うまでもない。Pasadena Consensus Panelによると，RARCの20％弱にICUDが行われ，そのうち63％が回腸導管であった。新膀胱であれ回腸導管であれ，ICUDはECUDよりも技術的にchallengingで習得に時間を要することがその原因であるとされているが，最近の傾向としてICUDの頻度が増加しているとされている。

体腔内回腸導管造設術

Ahmedら[3]は回腸導管をECUDとICUD間で比較し，30日以内の再入院率と90日以内の死亡率が各々5％対15％，P＜0.0001，1.6％対4.9％，P＝0.043で後者の優位性を示している。手技的には20cmの回腸を遊離して，Bricker法あるいはWallace法で尿管・回腸吻合する方法が報告されているが，前者を採用する

頻度が高いようである。回腸を遊離した後の回腸・回腸吻合は，腹腔鏡用の腸管ステープラーを用いて側側吻合で行っている。

体腔内新膀胱造設術

　回腸を利用したさまざまな術式が報告されているが，ほとんどの場合，先に尿道・回腸吻合を行ってから新膀胱形成に取りかかっている。これは，頭低位で手術が進行するため，先に新膀胱を形成してから尿道・新膀胱吻合を行うと，吻合部に大きな張力が加わり，吻合が困難になるためである。新膀胱に使用する回腸ループの長さは40cmから50～60cmとさまざまである。Studer型をはじめさまざまな新膀胱が報告されている[4]。図2にUniversity of Southern California modified Studer neobladderとY-Pouch，図3にPyramid Pouch，図4にVescica ileale PadovanaとVescica Patavina，図5に"W" configuration neobladderの概略を示した。

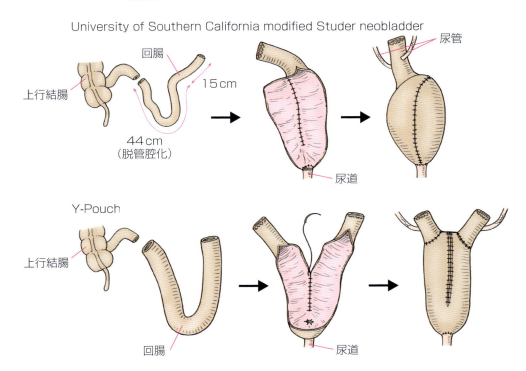

図2 University of Southern California modified Studer neobladderとY-Pouch

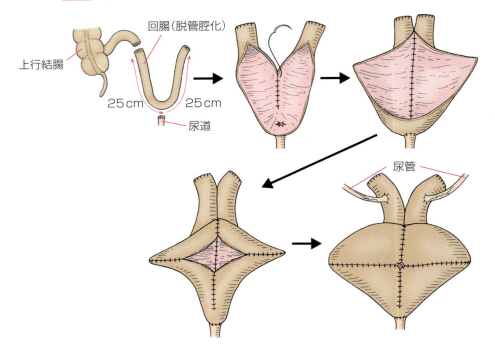

図3 Pyramid Pouch

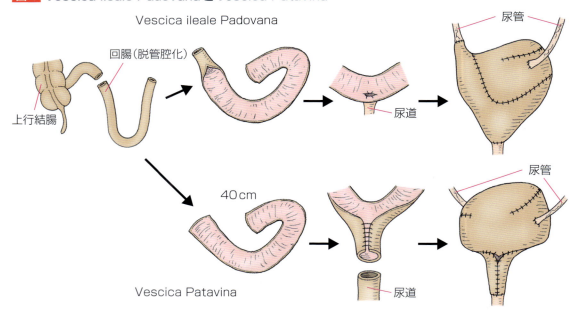

図4 Vescica ileale Padovana と Vescica Patavina

214

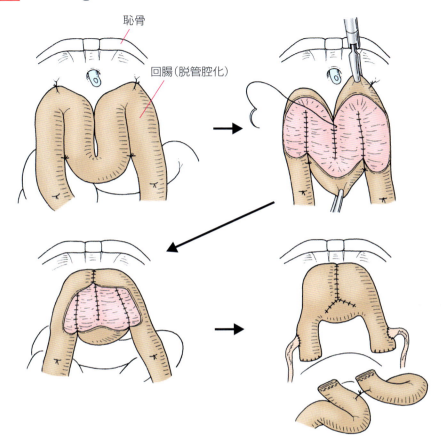

図5 "W" configuration neobladder

体腔内U字回腸新膀胱造設術

　当科では筋層浸潤性膀胱癌に対する低侵襲手術としてミニマム創膀胱全摘除術（minimum incision endoscopic radical cystectomy；MIE-RC）[5]を実施してきたが，さらなる低侵襲性を目指して2012年3月からRARCを29件実施した[6]。男性27例，女性2例で平均年齢は63.8歳。GEM＋CDDP/CBDCAの術前化学療法を2クール施行し，リンパ節郭清は外腸骨リンパ節レベルまでとした。尿路変向はU字回腸新膀胱25例，尿管皮膚瘻4例で，U字回腸新膀胱の20例は体腔内操作（ICUD）で作成した。当科で行っている体腔内U字回腸新膀胱造設術はMIE-RCの際に7cmの皮膚切開で造設していたU字回腸新膀胱[7]をそのままICUDに応用したものである。開放手術（図6）では，先に回腸・尿管吻合を行い，回腸パウチを形成してから尿道・新膀胱吻合を行うが，ICUDの場合は，回腸ループの骨盤底への仮固定と尿道・回腸吻合を先行させる。そのほかの操作はまったく同じであるので，まず開放手術でのU字回腸新膀胱の作り方を簡単に紹介する。

図6 開放手術によるU字回腸新膀胱

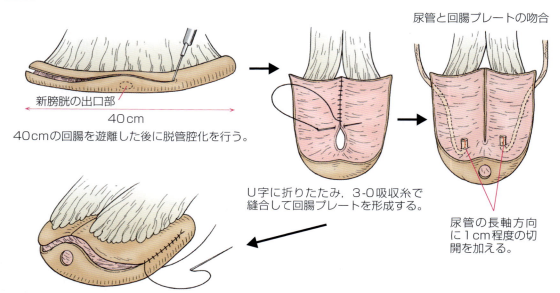

40cmの回腸を遊離した後に脱管腔化を行う。
U字に折りたたみ，3-0吸収糸で縫合して回腸プレートを形成する。
回腸プレートをcross foldして，パウチ状の新膀胱を形成する。
尿管と回腸プレートの吻合
尿管の長軸方向に1cm程度の切開を加える。

　約40cmの回腸を遊離するが，回腸膀胱は伸展性がきわめて良好なので，必ずしも40cmに固執する必要はなく，30cm程度でも十分な膀胱容量が得られる。脱管腔化した回腸ループをU字に折り，内側の回腸縁を3-0吸収糸で連続縫合する。尿管は回腸プレートの小孔から回腸粘膜面に引き込み，尿管断端6時の長軸方向に約1cmの縦切開を加える。縦切開の切れ目に3-0吸収糸でanchor sutureを置き，尿管外膜と回腸粘膜を5～6カ所4-0吸収糸で固定する。その後，回腸プレートをcross foldさせてパウチを形成し，新膀胱と尿道を吻合する。
　ICUDでは腹腔鏡用自動ステープラーで40cmの回腸を遊離し，回腸を同ステープラーで側側吻合しておく（**図7**）。回腸ループを骨盤底に移動させ，尿道・回腸吻合が容易になる位置に回腸ループを仮固定しておく。その後に脱管腔化を行ったら，尿道6時から12時に向かって尿道と回腸切離縁を縫合していく。尿道と回腸プレートが吻合された後に，回腸プレートのU字形成（術者から見ると逆U字になる）と，尿管・回腸プレートの端側吻合を行う（**図8**）。尿管が回腸プレートに固定されたら，外尿道口から尿管ステントを両側の尿管に挿入する。回腸プレートをcross foldさせてパウチ状に閉鎖し，新膀胱を腹膜で後腹膜化する。
　図9には新膀胱のMRIを示したが，小骨盤腔にしっかりはまり込むため，腹圧が効率よく作用する。また，尿管回腸吻合では粘膜下トンネルは作成せず尿管にスリット（縦切開）を加えている。これによって，尿管断端のnippleが形成される（**図9**）。**図10**に術後の排尿時膀胱尿道造影を提示したが，膀胱尿管逆流は認めず，男性，女性を問わず良好な排尿機能が確保されている。

図7 体腔内U字回腸新膀胱造設術（ICUD）
ⓐ：ポート位置
ⓑ：40cmの回腸を遊離する。
ⓒ：回腸・回腸吻合

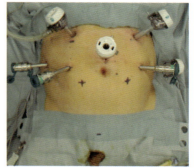
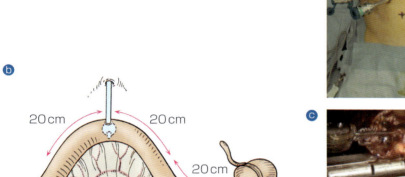
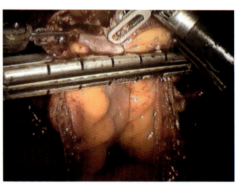

図8 右尿管・新膀胱吻合（ⓐ）およびcross foldによる新膀胱の形成（ⓑ）

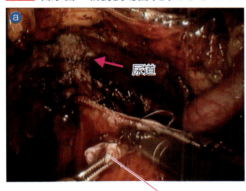
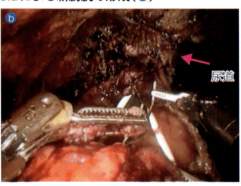
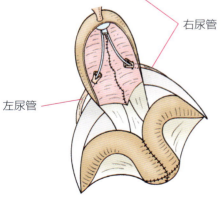
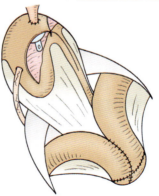

図9 U字回腸新膀胱の術後評価

MRI

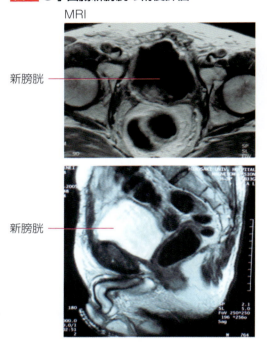

新膀胱

新膀胱

cystoscopy

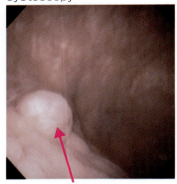

尿管口はnipple状になり、逆流防止機構を具備する。

図10 体腔内で作成したU字回腸新膀胱の排尿時膀胱尿道造影

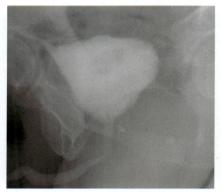

男性　術後1年

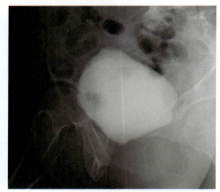

女性　術後6カ月

表1 膀胱全摘除術＋U字回腸新膀胱術式間の手術成績

	RARC+ECUD (n=5)	RARC+ICUD (n=20)	ミニマム創 (n=192)
手術時間（min）	426	428	307
出血量（mL）	580	300	1,285
腎機能障害	2例（40%）	0例（0%）	0例（0%）
創感染	1例（20%）	2例（10.5%）	34例（18%）
イレウス	1例（20%）	0例（0%）	5例（3.2%）

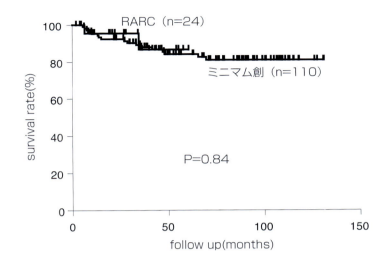

図11 筋層浸潤性膀胱癌に対するネオアジュバント化学療法＋膀胱全摘除術の全生存率曲線

　表1に当科の手術成績と合併症を示した。RARCにおいて出血量が少なく、さらにICUDにおいて有害事象が軽微であった。RARC+ICUD（neobladder）術後の合併症としては創感染を1例経験したのみであり、MIE-RCからRARCへの移行は円滑であった。また腫瘍学的な転帰に関してもRARCの全生存曲線はMIE-RCと同等であり（図11）、ネオアジュバント化学療法を徹底することによって腹腔内播種のような早期再発例は経験していない。手技的困難さがICUDの問題点とされているが、簡便なU字型新膀胱を用いれば、RARC+ICUDのさらなる普及が期待される。

（大山　力）

文献

1) Novara G, Catto JW, Wilson T, et al: Systematic review and cumulative analysis of perioperative outcomes and complications after robot-assisted radical cystectomy. Eur Urol, 2015; 67: 376-401.
2) Shen Z, Sun Z: Systematic review and meta-analysis of randomised trials of perioperative outcomes comparing robot-assisted versus open radical cystectomy. BMC Urol, 2016; 16: 59.
3) Ahmed K, Khan SA, Hayn MH, et al: Analysis of intracorporeal compared with extracorporeal urinary diversion after robot-assisted radical cystectomy: results from the International Robotic Cystectomy Consortium. Eur Urol, 2014; 65: 340-7.
4) Dal Moro F, Haber GP, Wiklund P, et al: Robotic intracorporeal urinary diversion: practical review of current surgical techniques. Minerva Urol Nefrol, 2017; 69: 14-25.
5) Koie T, Ohyama C, Yamamoto H, et al: Minimum incision endoscopic radical cystectomy in patients with malignant tumors of the urinary bladder: clinical and oncological outcomes at a single institution. Eur J Surg Oncol, 2012; 38: 1101-5.
6) Koie T, Ohyama C, Yamamoto H, et al: The feasibility and effectiveness of robot-assisted radical cystectomy after neoadjuvant chemotherapy in patients with muscle-invasive bladder cancer. Jpn J Clin Oncol, 2017; 47: 252-6.
7) Koie T, Hatakeyama S, Yoneyama T, Ohyama C, et al: Uterus-, fallopian tube-, ovary-, and vagina-sparing cystectomy followed by U-shaped ileal neobladder construction for female bladder cancer patients: oncological and functional outcomes. Urology, 2010; 75: 1499-503.

Ⅳ MIBC（筋層浸潤性膀胱癌）
尿路変向術の予後と合併症

　膀胱全摘除術後，患者は新膀胱，回腸導管，尿管皮膚瘻を毎日使いながら一生を過ごす。尿路変向に特有の合併症が発生すると，患者のQOLは大きく損なわれてしまう。合併症を未然に防いでQOLを維持するために，すべての尿路変向のフォローアップは一生涯続くことを，患者本人，家族へ説明し理解を得なければならない。

尿路変向術の合併症

尿路感染症

　回腸導管・新膀胱では，回腸もしくは結腸を用いて尿路を再建するため，多くの症例で膿尿である。膿尿であっても無症状であることが多く，予防的に抗生物質を投与することは，耐性菌を惹起する可能性が高く勧められない[1]。しかし尿管腸管吻合部（図1）や新膀胱尿道吻合部の狭窄（図2），ストーマ狭窄，尿路結石，導管や新膀胱内の残尿，新膀胱の閉鎖は尿流の停滞あるいは逆流をまねき，上部尿路感染症による発熱の原因となる。その発生率は5～20％と報告されている[2]。尿管皮膚瘻においても，吻合部狭窄などでカテーテル留置を要する場合には，逆行性感染のために上部尿路感染症を容易に発症しうる。抗生物質投与のみでは上

図1 尿管回腸導管吻合部狭窄（経皮的順行性尿路造影）
左尿管回腸導管吻合部に狭窄（矢印）を認める。

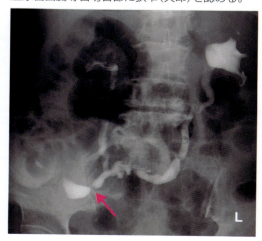

部尿路感染を反復するおそれがあるため，吻合部狭窄や結石の有無，導管や新膀胱の形態を確認し，尿の流れを妨げる原因があれば適切な処置を行う。さらに患者のストーマケアの方法や，新膀胱の排尿状態を確認し，最適な管理方法や清潔操作について再指導する。

尿路結石

尿路結石は報告によって幅があるが，0.2〜15％に発生するとされる[2]。結石は腎・尿管だけでなく尿管腸管吻合部や導管，新膀胱内にも発生することがある（図3）。原因として尿路感染や尿の停滞，腸粘液の逆流，ステープラーや絹糸などの非吸収性医療材料の尿路への露出，尿路変向に伴う高クロール性代謝性アシドーシスなどが挙げられている。治療は通常と同様であり，腎結石に対しては経

図2 新膀胱尿道吻合部狭窄
ⓐ：新膀胱尿道吻合部狭窄（内視鏡写真）。
ⓑ：吻合部狭窄により新膀胱が拡張している。
ⓒ：両側水腎症を呈している。

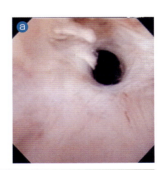
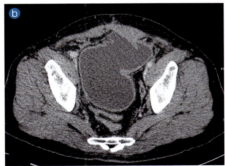
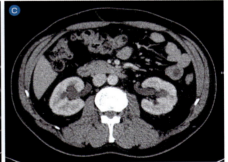

図3 回腸導管造設後の尿路結石
ⓐ：左尿管内，回腸導管との吻合部近傍に結石（矢印）を認める。
ⓑ：回腸導管内に結石（矢印）を認める。

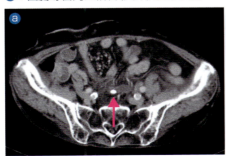
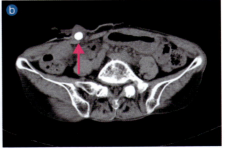

皮的腎砕石術（percutaneous nephrolithotripsy；PNL）や体外衝撃波結石破砕術（extracorporeal shock wave lithotripsy；ESWL）が実施される。尿管結石に対してはESWLや，近年の内視鏡の発達により尿道もしくはストーマからの逆行性アプローチによる経尿道的尿管砕石術（transurethral ureterolithotripsy；f-TUL）も試みられている[3]。

代謝の変化

腎機能を良好に維持すること，尿を完全に排出すること，定期的な血液ガス分析などの血液検査が，代謝の変化による合併症を予防するために重要である。

◆ 高クロール性代謝性アシドーシス

尿路変向に用いられた消化管粘膜から，尿中のアンモニアやアンモニウムイオン，水素イオン，塩素イオンが再吸収されることで発生する[4]。回腸導管では臨床的に問題となる高クロール性代謝性アシドーシスの発生率は約10％なのに対し，新膀胱では26〜45％と高い[4]。新膀胱は回腸導管よりも尿と接触する消化管粘膜の面積が広く，接触時間が長いためであり，回腸よりも結腸を用いた新膀胱のほうが危険性は高いとされる[4]。アシドーシスの補正のために，炭酸水素ナトリウムやクエン酸ナトリウムなどが用いられる。新膀胱で残尿が多い症例では，自己導尿の指導や尿道カテーテル留置を検討する。

◆ ビタミンB12欠乏

ビタミンB12は主に回腸末端から吸収されるため，尿路変向に回腸末端を使用すると吸収が障害される。体内に備蓄されたビタミンB12により3〜5年は無症状で経過することが多いが，その後徐々に末梢神経障害や巨赤芽球性貧血を発症する。血清ビタミンB12値が体内のビタミンB12の総量を表すわけではないため，症状や採血結果から本症が疑われたら，補充療法を行う[4]。

◆ 骨代謝異常

高クロール性代謝性アシドーシスによる骨の脱灰とビタミンD活性化の減弱，消化管からのカルシウムやビタミンDの吸収量が減少することにより発生するとされる。高齢化した長期生存例において，骨痛などの自覚症状とともに問題になる可能性がある[4]。治療としてアシドーシスの補正と活性型ビタミンD，カルシウムの補充が行われる。

ストーマの合併症

回腸導管の傍ストーマヘルニア（図4a）やストーマの陥没（図4b）は装具からの尿漏れを惹起しやすい。また，ストーマの位置が不適切である場合も，腹部の皺や腸骨との接触により装具が容易に剥がれて尿漏れの原因となる。尿漏れはストーマ周囲皮膚炎（図4c）を発症して装具の安定した装着をさらに困難にする。頻回の装具交換と着替えを要し，寝具の尿汚染もきたすなど，患者および家族のQOLを著しく損ねる。ストーマの合併症は併存症や体格など患者側の因子もあり，必ずしも手術の工夫だけで予防できるものではないが，WOC（Wound,

Ostomy, Continence)ナースと共同で術前に最適な位置を決定し、適切な大きさ・高さのストーマを造設するよう心がける（**表1**）。導管として利用する回腸の位置を決める際も、血流障害によるストーマの脱落が発生しないよう辺縁動脈の走行や腸間膜のねじれに留意し、腸間膜に過度の緊張がかからないよう体格に合わせた適切な長さの導管を切り出す。

ストーマトラブルが発生した場合には、WOCナースと連携して原因を特定し、適切なストーマ用品の選択と工夫により、患者のQOLが維持できるよう真摯に対応する。WOCによっても対応困難な症例に対しては、再手術を考慮する。当

図4 ストーマの合併症
ⓐ：傍ストーマヘルニア（矢印），ⓑ：ストーマの陥没，ⓒ：ストーマ周囲皮膚炎

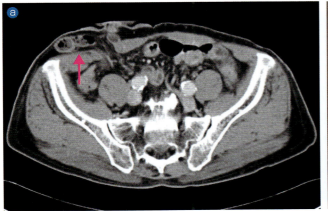
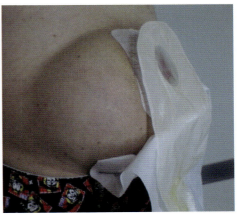
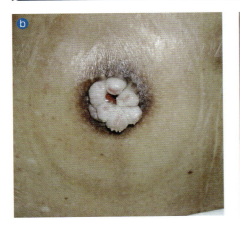
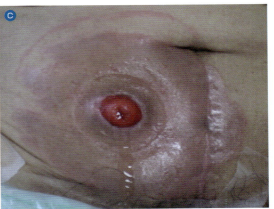

表1 ストーマ位置の条件
1. 回腸導管は通常右側。
2. 腹直筋を貫通させる。
3. あらゆる体位で皺，手術瘢痕，骨の突起，臍にかかることを避ける。
4. 坐位で患者自身が見ることのできる位置にする。
5. ストーマ周囲に平面を確保できる位置にする。
6. 普段着用するズボンのベルトラインを確認する。状況に応じて吊りズボンへの変更を考慮する。
7. 趣味や職業にも配慮する。

科では両側尿管吻合部狭窄例や血流障害によってストーマが脱落した回腸導管に対して，後腹膜鏡下に交差性尿管尿管吻合術，一側尿管皮膚瘻造設術を実施し，QOLを回復した症例を経験している[5]。

尿路変向術の予後

新膀胱の蓄尿・排尿機能

新膀胱では下腹部膨満感を尿意と感じ，括約筋を弛緩させ，腹圧で排尿する。自然な排尿ではないため，排尿障害と尿失禁という相反する機能障害が発生しうる。

尿閉や残尿が多い状態は，尿路感染や結石，アシドーシスなど合併症の原因となり，尿失禁を悪化させる要因にもなる。尿道狭窄や尿道吻合部狭窄があれば経尿道的切開術を行うが，狭窄を解決しても残尿が多い場合は，自己導尿や尿道カテーテル留置を要する[1]。

尿失禁は患者のQOLを著しく損ねるが，新膀胱の容量は術後の時間経過とともに増大して腸管蠕動による内圧上昇が抑えられるため，尿禁制率は徐々に改善し排尿間隔も延長することが多い[1]。Tanakaらは日本人57例の回腸利用新膀胱症例について，平均57カ月の観察期間で日中の尿禁制率：95.6％，夜間尿禁制率：88.6％と報告している[6]。

Araiらにより新膀胱の排尿状態は術後の時間経過とともに変化することが報告されている[7]。長期生存例では加齢に伴う筋力や巧緻性の衰えも排尿状態に影

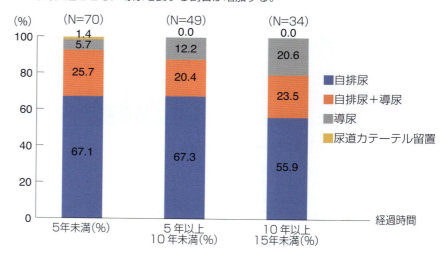

図5 回腸利用新膀胱の排尿状態の推移
術後の時間経過とともに導尿を要する割合が増加する。

（文献11より改変）

響するため，手術時の年齢は，尿路変向術の術式を決定する因子の一つとなる[1]。当院における回腸利用新膀胱の排尿状態の長期成績を示す（図5）。術後10年までの自排尿率は67％程度で変化がなかったが，10年以降は55.9％に低下していた。一方，導尿を要する症例の割合は時間経過とともに増加していた。尿禁制率は昼間，夜間とも術後時間経過とともに改善し，10年以降も維持されていた（図6,7）。新膀胱は適切な管理がなされていれば，10年を超える長期生存に十分耐えうると考えられる[8]。

図6 回腸利用新膀胱の昼間尿禁制率
10年以上の長期生存例においても昼間尿禁制率は変化しない。

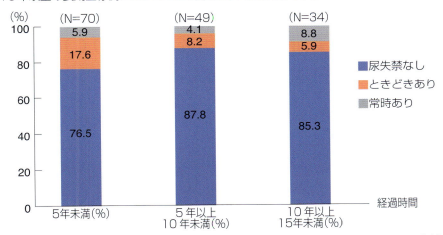

（文献11より改変）

図7 回腸利用新膀胱の夜間尿禁制率
10年以上の長期生存例においても夜間尿禁制率は変化しない。

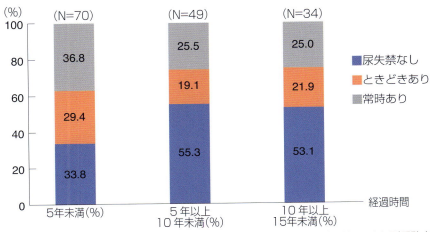

（文献11より引用改変）

腎機能

　尿路変向術後の腎機能の維持は，術後の生活や合併症の予防，再発時の治療選択にきわめて重要である．尿の逆流，反復する尿路感染，結石の形成，吻合部狭窄に加えて，長期生存例では加齢そのもの，高血圧や糖尿病などの生活習慣病，治療薬の副作用などにより腎機能障害をきたす可能性がある．報告により幅があるが，回腸導管では術後の腎機能低下が13〜41％の症例にみられ，脱管腔化した回腸利用新膀胱では術後10年で16％にみられたとされる[1]．また，術前から存在する水腎症は，術後の腎機能低下のリスク因子になりうるため注意が必要である．腎機能の評価には，血清クレアチニン値と超音波による腎実質の萎縮の有無だけでなく，腎シンチグラフィも有用である[2]．

新膀胱・回腸導管のQOL

　新膀胱の回腸導管に対するメリットはストーマがなく，ボディイメージが変化しないことである．一方，排尿障害や尿失禁の可能性がある点，代謝障害をきたす割合が多い点はデメリットである．回腸導管のメリット，デメリットはその裏返しであり，どちらも一長一短がある．最終的には患者の価値観やライフスタイル，年齢，生活・家庭環境，病状などを総合的に判断して術式を決定することになる．術前のインフォームドコンセントは十分な時間をかけて行い，WOCナースと連携してパウチの試し貼りなどの体験を通じ，理解を深める努力をすべきである．

　尺度としてEORTC QLQ-C30やSF-36，FACT-BLを用い，回腸導管と新膀胱

図8 膀胱全摘除術後長期生存例のフォローアップの変化
術後の時間経過に従って，フォローアップの要点はQOLの維持に変化してくる．

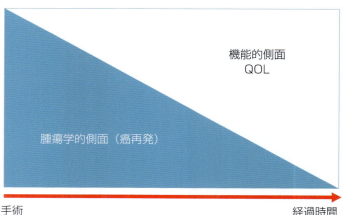

のQOLを比較した研究がなされているが，有意差はなかったとする報告が大多数である[1, 9, 10]。

長期生存例，高齢者について

　合併症を予防して腎機能を温存するため，尿路変向術後の排尿管理は一生涯続けなければならない。生存期間が長くなるに従い，膀胱癌の再発の危険性は低くなり，フォローアップの要点はQOLの維持に変化してくる（図8）。長期生存者は次第に高齢となり，認知力・理解力の低下，視力や手指巧緻性の低下からセルフケア不足に陥り，尿路変向に特異的な合併症が発生しやすくなる。また，新たな疾患への罹患や，介護，生活環境の変化で通院が途絶えてしまう可能性もあり，家族や介護者への教育，医療機関同士の連携も重要である。

　また日本はかつてない高齢化社会となり，初診時で80歳を超える筋層浸潤性膀胱癌症例は，今や珍しくない。高齢であっても併存症が軽度かつ全身状態が良好で，手術により根治が目指せる症例であれば積極的に治療を行うべきである。退院後の尿路や体調の管理について，WOCナースやメディカルソーシャルワーカーが早期から積極的に関与し，訪問看護・介護などのサービスと連携することで，本人，家族や介護者の不安・負担を軽減する努力が必要である。

（安達尚宣，三塚浩二，荒井陽一）

文 献

1) Hautmann, RE, et al: Urinary diversion. Urology, 2007; 69: 17-49.
2) Hautmann, RE, et al: Complications associated with urinary diversion. Nat Rev Urol, 2011; 8: 667-77.
3) Okhunov Z, et al: Management of urolithiasis in patients after urinary diversions. BJU Int, 2011; 108: 330-36.
4) Van der Aa F, et al: Metabolic changes after urinary diversion. Advances in urology, 2011; 2011: (Article ID 764325).
5) Kaiho Y, et al: Retroperitoneoscopic transureteroureterostomy with cutaneous ureterostomy to salvage failed ileal conduit urinary diversion. Eur Urol, 2011; 59: 875-8.
6) Tanaka T, et al: Long-term functional outcome and late complications of Studer's ileal neobladder. Jpn J Clin Oncol, 2005; 35: 391-4.
7) Arai Y, et al: 5-year interval change in voiding function of orthotopic ileal neobladder. Int J Urol, 2006; 13: 703-6.
8) Kato M, et al: Long-term functional outcomes of ileal and sigmoid orthotopic neobladder procedures. Urology, 2007; 69: 74-7.
9) Hautmann RE: Urinary diversion: ileal conduit to neobladder. J Urol, 2003; 169: 834-42.
10) Kikuchi E, et al: Assessment of long-term quality of life using the FACT-BL questionnaire in patients with an ileal conduit, continent reservoir, or orthotopic neobladder. Jpn J Clin Oncol, 2006; 36: 712-6.
11) 安達尚宣，三塚浩二，海法康裕，他: 10年以上経過した尿禁制型代用膀胱患者のアウトカム「腸管利用neobladderの長期アウトカム；小腸と結腸の比較　東北大学での経験」. 第102回日本泌尿器科学会総会（神戸）2014，シンポジウム.

Ⅳ MIBC（筋層浸潤性膀胱癌）

膀胱温存治療の適応と治療効果
（放射線療法，部分切除を含め）

　筋層浸潤性膀胱癌（muscle-invasive bladder cancer；MIBC）に対する標準治療は，膀胱全摘除術（radical cystectomy；RC）である[1, 2]。しかし，RCの5年生存率は56〜66％と十分満足できる結果には至っていない。また，RCに伴う合併症の発生率は，grade 0が36％，grade1〜2が51％，grade3〜5が13％と高く，手術1カ月以内の死亡率は1.5％と侵襲を伴う治療である[3]。2003年から2007年の間，米国でのMIBC患者に対する治療は，膀胱全摘除術を施行された症例が42.9％であったのに対して，放射線療法が16.6％，全身化学療法が2003年の27％から2007年には34.5％と，近年膀胱温存治療が増加している[4]。膀胱温存治療には，経尿道的膀胱腫瘍切除術（transurethral resection of bladder tumor；TURBT）単独，膀胱部分切除術（partial cystectomy；PC），放射線療法，全身化学療法，動注化学療法，および放射線化学療法など多岐にわたり，本邦でも数多くの施設で膀胱温存治療が行われている。

　本項では，本邦，EAU，およびAUAにおける各ガイドラインでの膀胱温存治療の位置付けについて言及し，膀胱温存治療の適応および各膀胱温存治療の治療成績について報告する。

各ガイドラインにおける
膀胱温存治療の位置付け

日本

　本邦の「膀胱癌診療ガイドライン2015」では，Stage Ⅱ（T2a,bN0M0）およびStage Ⅲ（T3a, bN0M0）の診断と治療の項目のCQ34（膀胱温存療法の対象症例，および，適応は？）およびCQ35（膀胱温存に用いられる治療と治療成績は？）で膀胱温存療法に関して記載されており，CQ34に対しては「標準治療外であることを了承した上で膀胱温存を希望される症例が対象症例である（推奨グレードC1）。深達度T3a以下の限局癌，腫瘍径3cm以下，そしてCISや水腎症のない症例がよい適応とされている（推奨グレードB）。」，CQ35に対しては「経尿道的手術（TURBT），cisplatin を中心とした化学療法，および，放射線療法（50-60Gy）を併用する集学的治療が推奨される（推奨グレードB）」[5]。

EAU

EAUガイドラインでは，**表1**に示すとおりTURBT，化学療法および放射線療法の単独治療は推奨されておらず，multimodality bladder-preserving therapy（TURBT，化学療法，放射線療法の3者併用）が一部の限られた症例で有効であり，推奨グレードBとされている[6]。

AUA

AUAガイドラインは，**表2**に示すとおり本邦およびEAUガイドライン同様，手術および放射線単独治療は推奨されておらず，限られた症例でのmulti-modal bladder preserving therapyが推奨されている[7]。

表1 EAUガイドライン2015

EAU guidelines 2015	Comment	Recommendation
TURBT	Transurethral resection of bladder tumour alone is not a curative treatment option in most patients.	B
External beam radiotherapy	Radiotherapy alone is not recommended as primary therapy for localised bladder cancer.	B
Chemotherapy	Chemotherapy alone is not recommended as primary therapy for localised bladder cancer.	A
Mutimodality bladder-preserving treatment	Surgical intervention or multimodality treatments are the preferred curative therapeutic approaches as they are more effective than radiotherapy alone.	B
	Multimodality treatment could be offered as an alternative in selected, well-informed and compliant patients, especially for whom cystectomy is not an option.	B

表2 AUAガイドライン2015

AUA guidelines 2015	Comment	Recommendation
TURBT/Partial cystectiomy	Patients with muscle-invasive bladder cancer who are medically fit and consent to radical cystectomy should not undergo partial cystectomy or maximal transurethral resection of bladder tumor as primary curative therapy.	Moderate
Primary radiation therapy	For patients with muscle-invasive bladder cancer, clinicians should not offer radiation therapy alone as a curative treatment.	Strong
Multi-modal bladder preserving therapy	For patients with muscle-invasive bladder cancer who have elected multi-modal bladder preserving therapy, clinicians should offer maximal transurethral resection of bladder tumor, chemotherapy combined with external beam radiation therapy, and planned cystoscopic re-evaluation.	Strong

以上より，各ガイドラインではMIBCに対しては手術（TURBT，PC），放射線単独，化学療法単独治療は推奨されておらず，いずれも併用療法を限られた症例で推奨している。

膀胱温存治療の適応について

本邦，EAU，AUA，どのガイドラインをみても，膀胱温存治療に関する適応に"限られた症例"という記載はあるが，具体的な症例についての詳細な規定は記載されていない。Smithらは，**表3**に示すhigh riskにあたる症例はRCを施行されるべきであり，average riskにあたる症例は膀胱温存治療によって良好な治療成績が得られると報告している。つまり，cT2-3N0M0，CISの併存がない，単発病変，水腎症を認めない，complete TURが施行されている，および尿路上皮癌であるなどが良い適応として挙げられる。

膀胱部分切除術

膀胱部分切除術は，膀胱全摘除術が施行できない症例ではMIBCに対する有効な治療オプションである。利点としては，尿路変向を必要としないため術後のQOLが保たれる，および膀胱全摘に比べ手術侵襲が低く術後合併症のリスクを下げることができるなどが挙げられる。米国で，2001年から2010年までにMIBCに対して摘出術を施行された86,067症例について，症例数の推移および合併症の発生率などについての検討が報告されている。PCを施行した症例数は，2001年は全体の15.25％を占めていたが2010年には9.7％と割合は減少していた。また，手術施行時の年齢は，PCはRCに比べ有意に年齢が高かった（72.1 ± 11.3 vs 68.6 ± 10.1 years，p＜0.0001）。術後合併症の発生率はPCがRCに比較して有意に低かった（21.3％ vs 38.6％，p＜0.001）[8]。PCの長期手術成績については，Mayo Clinicからの報告では，PC群（86例）とRC群（167例）のMatched Case-Control研究の結果，10年distant recurrence-free survival（61％ vs 66％，

表3 リスク分類

High risk	Average risk
cT4	cT2-3
Multifocal tumour	Uniforcal tumour
CIS	No CIS
Incomplete TUR	Complete TUR
Hydronephrosis	No hydronephrosis

p=0.63），cancer specific survival（58％ vs 63％, p=0.67）に有意差を認めなかった。しかし，PC群では膀胱内再発のリスクが高い〔再発：86例中33例（38％），その後のRCの施行：86例中16例（18％）〕などのため厳重なフォローが必要であると結論付けられていた[9]。

放射線療法

MIBCに対する根治的放射線治療の照射量は60～66Gyであり，近年の放射線治療では晩期の放射線治療関連合併症は5％以下と報告されている[10]。放射線治療単独の治療効果に関しては数多くの報告があるが，Chungらの報告では340名（放射線単独：247名，シスプラチン併用：36名，シスプラチン先行：57名）の治療効果を報告しており，63.5％のCRが得られ，10年の生存率，癌特異的生存率および非再発生存率は19％，35％，および32％であり，単独治療では膀胱全摘に比べ有効とは結論付けられなかった[11]。

化学療法

化学療法単独のMIBCに対する治療効果に関しての報告では，術前化学療法後の膀胱全摘標本でCR率がM-VAC療法で12～50％，GC（ゲムシタビン＋シスプラチン）療法で12～22％と十分な治療成績とはいえず，前述の各ガイドラインでも化学療法単独での治療は推奨されていない。

放射線化学療法

米国放射線腫瘍研究グループ（Radiation Therapy Oncology Group；RTOG）により1985年以降，膀胱切除術の適応となるT2～T4a症例に対する複数のレジメンでの放射線化学療法の大規模臨床試験が行われている（表4）。RTOG 85-12では，47名がシスプラチンのみの化学療法と40Gyの放射線療法を施行し，癌の残存がなければ24Gyの追加照射を行った。結果，66％の症例において導入治療でCRが得られ，3年生存率は64％であった[12]。RTOG 99-06では，シスプラチンにゲムシタビンが追加され，放射線療法後にGC療法が追加された。このレジメンではCRの誘導率は81％で，5年生存率は56％であった[13]。RTOG 02-33では，多施設共同試験で93名が1日2回の放射線療法と5-FU（5-フルオロウラシル）＋シスプラチンもしくはシスプラチン＋ゲムシタビンに割り付けて投与され，その後ゲムシタビン，シスプラチンおよびパクリタキセルを投与された。治療の完遂率はおおよそ50％であり，5-FU投与群では消化管および尿路系の合併症が多く，

表4 RTOGによる温存療法の治療成績

研究者，論文	症例数		導入療法	CR	強化療法	全生存率
RTOG 85-12 Tester（1993）	42	T2:10 T3:25 T4:7	CDDP+Rad（40）	66%	CDDP+Rad（24）	64% （3年）
RTOG 88-02 Tester（1996）	91	T2:22 T3a:49 T3b:11 T4a:9	MCV+Rad（39.6）	75%	CDDP+Rad（25.2）	62% （4年）
RTOG 95-06 Kaufman（2000）	34	T2:26 T3a:5 T3b:2 T4a:1	CDDP+5-FU+Rad（24）	81%	cis+5-FU +Rad（24）	56% （5年）
RTOG 97-06 Hagan（2003）	47	T2:31 T3a:12 T3b:4	CDDP+Rad（40.8）	74%	cis+Rad（24） +MCV（adjuvant）	61% （3年）
RTOG 99-06 Kaufman（2009）	80	T2:70 T3a:9 T3b:1	TC+Rad（40.3）	81%	TC+Rad（24） +GC（adjuvant）	56% （5年）
RTOG 02-33 Mitin（2013）	97	T2:88 T3-4:5	5-FU or paclitaxel +cisplatin + Rad（40）	62～72%	GC+paclitaxel +Rad（25）	71～75% （5年）

CDDP：cisplatin，MCV：methotrexate＋cisplatin＋vinblastine，TC：paclitaxel＋cisplatin，Rad：radiation therapy（照射線量）

ゲムシタビン投与群では代謝障害が多くなる傾向にあった。治療効果は，5年のCR誘導率が5-FU群では62%，パクリタキセル群では72%であり，5年生存率は5-FU群で75%，パクリタキセル群で71%であった[14]。

本邦における膀胱温存治療

　本邦においてもMIBCに対する膀胱温存治療は積極的に行われており複数の施設から治療効果が報告されている。筑波大学からはTakaokaらが長期の治療成績を報告しており，70名のcT2-3N0M0症例に対して小骨盤腔に対する41.4Gyの放射線療法およびシスプラチンおよびメトトレキサートを3コース施行後に治療効果を確認し，CR症例には追加照射を行い，腫瘍の残存を認める場合は膀胱全摘除術を施行し，5年生存率および非再発率は82%，77%と良好な成績であった[15]。また，東京医科歯科大学からはKogaらが治療成績を報告している。183名のcT2-4aN0M0症例に対し，小骨盤に対して40Gyの放射線治療および低用量シスプラチンを2コース終了後にRC（86例，47%），PC（46例，25%），経過観察（51例，28%）を施行し，5年生存率および非再発率は64%，71%と良好な成績であった[16]。大阪医科大学においても30年前から膀胱温存治療に取り組んでおり，特

図1 放射線併用バルーン閉塞動注化学療法

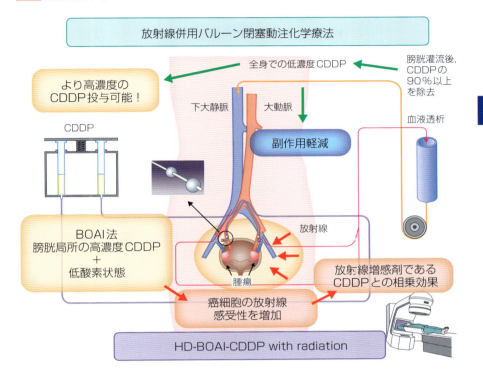

色としてバルーン塞栓動脈内抗癌剤投与法（balloon occluded arterial infusion；BOAI）によるシスプラチン投与と血液透析との併用を行うことにより，さらなる抗腫瘍効果および副作用の軽減を行うことを目指している。本治療法は，①血流塞栓用バルーンが付属したカテーテルを用いて抗癌剤を動脈内注入することによって，静脈内投与に比較してきわめて高濃度の抗癌剤を腫瘍部位に局所的に投与すること，②同時に内腸骨静脈内に設置した透析用カテーテルを通して膀胱灌流後の血液を，透析膜を通して濾過することによって通常の2～4倍というきわめて高濃度の抗癌剤を全身の副作用を認めることなく投与可能であることを特徴とする治療法である。

当科では，complete TURBT，放射線療法および全身化学療法にBOAIを追加すること（OMC-Regimen）により数多くのMIBC症例に治療を行っている（図1）。治療成績は，全体でCR誘導率が83％，5年生存率が82.9％と良好な成績であった[17]。また，本治療においては，膀胱温存治療の適応となりにくいT4症例，水腎症を伴う症例，リンパ節転移（N1）症例についても膀胱全摘除術施行不能な症例や膀胱全摘除術を希望されない症例に対して積極的に加療を行っている。われわれが経験したリンパ節転移症例40例の検討では，症例全体の5年全生存率は56.2％で，リンパ節転移症例に対しても有効であることが確認された[16]。今後さらなる検討が必要であるが，他に有効な治療法がないリンパ節転移症例における

新たな治療オプションとして期待でき，また高齢者や基礎疾患で，姑息的な治療に留めるか，あるいは治療を断念することも少なくなかったMIBC症例に対して，根治を視野に入れた治療ができるという点で臨床的に有用な治療法となりうると考えられた。

（伊夫貴直和，東　治人）

文　献

1) Grossmann HB, Natale RB, Tangen CM, et al: Neoadjuvant chemotherapy plus cystectomy compared with cystectomy alone for locally advanced bladder cancer. N Engl J Med, 2003; 349: 859-66.

2) Zehnder P, Studer UE, Skinner EC, et al: Super extended versus extended pelvic lymph node dissection in patients undergoing radical cystectomy for bladder cancer: a comparative study. J Urol, 2011; 186: 1261-8.

3) Shabsigh A, Korets R, Vora KC, et al: Defining early morbidity of radical cystectomy for patients with bladder cancer using a standardized reporting methodology. Eur Urol, 2009; 55: 164-74.

4) Fedeli U1, Fedewa SA, Ward EM: Treatment of muscle invasive bladder cancer: evidence from the National Cancer Database, 2003 to 2007. J Urol, 2011; 185: 72-8.

5) 膀胱癌診療ガイドライン 2015年版. 日本泌尿器科学会 編, 医学図書出版, 東京, 2015, p88-91.

6) Guidelines on Muscle-invasive and Metastatic Bladder Cancer. European Association of Urology, 2015, p28-30.

7) Treatment of non-metastatic muscle-invasive bladder cancer: AUA/ASCO/ASTRO /SUO guideline, 2017.

8) Faiena I, Dombrovskiy V, Koprowski C, et al: Performance of partial cystectomy in the United States from 2001 to 2010: trends and comparative outcomes. Can J Urol, 2014; 21: 7520-7.

9) Knoedler JJ, Boorjian SA, Kim SP, et al: Does partial cystectomy compromise oncologic outcomes for patients with bladder cancer compared to radical cystectomy? A matched case-control analysis. J Urol, 2012; 188: 1115-9.

10) Milosevic M, Gospodarowicz M, Zietman A, et al: Radiotherapy for bladder cancer. Urology, 2007; 69 (1 Suppl): 80-92.

11) Chung PW, Bristow RG, Milosevic MF, et al: Long-term outcome of radiation-based conservation therapy for invasive bladder cancer. Urol Oncol, 2007; 25: 303-9.

12) Tester W, Porter A, Asbell S, et al: Combined modality program with possible organ preservation for invasive bladder carcinoma: results of RTOG protocol 85-12. Int J Radiat Oncol Biol Phys, 1993; 25: 783-90.

13) Kaufman DS, Winter KA, Shipley WU, et al: Phase I-II RTOG study (99-06) of patients with muscle-invasive bladder cancer undergoing transurethral surgery, paclitaxel, cisplatin, and twice-daily radiotherapy followed by selective bladder preservation or radical cystectomy and adjuvant chemotherapy. Urology, 2009; 73: 833-7.

14) Mitin T, Hunt D, Shipley WU, Kaufman DS: Transurethral surgery and twice-daily radiation plus paclitaxel-cisplatin or fluorouracil-cisplatin with selective bladder preservation and adjuvant chemotherapy for patients with muscle invasive bladder cancer (RTOG 0233): a randomised multicentre phase 2 trial. Lancet Oncol, 2013; 14: 863-72.

15) Takaoka E, Miyazaki J, Ishikawa H, et al: Long-term single-institute experience with trimodal bladder-preserving therapy with proton beam therapy for muscle-invasive bladder cancer. Jpn J Clin Oncol, 2017; 47: 67-73.

16) Koga F, Kihara K, Yoshida S et al. Selective bladder-sparing protocol consisting of induction low-dose chemoradiotherapy plus partial cystectomy with pelvic lymph node dissection against muscle-invasive bladder cancer: oncological outcomes of the initial 46 patients. BJU Int, 2012; 109:860-6.

17) Azuma H, Inamoto T, Takahara K, et al: Novel bladder preservation therapy with Osaka Medical College regimen. J Urol, 2015; 193: 443-50.

Ⅳ MIBC（筋層浸潤性膀胱癌）
周術期栄養管理

　筋層浸潤性膀胱癌への根治的な治療である膀胱全摘除術は，泌尿器科定型手術のなかで最も侵襲が大きな手術の一つである。手術時間も長く周術期合併症の頻度も高いだけでなく，腸管を用いて尿路変向術を行うことが多い。そのため以前は，術前の腸管処理や絶食などが必要とされていた。しかし近年，Enhanced Recovery After Surgery（ERAS）プロトコールが消化器外科領域を中心に用いられるようになり，術前の腸管処理や絶食が不必要なものであると指摘されるようになった。膀胱全摘除術においても同様のことがいえ，適切な周術期栄養管理を行うことが周術期合併症を減らし，術後の早期回復に必要となる。

ERASとは？

　2005年Clinical Nutrition誌にERASのコンセンサスレビューが発表されて以来，世界でこの概念は一気に普及し，各国でそれぞれのプロトコールを作成する機運がみられるようになった[1]。これまでの施設ごと，もしくは各個人の経験からの周術期管理ではなく，術後回復強化策としてエビデンスのある管理法を選択して，その方法を検証し組み合わせた方法となる（図1）。検討結果のなかでは，そ

図1 ERASの概念図
周術期の時期により，多角的な方策をとることが術後の回復強化へつながることを示している。

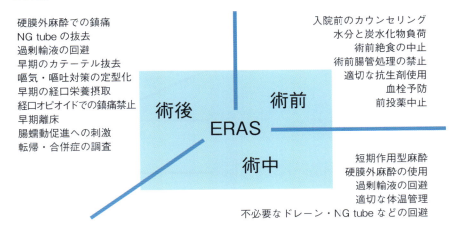

（文献22より引用改変）

れまで盲目的に必須とされていた「術後の安静」や「術前の絶食」,「消化管を扱う手術での腸管処理」などはほとんどが不要もしくは有害であることがわかってきた．ERASプロトコールは栄養管理のみのものではなく，周術期管理における回復強化策であるため，身体活動性の早期自立と栄養摂取の早期自立を目指すプロトコールといえる．これらが改善されることが，おのずと健常な日常生活への早い復帰となる（図2, 3）。

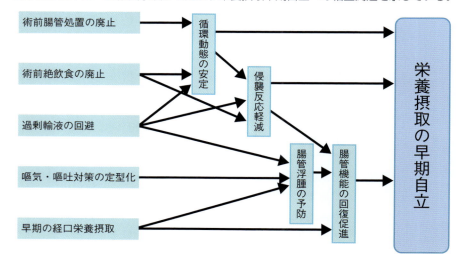

図2 ERASプロトコール推奨事項の相互関連図（1）
ERASプロトコール推奨事項がもたらす栄養摂取早期自立への相互関連を示している．

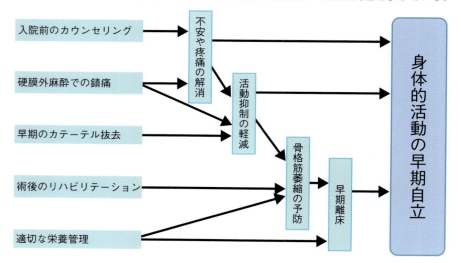

図3 ERASプロトコール推奨事項の相互関連図（2）
ERASプロトコール推奨事項がもたらす身体活動早期自立への相互関連を示している．

周術期栄養管理

筋層浸潤性膀胱癌における，尿路転換を伴う膀胱摘除術の周術期管理においても同様であり，ERASプロトコールの有用性が報告されている[2]。以前の，伝統に基づいた周術期管理は標準化されていない構成要素であり，さまざまな術前腸管処理，術前のルーチンの絶食，術後の胃管留置，および術後の安静など，管理の変化を最小限に抑える方向へと進化している。実際，伝統的な管理法とERASプロトコールを用いた管理法との比較において，ERASが有意に合併症を減少し術後在院期間を短縮することが報告された[3]。

筋層浸潤性膀胱癌の周術期栄養管理は術前・術中・術後に分けられるが，一番重要である術前と術後の栄養管理についてもERASプロトコールなどに基づく管理が有用となる。

周術期の栄養療法

周術期の栄養療法におけるポイントは，術前においては低栄養状態の評価と改善であり，術後は侵襲によって増大するエネルギー需要を充足し，異化によって失われる体構成成分を同化の方向に導くことにある。

低栄養状態の患者に膀胱全摘を行うことは，術後の合併症増加や在院期間延長をするだけでなく，死亡リスクを上げ生存率に影響することも報告されている[4]。低栄養患者における術後のリスクとして，浮腫の増強，筋肉の消耗，創離開や治癒の遅延，免疫能低下と感染症合併の増加などが挙げられる[5]。膀胱全摘除術を受ける患者において術前の栄養状態を適切に評価することは重要で臨床的に簡便で正確なパラメーターが必要となる。欧州静脈経腸栄養学会（European Symposium on Poultry Nutrition；ESPN）のガイドラインでは，健常時の基準体重からの10～15%以上の6カ月以内の体重減少，血清アルブミン値3.0g/dL以下，BMI 18.5kg/m²以下などを術前低栄養状態として挙げている[5]（**表1**）。

適切な術後栄養管理を行うことで，代謝応答を改善し，インスリン抵抗性の低下，窒素損失の減少，筋力の低下を減少させることができる。特に早期の経口摂

表1 低栄養患者のリスクとアセスメント

低栄養患者における術後のリスクと欧州静脈経腸栄養学会（ESPN）が推奨する低栄養の目安を示している。

低栄養患者の術後リスク	ESPENの術前低栄養の目安
浮腫の増強	基準体重から6カ月以内に15%以上の体重減少
筋肉の消耗	BMIが18.5 kg/m²以下の患者
創傷治癒の遅延	血清アルブミン3.0g/dL以下の患者
免疫能低下	
易感染状態	
術後90日以内の死亡率増加	
全生存率の低下	

（文献5より引用改変）

食は感染合併症および入院期間を短縮することが報告されており，経口摂食は腸管が使用可能と判断された場合は早急に開始するのが妥当である[6]。経口摂食が進まない場合や目標栄養量に達さない場合は，高血糖などの代謝性合併症や感染合併症に注意しつつ経静脈栄養を施行し，その必要量に応じて中心静脈栄養を使用する必要がある。

絶飲食回避による効果

　手術前の絶飲食が行われてきた理由として，全身麻酔導入の際の嘔吐による誤嚥の可能性と腹部手術における便汚染の可能性が挙げられ，伝統的に長時間の絶飲食を強いてきた。しかし，術前飲食は飲食時間と内容を守ることで安全に麻酔が施行されることが明らかになった。本邦の「術前絶飲食ガイドライン」では飲料に関して手術2時間前まで安全であるとしている[7]。

　術前の絶飲食は患者にとって，口渇・空腹感が心理的なストレスになり，脱水状態での手術開始となり循環動態にも影響を与える。また，術前絶飲食は術後のインスリン感受性を低下させ血糖コントロールを不良にすることも明らかにされている。その結果，高血糖となることで滞在期間，創傷治癒遅延および感染合併症のリスク増加に影響を及ぼすことが膀胱全摘除術の周術期においても報告されている[8]。術前6時間前まで固形物を採取することを許可し，術前2時間までの清澄水の摂取であれば合併症の増加がないばかりでなく，炭水化物の負荷によるインスリン抵抗性の減少と窒素およびタンパク質の損失の減少が骨格筋量維持を助けることとなる。患者の不安を軽減させることや骨格筋量維持を助けることは早期離床への足掛かりとなり早期回復を促す。

術前腸管処理は必要か？

　術前機械的腸管処理（mechanical bowel preparation；MBP）もまた伝統的に行われてきた術前処置である。これは縫合不全や創部感染などのsurgical site infection（SSI）を予防するため，原因となる腸管内容物や尿内細菌を可能な限り減らし手術中の汚染を最小限にすることを目標として行われてきた。腸管利用の尿路変向を行う膀胱全摘除術の際にも，MBPは日常的に行われてきた。しかし，MBPを行うことが生体にさまざまな影響を及ぼすことが明らかになり，体重の減少，血管浸透圧の変化，血清電解質の変化，腸管浮腫の出現などが起こることが報告されている[9]。また，従来心配されていた感染性の合併症については，過去10年間に複数の臨床試験とメタアナリシスが公開され，MBPを回避することが安全であることが示唆されている。MBPを行わなくとも，吻合不全，敗血症の合併症，創離開または死亡率に差がないことが報告され，特に吻合不全につい

てはリスクを下げる可能性が高いと報告されている[10]。MBPを回避することが腸管利用の尿路変更を行う膀胱全摘除術においても安全であったといくつかの報告がされている[11~14]（**表2**）。

免疫栄養

　免疫栄養は，宿主免疫能を調整する免疫栄養素を用いて，炎症反応の亢進と細胞性免疫能の低下を招来する侵襲下生体反応を制御することにより，治療後合併症発生の抑制や在院日数短縮，さらには死亡率改善などの臨床結果改善を目指した栄養管理法である。免疫栄養素はいずれの栄養素も通常の食事で供給されるものだが，摂取量にプラスアルファすることでの効果が期待される[15]（**表3**）。しかし，すべての周術期の患者に免疫栄養が必要となるわけではなく，栄養不良のない症例や高度侵襲手術でない症例には不要であり，過剰な免疫栄養の投与は避けるべきであるといわれている。膀胱全摘除術においては，Hamilton-Reevesらが，手術前の免疫栄養と通常の経口栄養補給との比較において，手術に対する免疫応答および後期感染率に差が出たとしている[16]。しかし症例数は少なく膀胱全摘除術において免疫栄養が有効かの結論には至っていない。現時点では，免疫栄養は研究が必要な分野と考えられ，待機手術患者に対する臨床的有用性は，栄養不良患者，高度侵襲手術患者に限定されると考えられている。

表2 **膀胱全摘除術における機械的術前腸管処置(MBP)に関する論文の比較**

著者	発表年	症例数 MBP vs MBPなし	重大な合併症 (Clavien grade Ⅲ～Ⅴ) MBP(%) vs MBPなし(%)		p値
Xu ら	2010	47 vs 39	7 (15) vs	6 (15)	0.89
Hashad ら	2012	20 vs 20	1 (5) vs	0 (0)	0.30
Large ら	2012	105 vs 75	7 (6.7) vs	11 (14.7)	0.08
Raynor ら	2013	37 vs 33	2 (5) vs	2 (6)	0.68

MBP：mechanical bowel preparation：機械的術前腸管処理

表3 **代表的な免疫栄養素**
代表的な免疫栄養素とその効果を簡単に示している。

免疫栄養素効	効果
ω3系脂肪酸	免疫系を調整する
アルギニン	T細胞の分化や成熟を亢進し，傷の治りを早める
グルタミン	腸細胞や免疫担当細胞の機能維持
抗酸化ビタミン微量元素	手術侵襲後の酸化的ストレスを減らす
核酸(DNA，RNA)	免疫機能全般にかかわる白血球の働きを増強

術後経口栄養摂取の重要性

　術後の早期経口摂食が早期回復を促すことは確かだが，経口摂取による栄養管理を実践するためには，医療従事者および患者側の双方が「腸を使った栄養管理が重要である」という認識をもっている必要がある．手術後は高度の侵襲をうけた受けた後の状態であり，食欲は低下し腸の蠕動も低下するが，腸管が動かないことによるデメリットも指摘されている．腸管が内腔に多量の細菌をかかえる膿瘍腔として働くことと，腸管のバリア機能が侵襲で低下することが原因と考えられている[17]．経口摂取による経腸での栄養管理をすることで腸管内の細菌叢の変化を防ぎ，腸管のバリア機能の低下を防ぐことができる．腸管には腸管関連リンパ組織（gut-associated lymphoid tissue；GALT）があり，腸管の免疫応答を担っている[18]（図4）．しかし，周術期の侵襲と経中心静脈高カロリー輸液によりこの免疫機能が低下することが報告されている[19]．早期の経口摂食がGALTの萎縮を予防しGALTの免疫応答により感染症合併を防ぐことになる（図5）．

図4 腸管関連リンパ組織（GALT）の模式図
腸管関連リンパ組織（gut-associated lymphoid tissue；GALT）の模式図で，腸管バリアの構造を示している．

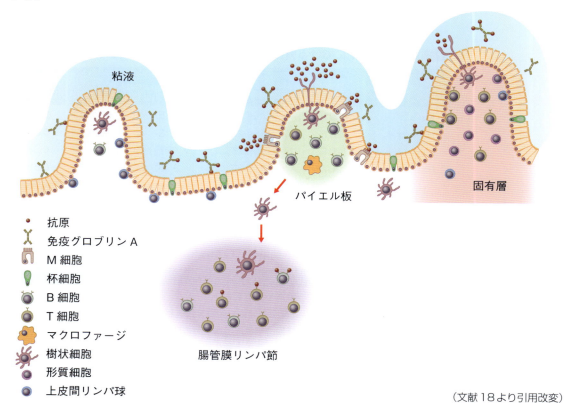

（文献18より引用改変）

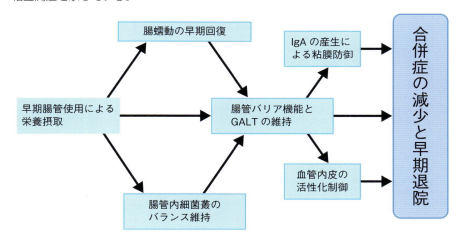

図5　早期腸管使用がもたらす相互関連図
腸管からの栄養摂取により腸管バリアが維持され，GALTの萎縮を防ぐことがもたらす相互関連を示している。

術後イレウスの予防

　根治的膀胱摘除術後における腸の合併症として，特に麻痺性イレウスは最も頻繁に起こるものの一つである。術後イレウスの病因はさまざまであり，腸および中枢神経系からの影響，ホルモンの影響，神経伝達物質および局所炎症経路の組み合わせなどが挙げられている[20]。そして，術中の過剰な補液や経口・経静脈オピオイド薬による鎮痛も腸管の蠕動運動を抑制する。過度な補液を避けることで腸管浮腫の予防が可能となり，硬膜外麻酔を利用した術後疼痛管理をすることも腸管蠕動を促進し術後イレウスの予防となる。術後の緩下剤の服用も腸管蠕動回復につながり排便や排ガスを促す。漢方薬の大建中湯が術後のイレウス予防に有効であることは多くの報告があり，本邦では日常的に臨床で使用されている[21]。術後イレウスを予防し，できるだけ早く経口摂食からの栄養摂取をすることは，他の合併症を減らし早期退院・社会復帰へとつながる。

（北村香介，堀江重郎）

文献

1) Fearon KC, et al: Enhanced recovery after surgery: a consensus review of clinical care for patients undergoing colonic resection. Clin Nutr. 2005 ; 24 : 466-77.
2) Tyson MD, et al: Enhanced Recovery Pathways Versus Standard Care After Cystectomy: A Meta-analysis of the Effect on Perioperative Outcomes. Eur Urol, 2016 ; 70 : 995-1003.
3) Wilmore DW, et al: Management of patients in fast track surgery. BMJ (Clinical research ed), 2001 ; 322 : 473-6.
4) Gregg JR, et al: Effect of preoperative nutritional deficiency on mortality after radical cystectomy for bladder cancer. J Urol, 2011 ; 185 : 90-6.
5) Weimann A, et al: ESPEN Guidelines on Enteral Nutrition: Surgery including organ transplantation. Clin Nutr, 2006 ; 25 : 224-44.
6) Lewis SJ, et al: Early enteral feeding versus "nil by mouth" after gastrointestinal surgery: systematic review and meta-analysis of controlled trials. BMJ (Clinical research ed), 2001 ; 323 : 773-6.
7) 公益社団法人日本麻酔科学会 術前絶飲食ガイドライン. 日本麻酔科学会, www.anesth.or.jp/guide/pdf/kangae2.pdf（2012年7月）

8) Mathur S, et al: Changes in body composition, muscle function and energy expenditure after radical cystectomy. BJU Int 2008; 101: 973-7; discussion 7.

9) Holte K, et al: Physiologic effects of bowel preparation. Dis Colon Rectum, 2004; 47: 1397-402.

10) Bucher P, et al: Randomized clinical trial of mechanical bowel preparation versus no preparation before elective left-sided colorectal surgery. Br J Surg, 2005; 92: 409-14.

11) Xu R, et al: No advantage is gained by preoperative bowel preparation in radical cystectomy and ileal conduit: a randomized controlled trial of 86 patients. Int Urol Nephrol, 2010; 42: 947-50.

12) Hashad MM, et al: Safety of no bowel preparation before ileal urinary diversion. BJU Int, 2012; 110 (11 Pt C): E1109-13.

13) Large MC, et al: The impact of mechanical bowel preparation on postoperative complications for patients undergoing cystectomy and urinary diversion. J Urol, 2012; 188: 1801-5.

14) Raynor MC, et al: Elimination of preoperative mechanical bowel preparation in patients undergoing cystectomy and urinary diversion. Urol Oncol, 2013; 31: 32-5.

15) 土師誠二：周術期栄養管理における免疫栄養の再考. 外科と代謝・栄養, 2016; 50：127-35.

16) Hamilton-Reeves JM, et al: Effects of Immunonutrition for Cystectomy on Immune Response and Infection Rates: A Pilot Randomized Controlled Clinical Trial. Eur Urol, 2016; 69: 389-92.

17) Berg RD: Bacterial translocation from the gastrointestinal tract. Adv Exp Med Biol, 1999; 473: 11-30.

18) Ruth MR, et al: The immune modifying effects of amino acids on gut-associated lymphoid tissue. J Anim Sci Biotechnol, 2013; 4: 27.

19) Maeshima Y, et al: Lack of enteral nutrition blunts extracellular-regulated kinase phosphorylation in gut-associated lymphoid tissue. Shock (Augusta, Ga), 2007; 27: 320-5.

20) Luckey A, et al: Mechanisms and treatment of postoperative ileus. Arch Surg (Chicago, Ill: 1960), 2003; 138: 206-14.

21) Endo M, et al: Daikenchuto, a traditional Japanese herbal medicine, ameliorates postoperative ileus by anti-inflammatory action through nicotinic acetylcholine receptors. J Gastroenterol, 2014; 49: 1026-39.

22) Melnyk M, et al: Enhanced recovery after surgery (ERAS) protocols: Time to change practice? Can Urol Assoc J, 2011; 5: 342-8.

V

転移性膀胱癌

Ⅴ 転移性膀胱癌

抗癌化学療法のレジメン

尿路上皮癌に対する抗癌化学療法

浸潤性あるいは転移性尿路上皮癌に対するM-VAC療法（メトトレキサート，ビンブラスチン，ドキソルビシン，シスプラチン）が1980年代に登場し，生存期間が改善されることにより，尿路上皮癌は抗癌剤に対する感受性が比較的高い腫瘍とされていた[1, 2]。しかしながらM-VAC療法以降，パクリタキセルやドセタキセルなどタキサン系抗癌剤をはじめとするさまざまなレジメンを用いた臨床試験が行われたが，M-VAC療法を凌駕する報告はない。M-VAC療法は嘔気・嘔吐をはじめとした消化器症状などの副作用が強いこと，また治療効果を認める症例においても奏効期間が短いことなどが問題である。GC療法（ゲムシタビン，シスプラチン）は，効果ではM-VAC療法と同等で，副作用はより軽度であることが報告され[3, 4]，現在は本邦においても第一選択の標準化学療法として広く行われている。

M-VAC療法

M-VAC化学療法は，1985年Sternbergらに報告されて以来30年以上経過した現在も標準治療の一つである[4]。奏効率およそ50%，完全寛解も認める優れた治療法であるが，嘔気などの消化器毒性を強く認めることや，ドキソルビシンによる心毒性を認めるなど有害事象が多いことなどが実施上の課題となっている[2]。さらに，奏効例においても長期の寛解例は4%と低いとされ，尿路上皮癌の抗癌化学療法の課題である。投与スケジュールを**表1**に示す[2, 5]。

尿路上皮癌では腎機能低下例が多く，特に腎盂・尿管の上部尿路癌では腎盂尿管全摘後の再発のため，ほとんどの症例で単腎であり，化学療法施行中の腎機能低下予防が重要である。また，ドキソルビシンによる心毒性を考慮し，施行前には心電図，心エコーによる心機能評価を行い，心機能低下症例では適応を十分検討する必要がある。

抗癌剤投与時には，セロトニン拮抗薬のほか，選択的ニューロキニン1受容体拮抗薬であるアプレピタントや新規セロトニン受容体拮抗薬，パロノセトロンを積極的に使用するなど，シスプラチンの消化器毒性に対する予防が必須と思われる[5]。さらに，シスプラチンによる腎機能障害予防のため，十分な細胞外液の補

液による尿量確保，制吐剤の併用による脱水の改善などに努める。ドキソルビシンは壊死性抗癌剤に分類され，組織障害性が強い。薬剤の血管外漏出には注意を要し，漏出時にはデクスラゾキサン投与などの対策が必要となる。また，メトトレキサートは間質性肺炎を起こすことが知られており注意が必要である。その他の有害事象としては末梢神経障害や骨髄抑制が挙げられる[5]。転移性尿路上皮癌では，下部尿路通過障害を認めることや，新膀胱など尿路変向症例などで排尿障害を認める症例も少なくなく，症例によっては抗癌剤投与期間中の尿道カテーテルの留置が勧められる[5]。

GC療法

　ゲムシタビン／シスプラチン（GC）療法は，転移性尿路上皮癌に対する1次治療の標準療法として現在広く行われている（表2）。進行期または転移性膀胱癌患者405人を対象として施行されたGC療法とM-VAC療法によるランダム化臨床試験において，同等の奏効率，全生存期間（overall survival；OS）を認め，GC療法は副作用が少なく，忍容性が高かったと報告された[3,4]。また，dose intensityを高めるためday15のゲムシタビンを投与しない3週ごとのスケジュールが用いられることも多い。

　施行前の注意点や，実際の化学療法施行時は，上述のM-VACの項と重なるので割愛する。ゲムシタビンは他の抗癌剤と比較して比較的マイルドな副作用であるものの，一方で血小板減少は多く，投与日に急性期反応として39℃台の発熱や発疹がみられることがあること，また間質性肺炎に対する注意も必要である[3,4]。

表1 M-VAC療法の投与スケジュール

drug	dose	duration of cycles
メトトレキサート	30mg/m^2，days 1，15，22	28 days
ビンブラスチン	3mg/m^2，days 2，15，22	
ドキソルビシン	30mg/m^2，day 2	
シスプラチン	70mg/m^2，day 2	

表2 GC療法の投与スケジュール

drug	dose	duration of cycles
ゲムシタビン	1,000mg/m^2，days 1，8，15	28 days
シスプラチン	70mg/m^2，day 2	

2nd line化学療法や腎機能および心肺機能低下時の化学療法

　第一選択として使用されたGC療法後の2nd line化学療法に関する報告は多くない。GC療法不応症例に対する2nd line M-VAC療法の有効性は報告されているものの，実際に2nd lineでのM-VAC療法投与は，有害事象の点から制限される[1]。当科では，3剤併用療法であるTGP療法（パクリタキセル，ゲムシタビン，シスプラチン）（表3）を2nd line以降の化学療法として施行することがある[6]。

　尿路上皮癌患者においても，腎機能障害や心肺の合併症，あるいは骨髄予備能やperformance status（PS）低下のため，シスプラチンの投与が困難な'unfit'症例は多い。各種膀胱癌ガイドラインでは，糸球体濾過量（glomerular filtration rate；GFR）＜60mL/minの症例に対して，シスプラチンを減量あるいは，血中濃度−時間曲線下面積（area under the concentration-time curve；AUC）で投与量を調整できるカルボプラチンに変更することを推奨しているものもある[7]。カルボプラチンはシスプラチンと同じ白金錯体であるが，シスプラチンに比べて腎毒性が低く，従って抗癌剤投与時の輸液負荷が必要なく，嘔気・嘔吐などの消化器毒性も軽減される特性がある[8]。カルボプラチン投与量については，Calvert式が用いられ，糸球体濾過値（GFR）としてCockcroft-Gault式より得られるクレアチニン・クリアランス値を用いることが多い（表4）。われわれは，多剤併用化学療法施行時には，AUC：5を用い，有害事象や合併症に応じて適宜減量している。パクリタキセルとカルボプラチンは，わが国でも2014年2月24日付で尿路上皮癌に対しての適応外使用が保険承認された[1]。パクリタキセルは，標準治療不応時の2nd line以降の治療薬として，カルボプラチンはシスプラチンの投与が困難な'unfit'症例に，主に用いられている。

表3　TGP療法のスケジュール

drug	dose	duration of cycles
パクリタキセル（PTL）	80mg/m^2, days 1, 8	21 days
ゲムシタビン（GEM）	1,000mg/m^2, days 1, 8	
シスプラチン（CDDP）	50mg/m^2, day 2	

表4　Calvert 式とCockcroft-Gault 式

A　Calvert 式
カルボプラチン投与量（mg）= target AUC×（糸球体濾過量＋25）

B　Cockcroft-Gault 式
クレアチニン・クリアランス（mL/min）=（140−年齢）×体重 /（72×血清クレアチニン濃度（mg/dL））

抗癌化学療法の予測因子

　　Karnofsky PS低下（80％以下）と内臓転移の存在が，尿路上皮癌における化学療法の効果や生存の予測因子として挙げられている[9]。これらの因子をもたないgood risk群では化学療法による長期生存も期待され，化学療法の施行は有益とされる。2つの危険因子をもたない症例，1つ有する症例，および2つとも有する症例の生存期間の中央値はそれぞれ，33カ月，13.4カ月，9.3カ月であった[9]。そのほか，転移巣の数，アルカリホスファターゼ（ALP），乳酸脱水素酵素（LDH），ヘモグロビン値(Hb)やCRP値なども予後因子とされている。

今後の展望

　　従来，転移性尿路上皮癌に化学療法は高い奏効率を示すとされてきたが，多くの症例で早期に腫瘍の再発を認め，長期寛解はまれである。すなわち転移性尿路上皮癌に対して化学療法単独で長期生存が得られるのは少数例であり，M-VAC以降のbreak-throughがなく，他癌腫と比較して新規レジメン開発が遅れている印象があった。最近，PD-1阻害剤であるペムブロリズマブ（pembrolizumab），ニボルマブ（nivolumab），PD-L1阻害剤であるアテゾリズマブ（atezolizumab）やアベルマブ（avelumab），ダバルマブ（durvalumab）などのいわゆる免疫チェックポイント阻害剤が米国FDAに承認を受け，転移性尿路上皮癌に対する新たな治療薬として注目されている。現在，単剤として，あるいは抗癌剤などとの併用療法として，さまざまな国際第III相試験が行われており，その結果が，期待をもって待たれるところである

（湯浅　健）

文献

1) 膀胱癌診療ガイドライン2015. 日本泌尿器科学会 編, 医学図書出版, 東京, 2015.

2) von der Maase H, Hansen SW, Roberts JT, et al: Gemcitabine and cisplatin versus methotrexate, vinblastine, doxorubicin, and cisplatin in advanced or metastatic bladder cancer: results of a large, randomized, multinational, multicenter, phase III study. J Clin Oncol, 2000 ; 18 : 3068-77.

3) von der Maase H, Sengelov L, Roberts JT, et al: Long-term survival results of a randomized trial comparing gemcitabine plus cisplatin, with methotrexate, vinblastine, doxorubicin, plus cisplatin in patients with bladder cancer. J Clin Oncol, 2005 ; 23 : 4602-8.

4) Sternberg CN, Yagoda A, Scher HI, et al: Preliminary results of M-VAC (methotrexate, vinblastine, doxorubicin and cisplatin) for transitional cell carcinoma of the urothelium. J Urol, 1985 ; 133 : 403-7.

5) 最新化学療法レジメン（泌尿器癌）. 福井 巌 監, 湯浅 健 編, メジカルビュー社, 東京, 2011.

6) Bellmunt J, et al: Pretreatment prognostic factors for survival in patients with advanced urothelial tumors treated in a Phase I / II trial with paclitaxel, cisplatin, and gemcitabine. Cancer, 2002 ; 95 : 751-7.

7) がん薬物療法時の腎障害診療ガイドライン2016. 日本腎臓学会, 日本癌治療学会, 日本臨床腫瘍学会, 日本腎臓薬物療法学会 編, ライフサイエンス出版, 東京, 2016.

8) Bamias A, Moulopoulos LA, Koutras A, et al: The combination of gemcitabine and carboplatin as first-line treatment in patients with advanced urothelial carcinoma. A Phase II study of the Hellenic Cooperative Oncology Group. Cancer, 2006 ; 106 : 297-303.

9) Bajorin DF, Dodd PM, Mazumdar M, et al: Long-term survival in metastatic transitional-cell carcinoma and prognostic factors predicting outcome of therapy. J Clin Oncol, 1999 ; 17 : 3173-81.

Ⅴ 転移性膀胱癌

2nd line化学療法の限界

　現在，転移性膀胱癌に対する1次治療としてはgemcitabine，cisplatin併用療法（GC療法）が標準治療となっている。奏効率は約50％と高いが，そのほとんどが腫瘍の増悪をきたす〔無増悪生存期間（PFS）中央値8カ月，全生存期間（OS）中央値14カ月〕[1]。これまでに2次化学療法としてさまざまな薬剤が試されてはいるが，いまだ標準治療とよべるものは存在しないのが現状である。本項では，転移性膀胱癌に対する2次化学療法の有効性およびその限界点について概説する。

ガイドラインにおける2次化学療法

　米国では2次化学療法においてFood and Drug Administration（FDA）より承認された薬剤は存在しない。NCCNガイドライン（NCCN guideline ver5. 2017）においては免疫チェックポイント阻害剤と並んで，paclitaxelまたはdocetaxelのタキサン系薬剤，gemcitabine，pemetrexedがstandard regimensとして推奨グレード2Aで記載されているものの，いまだ標準治療とよべるものは存在しないのが現状である。このため，これらの患者に対しては可能であれば臨床試験が勧められるべきとされている。一方，欧州においては，ランダム化第Ⅲ相試験で有効性が示されたvinflunineが唯一European Medicines Agency（EMA）に承認された2次化学療法薬であり，EAUガイドライン（2017 EAU Muscle-invasive and Metastatic Bladder Cancer Guideline）において明記されている。

単剤治療による2次化学療法（表1）

gemcitabine

　gemcitabine単剤による第Ⅱ相試験においては，奏効率（ORR）22.5～25％と良好であったが，PFSは3～4カ月と満足のいくものではなかった[2,3]。これらの試験の対象は1次治療がM-VAC療法後であり，gemcitabineを含むレジメンは施行されていない。

タキサン系薬剤

　タキサン（paclitaxelまたはdocetaxel）による単剤治療は，転移性膀胱癌の2次

表1 転移性膀胱癌に対する2次化学療法の治療成績（単剤治療）

author	year	treatment	N patients	ORR(%)	PFS (months)	OS (months)
Witte, et al.[31]	1997	ifosfamide	56	20	2.4[a]	5.3
Witte, et al.[32]	1998	topotecan	44	9.1	1.5[a]	6.7
Papamichael, et al.[4]	1997	paclitaxel	14	7	NA	NA
Vaughn, et al.[5]	2002	paclitaxel	31	10	2.2[a]	7.2
Joly, et al.[6]	2009	paclitaxel	45	9	3.2[a]	6.9
McCaffrey, et al.[7]	1997	decetaxel	30	13.3	NA	9
Choueiri, et al.[8]	2012	decetaxel	72	11.1	1.6	7
Bellmunt, et al.[9]	2017	cabazitaxel	24	13	1.9	5.5
Lorusso, et al.[2]	1998	gemcitabine	31	22.5	3.8[a]	5
Akaza, et al.[3]	2007	gemcitabine	44	25	3.1	12.6
Winquist, et al.[33]	2005	oxaliplatin	18	5	1.4[a]	6.9
Beer, et al.[34]	2008	irinotecan	40	5	2.1	5.4
Culine, et al.[35]	2006	vinflunine	51	18	3	6.6
Vaughn, et al.[36]	2009	vinflunine	151	14.6	2.8	8.2
Bellmunt, et al.[12]	2009	vinflunine	253	8.6	3	6.9
Sweeney, et al.[13]	2006	pemetrexed	47	27.7	2.9[a]	9.6
Galsky, et al.[14]	2007	pemetrexed	12	8	NA	NA
Lee, et al.[10]	2012	Genexol®-PM	34	21	2.7[a]	6.5
Ko, et al.[11]	2013	nab-paclitaxel	47	27.7	6	10.8

[a]：time to progression, NA：not available

治療において最も多く用いられてきた。第Ⅱ相試験における治療成績は，ORR 7〜13％，PFS 2〜3カ月，OS 7〜9カ月であり[4~8]，十分に満足できる成績とはいえず，さらなる薬剤の開発が必要となっている。新規タキサン系薬剤であるcabazitaxelとvinflunineを比較したランダム化第Ⅱ／Ⅲ相試験が行われた[9]。2次化学療法における既知の予後因子〔performance status（PS），貧血，肝転移〕で割り付けを行った第Ⅱ相試験の結果，ORRおよびPFSはcabazitaxel 13％，1.9カ月に対して，vinflunine 30％，2.9カ月であり，PFSは有意にvinflunineが良好であった。この結果により，第Ⅲ相試験には進むことはできなかった。

疎水性であるpaclitaxelを新たに製剤化した薬剤の有効性が報告されている。高分子ミセルにpaclitaxelを封入したGenexol®-PMはORR 21％と単剤で高い有効性を示した[10]。

人血清アルブミンにpaclitaxelを結合させナノ粒子化した製剤であるnab-paclitaxelも，ORR 27.7％と高い有効性が示されている[11]。現在nab-paclitaxelとpaclitaxelの効果を比較するランダム化第Ⅱ相試験（NCT02033993）が行われている。

vinflunine

vinflunineは新規のビンカアルカロイド系薬剤であり，転移性膀胱癌の2次治療において，best supportive care（BSC）に対して生存の改善を評価したランダム化第Ⅲ相比較試験が実施された唯一の薬剤である。vinflunineはプラチナ含有レジメンによる1次化学療法後の尿路上皮癌患者においてBSC単独よりも生存期間が2カ月間延長したことが報告された[12]。この試験ではintention-to-treat解析では両群間に有意差は認められなかったが，適格症例のみの解析においては統計学的有意が認められた。これを受けて，欧州では2次化学療法での使用が認可されている。

pemetrexed

pemetrexedは葉酸代謝拮抗薬で，本邦では悪性中皮腫や非小細胞肺癌に保険適用がある。

2次治療における第Ⅱ相試験では，ORR 27.7％，OS 9.6カ月と高い有効性を示した[13]。さらに重篤な有害事象も少なく，高い安全性も示された。最新のNCCNガイドラインにおいても2次化学療法の標準レジメンの一つとして記載されている。しかし，その後に行われた第Ⅱ相試験ではこの高い有効性は再現されておらず[14]，さらに129例の後ろ向き解析でもORR 5％，OS 6.7カ月と有効性は限定されていた[15]。

2次化学療法における予後予測因子について

Bellmuntらは，vinflunineとBSCを比較した370例が登録されたランダム化第Ⅲ相試験において，2次化学療法後の予後を予測する因子について検討を行った。肝転移，貧血，PS不良の3つの因子が多変量解析にて予後不良因子として明らかとなった。これら3つの因子を有する数で患者を分類したところ，予後の層別化が可能であった[12]（**図1**）。さらにBellmuntらは，さまざまな薬剤による第Ⅱ相試験の結果を統合（n=570）し，vinflunineの試験で同定されたこれら3つの因子が同様に有意な予後不良因子になることを明らかにし，さらに前治療からの2次治療開始までの期間を加えた4つの因子によって，さらに精度よく予後予測が可能であると報告している（c index：4因子0.638 vs 3因子0.615）[16]。

併用治療による2次化学療法（表2）

化学療法の併用治療は，奏効率は15〜60％と単剤治療よりも良好であるが，有害事象の頻度は一般的に増えることが報告されている。現在までに単剤治療と併用治療の有効性を比較したランダム化比較試験は存在しない。

図1 予後因子数による2次化学療法後の予後の層別化

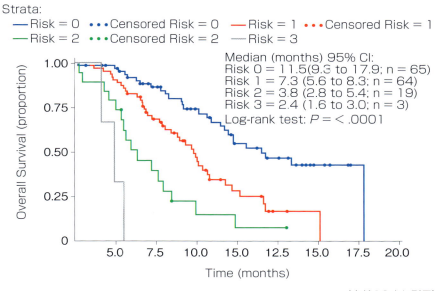

(文献12より引用)

表2 転移性膀胱癌に対する2次化学療法の治療成績（併用治療）

author	year	treatment	N patients	ORR(%)	PFS (months)	OS (months)
Sweeney, et al.[37]	1999	TI	26	15.4	NA	8
Krege, et al.[38]	2001	TXT-I	22	25	NA	NA
Dreicer, et al.[39]	2003	TXT-G	31	17.2	NA	7.7
Pectasides, et al.[40]	2001	GI	34	21	4[a]	9
Friedland, et al.[41]	2004	TC	33	24	3.6[a]	10.3
Vaishampayan, et al.[42]	2005	TC	44	16	4	6
Kouno, et al.[43]	2007	TC	35	32.3	3.7	7.9
Sternberg, et al.[17]	2001	TG	41	60	NA	14.4
Kanai, et al.[18]	2008	TG	20	30	NA	11.5
Suyama, et al.[19]	2009	TG	33	33.3	NA	11.3
Ikeda, et al.[20]	2011	TG	24	42	6.1	12.4
Albers, et al.[21]	2011	TG-1[b]	48	37.5	4	7.8
	2011	TG-2[b]	48	41.5	3.1	8
Rozzi, et al.[44]	2011	EPI-T	35	29	7.6[a]	12.6

[a]: time to progression, [b]: short-term (1) vs prolonged (2) course of chemotherapy
NA: not available, TI: paclitaxel, ifosfamide, TXT: decetaxel, G: gemcitabine, I: ifosfamide, GI: gemcitabine, ifosfamide, TC: paclitaxel, carboplatin, TG: paclitaxel, gemcitabine, EPI-TG: epirubicin, paclitaxel

paclitaxel+gemcitabine

　第Ⅱ相試験のなかで最も多く報告されているのが，paclitaxelとgemcitabine
による併用治療（TG療法）である。4つの第Ⅱ相試験の結果では，ORRは30～
60％，OSは11～14カ月と良好な成績が報告されている[17~20]。

　TG療法が有効だった場合に，いつまで行うべきかについては明らかになって
いない。AlbersらはTG療法を最大6サイクル施行する群（A群）と増悪まで継続
する群（B群）に無作為に割り付けるランダム化第Ⅲ相試験を行った[21]。ORR（A
群37.5％，B群41.5％），PFS（A群4カ月，B群3.1カ月），OS（A群7.8カ月，B群8.0
カ月）すべてにおいて有意な差は認められなかった。一方，グレード3以上の貧
血がA群6.7％，B群26.7％に認められ，有意にB群で多かった。以上より，TG
療法を長期的に行うことの意義を見出すことはできなかった。この試験では
gemcitabineの使用歴で層別化を行ったが，使用歴にかかわらずTG療法の有効
性が認められることが明らかとなった。

単剤治療と併用治療における治療成績の比較

　転移性膀胱癌に対する2次化学療法において，単剤治療に対する併用治療の有
効性を検討したランダム化試験はいまだかつて存在しない。タキサン併用治療の
有効性を明らかにするために，Sonpavdeらは2つのランダム化第Ⅱ相試験と6つ
の第Ⅱ相試験の結果を統合し解析を行った[22]。タキサン単剤治療が行われた症例
109人，タキサンを含む2剤または3剤併用治療が行われた261人を解析した。既
知の2次化学療法時の予後予測因子（1次治療からの期間，PS，肝転移，貧血，
アルブミン値）を含めて多変量解析を行ったところ，併用治療が行われた症例は
有意に生存が改善していた（hazard ratio：0.60，p=0.001）。Grade 3以上の非血
液毒性に関して差は認められなかったが，血液毒性については併用治療において
有意に高頻度に認められた（80.9％ vs 14.7％，p＜0.001）。

　Raggiらは，2次化学療法における2剤併用の意義を明らかにするために，単
剤治療22試験（n=1,202），2剤治療24試験（n=708）を用いたメタアナリシスを行っ
た[23]。それぞれのORR，PFS，OSは単剤治療が14％，2.7カ月，8カ月であるの
に対して，2剤治療で32％，4.1カ月，8.5カ月であった。併用治療は単剤治療に
比較して，ORR（p＜0.001），PFS（p=0.002）は良好であったが，OS（p=0.284）で
は差は認められなかった。単剤治療をvinflunineとタキサンのみで比較すると，
ORRのみが併用治療で有意に良好であった（p＜0.001）。Grade 3または4の有害
事象に関しては，これらの2つのグループ間で差は認められなかった。

　いずれの検討も後ろ向きによる解析であるため，化学療法の併用治療の意義を
明らかにするためには，前向きランダム化試験が必要と考えられる。

分子標的治療

　The Cancer Genome Atlas（TCGA）により，浸潤性膀胱癌における遺伝子の発現異常や変異情報について明らかとなった。131例のうち69％に治療標的となりうる分子異常が発見されている[24]。現在までに数々の分子標的治療薬の第Ⅱ相試験が行われているが，十分な治療成績は認められていない[25]。これまでの試験の多くは，標的分子の異常の有無にかかわらず登録されており，バイオマーカーによる層別化を行っていない。FGFR3やEGFRシグナルを標的とした最近の試験では，これらの遺伝子異常を有する症例のみエントリーしており，これらの結果が待たれるところである。

VEGFシグナル

　pazopanibは前治療歴をもつ転移性膀胱癌患者41人における第Ⅱ相試験において，ORR 17％と有効性を示した[26]。しかし，その後行われたpaclitaxelとのランダム化第Ⅱ相試験では，PFS，OSともにpaclitaxelが有意に良好であり（pazopanib vs paclitaxel；PFS 3.1カ月 vs 4.1カ月；OS 4.7カ月 vs 8.0カ月），pazopanibの有効性は示されなかった[27]。一方，pazopanibとpaclitaxelを併用した第Ⅱ相試験では，ORR 54％，PFS 6.2カ月，OS 10カ月と良好な成績が示された[28]。

　ramucirumabはVEGFR2に対する抗体であり，本邦では再発性の胃癌，大腸癌，非小細胞肺癌で保険承認されている。プラチナ製剤抵抗性の尿路上皮癌においては，docetaxel単剤とdocetaxelにramucirumabまたはicrucumab（抗VEGFR1抗体）を加えた3群でのランダム化第Ⅱ相試験が行われ，docetaxelとramucirumabの併用群は有意に他の2群よりもPFSの改善が認められた[29]。その後，第Ⅲ相試験が行われており（RANGE試験，NCT02426125），ASCO2017において併用群にてprimary endpointであったPFSに有意な差が認められたと報告された。このように，タキサン系薬剤とVEGFを標的とした併用治療は有望な治療戦略であることが示されている。

FGFRシグナル

　*FGFR3*の変異は筋層非浸潤癌で高頻度に認められるが，筋層浸潤癌でも10～20％において点突然変異や*TACC3*などとの融合変異が認められる。FGF受容体阻害剤も複数の薬剤が開発中であり，第Ⅰ，Ⅱ相試験が進行中である（NCT01004224，NCT02872714）。また，docetaxelとの併用効果を検証するランダム化第Ⅱ相試験も現在行われている（NCT02401542）。

EGFRシグナル

　afatinibはEGFRとHER2に高い選択性をもち，不可逆的な阻害作用を有する

薬剤である。プラチナ製剤抵抗性の尿路上皮癌に対して、22％において3カ月以上のPFSが認められた。特に、HER2またはERBB3の発現異常がある症例では83％に有効性が示された（PFS 5〜10.3カ月）が、これらに異常のない症例ではまったく効果は認めなかった[30]。現在、*EGFR*, *ERBB2*, *ERBB3*の変異または増幅を有する症例を対象に第II相試験が行われている（NCT02780687）。

　転移性膀胱癌において多くの免疫チェックポイント阻害剤の有用性が臨床試験にて証明されはじめ、すでに欧米ではこれらの薬剤が転移性膀胱癌の1次、2次治療において承認されている。しかし、これらの薬剤に長期的な有効性を示す頻度は、単剤では20％程度であることから、2次治療において抗癌剤治療は今後も治療選択の一つになりうる。そのためにも、臨床学的な予後予測因子やバイオマーカーを用いた適切な薬剤の選択が、今後はますます重要になってくると思われる。

（小島崇宏，西山博之）

文献

1) Von Der Maase H, et al: Gemcitabine and cisplatin versus methotrexate, vinblastine, doxorubicin, and cisplatin in advanced or metastatic bladder cancer: results of a large, randomized, multinational, multicenter, phase III study. J Clin Oncol, 2000; 18: 3068-77.

2) Lorusso V, et al: A phase II study of gemcitabine in patients with transitional cell carcinoma of the urinary tract previously treated with platinum. Italian Co-operative Group on Bladder Cancer. Eur J Cancer, 1998; 34: 1208-12.

3) Akaza H, et al: Efficacy and safety of gemcitabine monotherapy in patients with transitional cell carcinoma after Cisplatin-containing therapy: a Japanese experience. Jpn J Clin Oncol, 2007; 37: 201-6.

4) Papamichael D, et al: Phase II study of paclitaxel in pretreated patients with locally advanced/metastatic cancer of the bladder and ureter. Br J Cancer, 1997; 75: 606-7.

5) Vaughn DJ, et al: Phase II trial of weekly paclitaxel in patients with previously treated advanced urothelial cancer. J Clin Oncol, 2002; 20: 937-40.

6) Joly F, et al: Do patients with advanced urothelial carcinoma benefit from weekly paclitaxel chemotherapy? A GETUG phase II study. Clin Genitourin Cancer, 2009; 7: E28-33.

7) McCaffrey JA, et al: Phase II trial of docetaxel in patients with advanced or metastatic transitional-cell carcinoma. J Clin Oncol, 1997; 15: 1853-7.

8) Choueiri TK, et al: Double-blind, randomized trial of docetaxel plus vandetanib versus docetaxel plus placebo in platinum-pretreated metastatic urothelial cancer. J Clin Oncol, 2012; 30: 507-12.

9) Bellmunt J, et al: A randomized Phase II/III study of cabazitaxel versus vinflunine in metastatic or locally advanced transitional cell carcinoma of the urothelium (SECAVIN). Ann Oncol, 2017; 28: 1517-22.

10) Lee JL, et al: Phase II study of a cremophor-free, polymeric micelle formulation of paclitaxel for patients with advanced urothelial cancer previously treated with gemcitabine and platinum. Invest New Drugs, 2012; 30: 1984-90.

11) Ko YJ, et al: Nanoparticle albumin-bound paclitaxel for second-line treatment of metastatic urothelial carcinoma: a single group,

multicentre, phase 2 study. Lancet Oncol, 2013; 14: 769-76.

12) Bellmunt J, et al. Phase III trial of vinflunine plus best supportive care compared with best supportive care alone after a platinum-containing regimen in patients with advanced transitional cell carcinoma of the urothelial tract. J Clin Oncol, 2009; 27: 4454-61.

13) Sweeney CJ, et al: Phase II study of pemetrexed for second-line treatment of transitional cell cancer of the urothelium. J Clin Oncol, 2006; 24: 3451-7.

14) Galsky MD, et al: Phase II trial of pemetrexed as second-line therapy in patients with metastatic urothelial carcinoma. Invest New Drugs, 2007; 25: 265-70.

15) Bambury RM, et al: The safety and efficacy of single-agent pemetrexed in platinum-resistant advanced urothelial carcinoma: a large single-institution experience. Oncologist, 2015; 20: 508-15.

16) Sonpavde G, et al: Time from prior chemotherapy enhances prognostic risk grouping in the second-line setting of advanced urothelial carcinoma: a retrospective analysis of pooled, prospective phase 2 trials. Eur Urol, 2013; 63: 717-23.

17) Sternberg CN, et al: Chemotherapy with an every-2-week regimen of gemcitabine and paclitaxel in patients with transitional cell carcinoma who have received prior cisplatin-based therapy. Cancer, 2001; 92: 2993-8.

18) Kanai K, et al: Gemcitabine and paclitaxel chemotherapy for advanced urothelial carcinoma in patients who have received prior cisplatin-based chemotherapy. Int J Clin Oncol, 2008; 13: 510-4.

19) Suyama T, et al: Combination of gemcitabine and paclitaxel as second-line chemotherapy for advanced urothelial carcinoma. Jpn J Clin Oncol, 2009; 39: 244-50.

20) Ikeda M, et al: Combination of gemcitabine and paclitaxel is a favorable option for patients with advanced or metastatic urothelial carcinoma previously treated with cisplatin-based chemotherapy. Jpn J Clin Oncol, 2011; 41: 1214-20.

21) Albers P, et al: Randomized phase III trial of 2nd line gemcitabine and paclitaxel chemotherapy in patients with advanced bladder cancer: short-term versus prolonged treatment [German Association of Urological Oncology (AUO) trial AB

20/99]. Ann Oncol, 2011 ; 22 : 288-94.

22) Sonpavde G, et al: Single-agent Taxane Versus Taxane-containing Combination Chemotherapy as Salvage Therapy for Advanced Urothelial Carcinoma. Eur Urol, 2016 ; 69 : 634-41.

23) Raggi D, et al: Second-line single-agent versus doublet chemotherapy as salvage therapy for metastatic urothelial cancer: a systematic review and meta-analysis. Ann Oncol, 2016 ; 27 : 49-61.

24) Cancer Genome Atlas Research Network: Comprehensive molecular characterization of urothelial bladder carcinoma. Nature, 2014 ; 507 : 315-22.

25) Oing C, et al: Second Line Chemotherapy for Advanced and Metastatic Urothelial Carcinoma: Vinflunine and Beyond-A Comprehensive Review of the Current Literature. J Urol, 2016 ; 195 : 254-63.

26) Necchi A, et al: Pazopanib in advanced and platinum-resistant urothelial cancer: an open-label, single group, phase 2 trial. Lancet Oncol, 2012 ; 13 : 810-6.

27) Jones RJ, et al: Randomized Phase Ⅱ Study Investigating Pazopanib Versus Weekly Paclitaxel in Relapsed or Progressive Urothelial Cancer. J Clin Oncol, 2017 ; 35 : 1770-7.

28) Narayanan S, et al: Phase Ⅱ Study of Pazopanib and Paclitaxel in Patients With Refractory Urothelial Cancer. Clin Genitourin Cancer, 2016 ; 14 : 432-7.

29) Petrylak DP, et al: Docetaxel As Monotherapy or Combined With Ramucirumab or Icrucumab in Second-Line Treatment for Locally Advanced or Metastatic Urothelial Carcinoma: An Open-Label, Three-Arm, Randomized Controlled Phase Ⅱ Trial. J Clin Oncol, 2016 ; 34 : 1500-9.

30) Choudhury NJ, et al: Afatinib Activity in Platinum-Refractory Metastatic Urothelial Carcinoma in Patients With ERBB Alterations. J Clin Oncol, 2016 ; 34 : 2165-71.

31) Witte RS, et al: Eastern Cooperative Oncology Group phase Ⅱ trial of ifosfamide in the treatment of previously treated advanced urothelial carcinoma. J Clin Oncol, 1997 ; 15 : 589-93.

32) Witte RS, et al: Topotecan in previously treated advanced urothelial carcinoma: an ECOG phase Ⅱ trial. Invest New Drugs, 1998 ; 16 : 191-5.

33) Winquist E, et al: A Phase Ⅱ study of oxaliplatin in urothelial cancer. Urol Oncol, 2005 ; 23 : 150-4.

34) Beer TM, et al: Southwest Oncology Group phase Ⅱ study of irinotecan in patients with advanced transitional cell carcinoma of the urothelium that progressed after platinum-based chemotherapy. Clin Genitourin Cancer, 2008 ; 6 : 36-9.

35) Culine S, et al: A phase Ⅱ study of vinflunine in bladder cancer patients progressing after first-line platinum-containing regimen. Br J Cancer, 2006 ; 94 : 1395-401.

36) Vaughn DJ, et al: Vinflunine in platinum-pretreated patients with locally advanced or metastatic urothelial carcinoma: results of a large phase 2 study. Cancer, 2009 ; 115 : 4110-7.

37) Sweeney CJ, et al: A Phase Ⅱ study of paclitaxel and ifosfamide for patients with advanced refractory carcinoma of the urothelium. Cancer, 1999 ; 86 : 514-8.

38) Krege S, et al: Docetaxel and ifosfamide as second line treatment for patients with advanced or metastatic urothelial cancer after failure of platinum chemotherapy: a phase 2 study. J Urol, 2001 ; 165 : 67-71

39) Dreicer R, et al: Phase Ⅱ trial of gemcitabine and docetaxel in patients with advanced carcinoma of the urothelium: a trial of the Eastern Cooperative Oncology Group. Cancer, 2003 ; 97 : 2743-7.

40) Pectasides D, et al: Combination chemotherapy with gemcitabine and ifosfamide as second-line treatment in metastatic urothelial cancer. A phase Ⅱ trial conducted by the Hellenic Cooperative Oncology Group. Ann Oncol, 2001 ; 12 : 1417-22.

41) Friedland DM, et al: A phase Ⅱ evaluation of weekly paclitaxel plus carboplatin in advanced urothelial cancer. Cancer Invest, 2004 ; 22 : 374-82

42) Vaishampayan UN, et al: Phase Ⅱ trial of carboplatin and paclitaxel in cisplatin-pretreated advanced transitional cell carcinoma: a Southwest Oncology Group study. Cancer, 2005 ; 104 : 1627-32.

43) Kouno T, et al: Weekly paclitaxel and carboplatin against advanced transitional cell cancer after failure of a platinum-based regimen. Eur Urol, 2007 ; 52 : 1115-22.

44) Rozzi A, et al: Weekly regimen of epirubicin and paclitaxel as second-line chemotherapy in patients with metastatic transitional cell carcinoma of urothelial tract: results of a phase Ⅱ study. Med Oncol, 2011 ; 28 : S426-32.

V 転移性膀胱癌

immuno-oncologyの現状

さまざまな癌腫に対して免疫療法は広く行われてきており，泌尿器科領域では転移性腎細胞癌，手術不可能な腎癌に対して1992年よりインターフェロンアルファ（IFNα），インターロイキン2（IL-2）が用いられてきた。尿路上皮癌においても筋層非浸潤性膀胱癌（non-muscle-invasive bladder cancer；NMIBC）に対してBCG膀胱注入療法が行われていたが，転移性膀胱癌に対する全身免疫療法の明らかな有効性は示されなかったため，転移性膀胱癌の標準治療はシスプラチンを軸とした化学療法であった（図1）。

しかし，近年新たな免疫療法として免疫チェックポイント阻害剤が登場し，ヒトPD-1（programmed cell death 1）に対する遺伝子組換えヒトIgG4モノクローナル抗体であるnivolumabが悪性黒色腫・肺癌に加えて転移性腎癌に対しても2016年に本邦で保険収載され，使用を開始されている。さらにPD-1リガンドに対しての inhibitorであるatezolizumabが尿路上皮癌に対して2016年5月に米国のFood and Drug Administration（FDA）に認可され，NCCN guideline Version 4.2017ではシスプラチン不適の症例に対しての標準治療に位置付けられ，現在免疫チェックポイント阻害剤は腎癌だけでなく尿路上皮癌においても注目を浴びている。

本項では，免疫チェックポイント阻害剤の基礎的な内容と尿路上皮癌における最近の知見を加えて示す。

癌と免疫

T細胞は免疫の主体となる細胞であり，胸腺より分化する段階でT細胞受容体（T-cell receptor；TCR）を発現し，細胞表面に発現するCD4，CD8により分けら

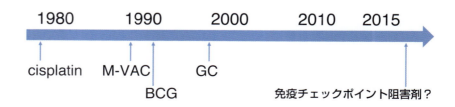

図1 膀胱癌における化学療法の変遷

れる。CD4陽性T細胞は抗原提示細胞上の主要組織適合抗原（major histocompatibility complex；MHC）class II分子より提示された抗原を認識し，活性化される。CD4陽性T細胞には，CD4陽性ヘルパーT細胞（Th），CD4陽性制御性T細胞がある。CD8陽性細胞は抗原提示細胞上のMHC class I分子より提示された抗原を認識し，活性化される。活性化されたCD8陽性細胞は細胞傷害性T細胞（cytotoxic T lymphocyte；CTL）ともよばれ，パーフォリンやグランザイムBの分泌やFasリガンドの発現を介して癌細胞を傷害する。

　しかし，腫瘍組織では，さまざまな免疫抑制サイトカインや免疫抑制細胞による癌細胞の遺伝子異常・シグナル伝達を起点とした免疫抑制，もしくはPD-1/PD-1リガンド（PD-L1）経路，CTLA-4（cytotoxic T lymphocyte-associated protein 4）経路，IDO（idoleamine-2,3-dioxgenase）により誘導された抗腫瘍T細胞を起点とした免疫抑制が起こることで，免疫から逃避する。

　そこで近年これらの免疫からの逃避機構に対する薬剤（免疫チェックポイント阻害剤）が開発され，臨床応用されている。

PD-1経路（図2, 3）

　PD-1（CD279）分子はCD28ファミリーに属する免疫抑制性補助シグナル受容体で，活性化したT細胞，B細胞および骨髄系細胞に発現する。マウスT細胞株に由来するcDNAライブラリーから遺伝子クローニングされた。PD-1リガンドには，PD-L1（CD274, B7-H1）とPD-L2（CD273, B7-H2）があり，PD-L1は樹状細胞，

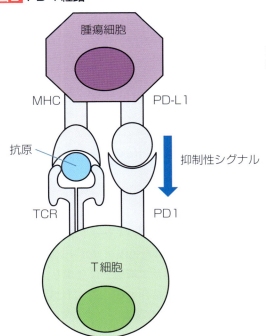

図2 PD-1経路

PD-1/PD-L1経路を介して腫瘍細胞はT細胞より逃避する。

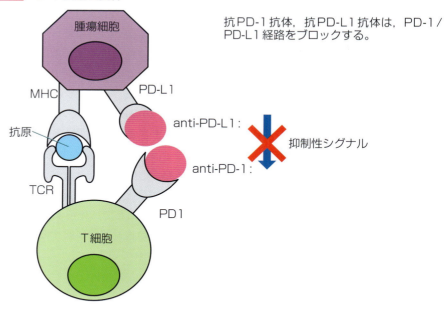

図3 PD-1経路と抗体

抗PD-1抗体，抗PD-L1抗体は，PD-1/PD-L1経路をブロックする。

表1 免疫チェックポイント阻害剤一覧

抗PD-1抗体	niovolumab
	pembrolizumab
抗PD-L1抗体	atezolizumab
	avelumab
	durvalumab
抗CTLA-4抗体	ipilimumab
	tremelimumab

血管，肺，胎盤などに広く発現し，PD-L2は樹状細胞のみに発現する。PD-1経路は主に末梢組織で働き，標的細胞への免疫抑制に関与している。

抗PD-1抗体にはnivolumab，ペムブロリズマブ（pembrolizumab）があり，抗PD-L1抗体にはアテゾリズマブ（atezolizumab），アベルマブ（avelumab），ダバルマブ（durvalumab）がある（**表1**）。

CTLA-4経路（図4, 5）

CTLA-4（CD152）は，マウス由来のキラーT細胞クローンのcDNAライブラリーより遺伝子がクローニングされた免疫グロブリンスーパーファミリーに属する糖蛋白である。CTLA-4受容体はT細胞上に発現し，抗原提示細胞に発現するB7（B7-1：CD80，B7-2：CD86）に結合する。B7/CD28が促進型シグナルである一方，CTLA-4/B7経路は抑制性の免疫補助シグナルで，B7/CD28により活性化したT細胞にCTLA-4が結合することで，T細胞活性の抑制，もしくは過剰なT細胞の

免疫応答の抑制を誘導する。

抗CTLA-4抗体にはイピリムマブ(ipilimumab),トレメリムマブ(tremelimumab)がある(**表1**)。

図4 CTLA-4経路

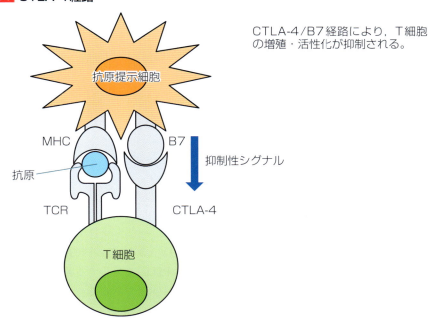

CTLA-4/B7経路により,T細胞の増殖・活性化が抑制される。

図5 CTLA-4経路と抗体

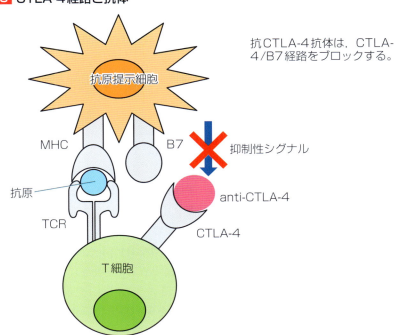

抗CTLA-4抗体は,CTLA-4/B7経路をブロックする。

尿路上皮癌における
免疫チェックポイント阻害剤

PD-L1発現と膀胱癌の予後

　膀胱癌において，腫瘍細胞のPD-L1の発現は生存率と相関を認め，さらにBCG抵抗性とも相関を示されている。しかし，NMIBCと筋層浸潤性膀胱癌（muscle-invasive bladder cancer；MIBC）ではPD-L1の発現に有意差は認められていない[1]。

尿路上皮癌における免疫チェックポイント阻害剤の有効性

◆ PD-1/PD-L1阻害剤

atezolizumab：膀胱癌で最初に有効性が示され，プラチナ製剤投与後の転移性尿路上皮癌，進行性尿路上皮癌に対して，Phase ⅡのIMvigor 210 trial（NCT02108652）の試験をもとにFDAに2016年5月18日に認可された。atezolizumab（1,200mg IV q3W）の客観的奏効率（objective response rate；ORR）は16％であったが，PD-L1を発現する腫瘍浸潤免疫細胞（immuno cell；IC）が5％以上の場合はORRが28％であった。また12カ月生存した症例は，全体では37％であったが，5％以上PD-L1を発現するICがある症例では50％であった。

　副作用は全身倦怠感（31％），吐き気（14％）で，grade 3/4の有害事象（adverse event；AE）は16％に認められた[2]。

nivolumab：単一群のcheckmate 275 studyではnivolumab（3mg/kg IV q2W）では，平均無増悪生存期間（progression free survival；PFS）が2カ月で，全生存期間（overall survival；OS）が8.7カ月であった。ORRは19.1％で，腫瘍のPD-L1の発現が1％未満ではORRが16.1％で，PD-L1の発現が5％以上ではORRは28.4％であった。grade 3/4のAEは18％で，grade 5のAEを1％に認めた。

　2017年2月2日にFDAに迅速承認され，nivolumabはatezolizumabに続き尿路上皮癌においてFDAの承認を受けた2つ目の免疫チェックポイント阻害剤である。

pembrolizumab：PD-1受容体を標的としたモノクローナル抗体で，悪性黒色腫の治療として2014年9月にFDAに，本邦でも2016年9月に保険収載された。2017年5月18日に尿路上皮癌に対してもFDAに認可された。

　KEYNOTE-012（NCT01848834）phase 1bでは進行性尿路上皮癌に対して，pembrolizumab（10mg/kg 2Wごと）投与によりORRは25％で12カ月PFSを認めたものは19％であった。そのうちPD-L1発現陽性症例ではORRは38％に認めた。AEは浮腫が12％，吐き気を9％認め，grade 3～5のAEを15％認め，横紋筋融解症を1例認め，投与継続が困難であった。

KEYNOTE-045（NCT02256436）ではpembrolizumab（200mg IV q3W）の第Ⅲ相試験でpembrolizumab群ではOSが10.3カ月で，化学療法群ではOSが7.4カ月と，PD-L1の発現に関係なく有効性を認めた。さらにORRもpembrolizumab群で21.1％，化学療法群で11.4％と2nd lineでのpembrolizumabの有効性を初めて示した。さらにAEはpembrolizumab群で少なく，pembrolizumab群に多いAEとしては，皮膚掻痒症が20％（化学療法3％），甲状腺障害が9％（化学療法2％），肺炎が4％（化学療法0.4％），腸炎が2％（化学療法0.4％）であった。

avelumab：PD-L1モノクローナル抗体であり，膀胱癌以外にも15種類の悪性腫瘍で臨床試験が行われている。PD-L1の抑制だけでなく，PD-L1依存の細胞障害活性を有し，腫瘍細胞を直接融解する。

JAVELIN Solid Tumor Phase 1b trial（NCT01772004）では，プラチナ製剤での化学療法後もしくは化学療法施行不可能な転移性尿路上皮癌168症例に対してavelumab（10mg/kg IV q2W）ではORRは16.5％で，平均PFSが6.1週であった。PD-L1陽性症例（N=12）ではORRが50％であったと報告されている。またAEではinfusion関連反応が22.5％，全身倦怠感が14.7％認め，間質性肺炎で死亡を1例認めた。

durvalumab：PD-L1に対するモノクローナル抗体で，プラチナ製剤投与後の手術不可能もしくは転移性膀胱癌に対してdurvalumab（10mg/kg IV q2w）は，ORRは17％に認め，そのうちPD-L1高値群ではORRは26.3％で，低値群では4.1％であった。このことにより2017年5月1日にFDAで迅速承認された。AEとして15％以上の患者に認められたものは全身倦怠感，下痢であり，grade3/4のAEを43％認めた。

◆ CTLA4阻害剤

ipilimumab：CheckMate032試験ではcohort A群（nivolumab 1mg/kg plus ipilimumab 3mg/kg）とcohort B群（nivolumab 3mg/kg plus ipilimumab 1mg/kg）においてOSがcohort A群は10.2カ月で，cohort B群では7.3カ月であり，ipilimumabの投与量が多いほうに有効性があることを示した。

tremelimumab：CTLA-4の抑制剤で，DANUBE（NCT02516241）（n=1,004）でstage 4の膀胱癌に対して臨床試験が行われている。

（出嶋　卓，江藤正俊）

文献

1) Bellmunt J, et al: A review on the evolution of PD-1/PD-L1 immunotherapy for bladder cancer. The future is now. Cancer Treat Rev, 2017；54：58-67.

2) Ning YM, et al: FDA Approval Summary: Atezolizumab for the Treatment of Patients with Progress Advanced Urothelial Carcinoma after Platinum-Containing Chemotherapy. Oncologist, 2017；22：743-9.

Ⅴ 転移性膀胱癌

BSC（best supportive care）と在宅ケア

切除不能もしくは転移性膀胱癌は予後不良であり，臓器転移を有しない場合でも生存期間は16〜18カ月程度と報告されている[1]。臓器転移を有する場合の生存期間は10カ月前後であり，残された時間をどう過ごすか主治医のあり方で治療以上に大きな影響を与えてしまう。しかし，残念ながら終末期医療には明確なエビデンスは存在せず，どのようにかかわることが最良か，医療だけでなく社会的な環境にも左右される問題だけに，試行錯誤が繰り返されている。

以前からBest Supportive Care（BSC）の概念[2]が提唱されて久しいが，残念ながらその趣旨は統一されたものではない。本項ではBSCのあり方について，まずBSCについての一般的な解説と末期膀胱癌における在宅医療の実際を紹介したい。

BSCとは

BSCは最適な支持的療法と訳される。BSCは一般的には病状が終末期になるに当たって用いられることが多く，緩和ケアと同意義と捉えて大きな間違いはない（緩和ケアは癌だけでなく循環器や呼吸器，難病などにも用いられる点で異なる）。しかしいまだにBSC＝治療を望まない，なにもしない，と認識している場合が少なくない。最近は癌診療の診断時や早期から緩和ケアがかかわることが推奨されており，BSCも同様常に癌治療と並行して行っていくことが理想であろう。

BSCの主目的は生活の質を維持することであり，それが維持できる治療であれば十分に検討に値する。例えば抗癌剤治療中の副作用対策や骨転移の放射線治療，腎瘻，人工肛門造設などがそれに当たる。輸血も症状が改善するのであれば検討に値するだろう。一方で泌尿器科の主治医にできる診療や治療，かかわり方に限界があるのも事実である。このため適切な段階で緩和ケアなどの医師や看護師，心理士などとコンタクトをとっていく必要もある。

どのような治療や処置，ケアを関与させていくか，明確なエビデンスもない状況で選択していくためにはナラティブアプローチによるかかわりが必要になってくる[3]。ナラティブアプローチに関しての詳細は専門書籍を参照いただきたいが，端的にいえば，患者の人間理解に基づくアプローチである。その患者のこれまでの経験や環境，人生観など，データでは把握し得ない情報を線的につなぎ合わせ，診療や意思決定をしていくことである（**表1**）。

表1 ナラティブアプローチの説明
リースマンによるナラティブ分析の分類

分析パターン	分析方法	注意点
テーマ分析	何が語られているのか	あくまでも語られた内容（主観的世界）だけ抽出する。
構造分析	どのように語られたか	テーマが同じでも会話の構造の違いから強調点の違いや，語りに付与している意味に注視する。
会話・パフォーマンス分析	利き手と語り手の相互作用から紡がれる物語の生成過程をみる	一つの表現が使われている背景や使い分け方を解釈し，個人のアイデンティティを理解する。ジェスチャーやボディランゲージにも注視する。
ビジュアル分析	絵画や写真，映像に頼った分析	ビジュアルエイドによって説明または解釈，分析される。

癌終末期と在宅医療のかかわり

　近年，在宅医療が以前よりも一般的となり，在宅医療を取り巻く環境も大きく変化してきている。以前よりも在宅で可能な治療や処置が増えている一方で，どこまでの治療を行うかは，その主治医によりさまざまである。

　癌患者に対する在宅医療のかかわり方は，病状の時期で大きく2つに分かれる。実際に在宅医療で可能な治療，処置とそのポイントを一覧にまとめたので参照いただきたい。

癌治療期（図1）

　抗癌剤治療を含めた多くの癌治療が，短期間の入院や外来管理に替わってきているなかで，その時期から在宅医療が介入する場合である。抗癌剤などの副作用など臨時の対応を行う。

　特に高齢者や骨転移などに起因する麻痺などで通院困難となっている場合には有効である。また早い段階から在宅医療がかかわることで，医師を含めた医療者との関係構築に時間をかけることが可能で，結果として本人が望む療養環境を提供できる可能性がある。

緩和治療期（表2）

　終末期で通院が困難となった場合に在宅医療が導入される場合である。この状況では経口摂取の困難や呼吸状態の悪化などで，在宅で酸素や輸液が必要になる場合が多い（図2）。ほとんどの患者は病院からの退院にあたって在宅医療が導入される。この場合大きく2つの問題が起こることが多い。

◆ 在宅移行に際しての環境整備が不十分な場合

　退院に当たっての自宅の整備が十分整っていない場合，在宅への移行がスムーズにいかない場合がある。必要な看護や介護のサービスなど，事前に把握して準

図1 抗癌剤の副作用に対する在宅医療のかかわり

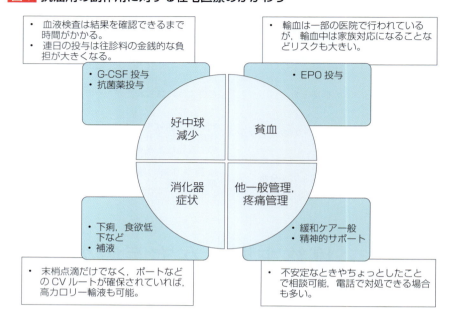

表2 在宅医療で可能な末期癌患者の治療・処置

処置，治療	内容	ポイント
点滴	高カロリー輸液 モルヒネの持続投与	・CVポートなどにより静脈ラインが確保されていたほうが望ましい（ルートトラブルの回避，苦痛の軽減）。 ・点滴の交換は家族対応が必要であるため，24時間持続で投与するほうが安全に管理可能である（頻回の医師・看護師の訪問は費用負担が増大，家族がルートロックなどの手技が可能であればその限りではない）。 ・投与には注入ポンプなどを用い流量を設定するが，ポンプは高カロリー輸液もしくはオピオイドなどの鎮痛や化学療法でないと算定できない。 ・医師の立会いがないと使用できない薬剤がある（注射鎮痛薬，利尿剤，麻酔薬など）。
在宅酸素	酸素投与 リザーバーマスクも使用可能	・禁煙を徹底する。 ・呼吸困難時などの流量調整方法を介護者に説明しておく。
痰処置	痰の吸引 ネブライザーも可能	・吸引の方法を介護者に習得してもらう。 ・ネブライザーも介護者に設定してもらう。
カテーテル管理	各種カテーテルの管理，洗浄など	・留置カテーテルの管理は在宅主治医の専門性によるところが大きい。
スキンケア	皮膚転移や手足症候群など	・訪問看護師，訪問薬剤師と連携し対応可能
マッサージ	浮腫対策	・訪問看護で対応可能 ・整体師などによるマッサージも可能
排便管理	服薬指導，摘便など	・訪問看護師で対応
ドレナージ	胸腹水穿刺など	・超音波があれば穿刺は可能であるが，持続ドレナージは，介護者の対応中のリスクが高い。

備しておくことが、スムーズな在宅移行につながる。このために退院時カンファレンスをあらかじめ行っておくことが重要である。退院時カンファレンスとは、病院での入院加療を終え、今後自宅にて療養を希望される場合に、病院の主治医と在宅療養を担当する医師との間で、患者の病態や状況について情報を共有することで、一般的には、退院前に病院で行われる。

　退院時カンファレンスはとても大切で、病院の医師、病棟の看護師、理学療法士、医療ソーシャルワーカーなどの院内スタッフと、在宅主治医、訪問看護師、ケアマネジャーなど地域の関係者が参加して行われる（図3）。

図2 在宅で使用される輸液ポンプの例
ⓐ：カフティーポンプS（Copyright (C) TERUMO CORPORATION）
高カロリー輸液で使用
ⓑ：CADD-Legacy® PCA（Copyright (C) Smith Medical）
オピオイド注入に利用

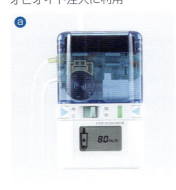
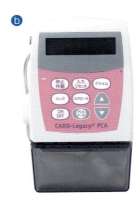

図3 退院時カンファレンスの概要

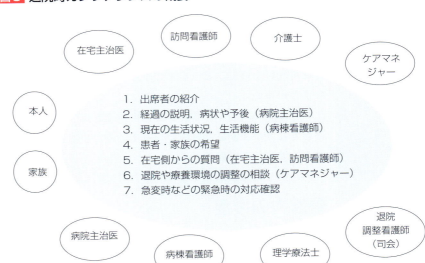

表3 終末期医療にかかる費用

	1割負担	3割負担	他支出
訪問診療 訪問看護	約7,000円/月 約12,000円/月	約21,000円/月 約36,000円/月	訪問看護費用, 介護費用, 薬代, 輸液ポンプレンタル 費用, 在宅酸素など
緩和ケア病棟	約5,000円/日	約15,000円/日	食事療養費, 差額室料, 文書料など

※訪問診療は月に2回, 訪問看護は1日1回, 週3回訪問した場合
※いずれも高額療養費制度が利用可能

◆ 患者・家族とのコミュニケーションが不十分な場合

　患者や家族と医療者との病状の理解に離齬が生じている場合, 終末期の対応で問題が発生することが多い。本人は自宅で過ごしたいと思っていても, 家族の同意が得られない場合や, こんな状態になるのがわかっていれば病院に入院させていたと話される場合もある。

　緩和ケア病棟への希望がある場合は, なおさら早めの対応が必要である。施設にもよるが外来の受診まで1カ月以上要する場合もある。その場合は在宅移行も含めて金銭的にどの程度かかるのか, その後の生活にかかわることだけに説明の義務があるだろう。かかる医療費の一覧を記載する(**表3**)。

末期膀胱癌で問題となる泌尿器症状とその対処法(**表4**)

血尿

　膀胱内の局所の問題であれば, 病状が許す限り経尿道的止血術や放射線照射による止血を検討していただきたい。特にカテーテル留置中では凝血塊により閉塞する可能性も高く, また血尿の重症度に関して本人・家族が判断することは難しいことが多い。

　在宅医療の現場でできることは止血剤を投与することぐらいである。在宅医療はほとんどが非泌尿器科医が行っているため膀胱洗浄も難しく, 当然生理食塩水による灌流は不可能である。

　あらかじめ血尿が強くなった場合の対処をどうするか決めておく必要がある。

骨盤内の疼痛

　膀胱内に尿や血液が貯留することによるテネスムスと腫瘍の局所浸潤に伴う疼痛が考えられる。

　いずれもWHOの癌疼痛のラダー[4]に則り, NSAIDsもしくはオピオイドを使

BSC（best supportive care）と在宅ケア

表4 末期膀胱癌患者の泌尿器症状の対応方法

症状	対処法	ポイント
血尿	止血剤投与 安静 水分摂取	・在宅での持続灌流は困難である。コントロール不良の血尿の場合，放射線照射や塞栓術も検討するべきである。 ・予後が見込まれるのであれば尿路変向も検討に値する。
頻尿，尿失禁	鎮痛薬投与 ムスカリン受容体拮抗薬	・尿閉であればカテーテル留置を検討する。
排尿困難 尿閉	原因となる薬剤の検討 α1遮断薬 カテーテル留置	・膀胱の局所浸潤に伴う尿閉であれば，在宅医でのカテーテル交換が難しい場合もある。
骨盤痛	鎮痛薬投与 硬膜外ブロック	・経口鎮痛薬でコントロール困難であれば，坐薬や注射剤も考慮する。
上部尿路閉塞	鎮痛薬投与 腎瘻造設	・尿管ステントは出血や上部尿路への播種のリスクがある。

用することで緩和が期待される。テネスムスの場合はNSAIDs以外にも抗コリン薬やカルシウム拮抗薬などが有効な場合がある[5]。局所浸潤の場合は放射線治療[6]や硬膜外ブロックも有効である[7]。硬膜外ブロックはポートを造設することも可能で，在宅でも安全に疼痛緩和が期待できる。

腎瘻などのカテーテル管理

　腎瘻は泌尿器科医にとっては抵抗が少ないと思われるが，一般かかりつけ医にとっては非常にハードルが高い手技である。実際，われわれが関東甲信越の訪問診療を提供している医療機関へアンケート調査を行ったところ，腎瘻の管理可能と回答した医療機関はごくわずかであった。

　一方で腎瘻だけが在宅移行へのハードルになっているのであれば，在宅の主治医とカンファレンスを行い，手技を説明する。また，緊急時の連絡方法を確認しておくことで十分に対処できる。

当院での状況と在宅に移行するうえでの注意点

　これまで3年間に当院で診療し，その後死亡した末期膀胱癌患者は12名であった（**表5**）。そのうち自宅で看取ることができた症例は4例であった。2例で腎瘻が設置されていたが，泌尿器科的なトラブルが問題になる症例は1例のみであった。

　病院で死亡した8例は全例，退院時カンファレンスが行われておらず，在宅移行にあたって終末期の方針が決まっていなかった。トラブルとなった1例は血尿が悪化し家族判断で救急搬送，病院での死亡確認となった。

V
転移性膀胱癌

267

表5 当院の患者背景

年齢	性別	転移部位	看取り場所	在宅療養期間	終末期話し合いの有無	問題点
66	M	肺, 気管, リンパ節	病院	8カ月	なし	予後未告知
77	M	腹膜播種 リンパ節	自宅	14日	あり	
82	M	リンパ節	自宅	1カ月	あり	右腎瘻
77	M	リンパ節	病院	1カ月	なし	
90	M	肺, リンパ節	病院	1カ月	なし	
78	M	骨	緩和病棟	5カ月	なし	
87	F	尿管	病院	1カ月	なし	テムスネス
72	M	尿管, リンパ節	病院	3カ月	なし	
84	F	リンパ節	病院	13カ月	なし	ERへ救急搬送
76	M	腹膜播種	自宅	1カ月	あり	
93	F	不明	病院	7日	なし	介護困難
84	F	骨	自宅	10日	あり	血尿

　在宅移行に理解の齟齬があると，これまでの主治医との縁が切れることで，精神的に落ち込んでしまうことや自暴自棄になる場合もある。退院時カンファレンスを行うことが切れ目のない医療や介護を提供し，情報共有による理解の齟齬を防ぐことに重要であると思われる。

　今後，高齢者の増加や病床不足により在宅管理を要する末期癌患者は増えることが予想される。一方で在宅医療が必ずしも善であるというわけではない。最近終末期癌患者に対して，家族も含めた話し合いの場をもっておくと，残された家族のメンタルヘルスに良好な影響を与えることが報告されている[8]。どのような終末期を迎えるか，主治医として患者家族とコミュニケーションを何度も図りながら選択していく過程が必要であり，それが結果として満足のいく環境を提供していくことにつながると考えられる。

（青木裕章，堀江重郎）

文 献

1) Stadler WM, Hayden A, von der Maase H, et al: Long-term survival inphase Ⅱ trials of gemcitabine plus cisplatin for advanced transitionalcell cancer. Urol Oncol, 2002; 7: 153-7.
2) Hui D1, De La Cruz M, Mori M, et al: Concepts and definitions for "supportive care," "best supportive care," "palliative care," and "hospice care" in the published literature, dictionaries, and textbooks. Support Care Cancer, 2013; 21: 659-85.
3) Riessman CK: 人間科学のためのナラティヴ研究法. 大久保功子, 宮坂道夫 訳, クオリティケア, 東京, 2014.
4) 癌の痛みからの解放 第2版. 世界保健機関 編, 金原出版, 東京, 1996.
5) Stowers KH, Hartman AD, Gustin J: Diltiazem for the management of malignancy-associated perineal pain and tenesmus. J Palliat Med, 2014; 17: 1075-7.
6) Yi SK, Yoder M, Zaner K, et al: Palliative radiation therapy of symptomatic recurrent bladder cancer. Pain Physician, 2007; 10: 285-90.
7) 柳本富士雄, 森山萬秀, 福永智栄, 他: 癌性疼痛におけるインターベンション治療の役割－硬膜外ブロック. ペインクリニック, 2007; 28: 624-32.
8) Yamaguchi T, Maeda I, Hatano Y, et al: Effects of End-of-Life Discussions on the Mental Health of Bereaved Family Members and Quality of Patient Death and Care. J Pain Symptom Manage, 2017; 54: 17-26. e1.

V 転移性膀胱癌

癌薬物療法での腎機能の評価と用量調節

　膀胱癌患者には高齢者が多く，また水腎症や片腎となっていることもある。従って腎機能が低下している患者が多いが，これは膀胱癌の薬物療法に大きな影響を及ぼす。膀胱癌治療におけるキードラッグはシスプラチンであるが，腎機能障害やperformance status不良のため，約30～50％の患者がシスプラチンの使用が不適格とされているからである[1]。そのため膀胱癌診療において腎機能の評価はきわめて重要であるが，腎機能の評価法は複数あり，癌患者においてどの方法で腎機能を評価することが妥当であるか明確な結論は出ていない。薬物療法を行う際には種々の腎機能評価法の特徴をよく理解したうえで，用量を調節したり治療の適否を判断したりする必要がある。

腎機能の評価法

　日常臨床において主に用いられている腎機能評価法としては，糸球体濾過量（glomerular filtration rate；GFR）とクレアチニンクリアランス（creatinine clearance；Ccr）があり，測定法としてそれぞれ実測と推算がある（表1）。GFRとCcrでは結果に乖離が生じること，また測定法によってもさまざまなバイアスが生じることに留意する（表2）。なお，正常から中等度腎障害の範囲では血清クレアチニン値の変動は小さいため，血清クレアチニン値そのものではなく，必ずGFRやCcrを用いて腎機能を評価する。

GFRとCcr

　腎機能評価法のゴールドスタンダードはイヌリンクリアランス，すなわちGFRの実測であるが，イヌリンクリアランス実測は煩雑であり，従来CcrからGFRを推定してきた。

　しかしその際には以下のことに注意しなければならない。

①クレアチニンには酵素法とJaffe法という異なる測定法がある。

②クレアチニンは糸球体で濾過されるだけではなく，尿細管から分泌もされる。

③併用薬物によって見かけの腎機能が変化する。

　本邦では，ほとんどの施設で標準化された酵素法を用いて血清クレアチニン値を測定している。一方，欧米で長らく使用されている血清クレアチニン測定法はJaffe法であるが，血清中のピルビン酸やアスコルビン酸などにも反応するため，酵素法と比較し約0.2mg/dL高い値となる。米国では2010年に血清クレアチニ

表1 主な腎機能評価法

CcrとGFRの実測または推算値の計算法。

測定法		式	単位
Ccr			
	実測Ccr	$\text{実測Ccr} = \dfrac{\text{尿Cr(mg/dL)} \times \text{尿量(mL/min)}}{\text{血清Cr(mg/dL)}}$	mL/min
	実測Ccr補正	$\text{補正Ccr} = \dfrac{\text{尿Cr(mg/dL)} \times \text{尿量(mL/min)}}{\text{血清Cr+0.2(mg/dL)}}$	mL/min
	Cockcroft-Gault式	$\text{推算Ccr} = \dfrac{140 - (\text{年齢}) \times \text{体重}}{72 \times \text{血清Cr(mg/dL)}} \times 0.85 \text{(女性)}$	mL/min
GFR			
	日本人のGFR推算式	$\text{推算GFRcrea} = 194 \times (\text{血清Cr})^{-1.094} \times (\text{年齢})^{-0.287} \times 0.739 \text{(女性)}$	mL/min/1.73m²
		$\text{推算GFRcys} = (104 \times (\text{血清Cys})^{-1.019} \times 0.996^{\text{年齢}}) - 8 \text{(男性)}$	mL/min/1.73m²
		$\text{推算GFRcys} = (104 \times (\text{血清Cys})^{-1.019} \times 0.996^{\text{年齢}} \times 0.929) - 8 \text{(女性)}$	mL/min/1.73m²
	実測値に変換する場合	$\text{推算GFR(mL/min/1.73m²)} \times \dfrac{\text{体表面積(m²)}}{1.73}$	mL/min

Ccr：creatinine clearance，Cr：creatinine，GFR：glomerular filtration rate，Cys：cyctatine C，
GFRcrea：血清クレアチニン値を基にした推算GFR，GFRcys：血清シスタチンCを基にした推算GFR

表2 各腎機能評価法の特徴

腎機能評価法	特徴
実測GFR（イヌリンクリアランス）（mL/min）	・最も正確であるが，測定が煩雑
蓄尿による実測Ccr（mL/min）	・蓄尿が正確にできていることが必要 ・GFRよりも20〜30%高値
蓄尿による実測Ccr補正（mL/min） （血清クレアチニン値を+0.2補正）	・蓄尿が正確にできていることが必要 ・GFRに近似
Cockcroft-Gault式による推算Ccr（mL/min）	・最も頻用される評価法 ・肥満者では過大評価，高齢者では過少評価される
日本人のGFR推算式による推算GFR （クレアチニンを使用，mL/min/1.73m²）	・一般的な患者では正確性が高い ・痩せた高齢者では過大評価される ・実測値を使用する際には，体表面積の補正を外す
日本人のGFR推算式による推算GFR （シスタチンCを使用，mL/min/1.73m²）	・軽度〜中等度腎機能障害時には，シスタチンCはクレアチニンよりも早く上昇するため特に有用 ・痩せた高齢者でも正確に評価される ・保険適用により3カ月に1回のみ測定可 ・末期腎不全ではシスタチンCが頭打ちになるため評価不能 ・実測値を使用する際には，体表面積の補正を外す

ンの測定法が標準化されたが，それ以前の臨床試験における腎機能評価は注意して解釈する必要がある。

　また，クレアチニンは近位尿細管からも分泌されるため，真のGFR測定物質ではない（**図1**）。**表3**は日本人癌患者において実測GFRと各種腎機能評価法を比較したデータであるが，CcrはGFRよりも20〜30%程度高値となる。実測Ccr

をGFRに近似する方法として，酵素法で得られた血清クレアチニン値に0.2mg/dLを加えて計算した，補正Ccrを用いる方法がある（**表1**）。0.2を加えることでクレアチニンの尿細管からの分泌分がちょうど相殺され，GFRに近似する[2]（**表3**）。また，（蓄尿による実測Ccr）×0.715もGFRに近似する。なお24時間蓄尿にてCcrを実測する際，特に高齢者では蓄尿のコンプライアンスが悪いことがあるので，クレアチニン生成量の推定値と尿中のクレアチニン排泄量に大きな乖離がないか確認する（**表4**）。

トリメトプリムやシメチジンを併用すると尿細管からのクレアチニンの分泌が阻害され，血清クレアチニンがわずかに高値となる。それに伴い，腎からのクレアチニンの排泄が糸球体濾過のみとなるため，この場合もCcrはGFRに近似する。

推算Ccr

日常臨床では蓄尿の手間を省くため推算Ccrを用いることが多いが，最もよく用いられる推算式がCockcroft-Gault式である（**表1**）。臨床試験においても頻用されるが，Cockcroft-Gault式では体重や年齢というパラメーターがそのまま用い

図1 腎排泄のパターン

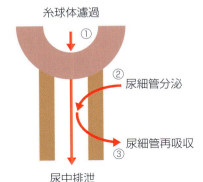

腎臓における吸収・排泄としては a)〜d)のパターンがある。クレアチニンは糸球体濾過に加え近位尿細管から分泌もされて，尿中へ排泄される。シスタチンCは尿細管から再吸収されるがすぐに分解される。

a) ①のみ　・・・　イヌリン
b) ①+②　・・・　クレアチニン
c) ①+③　・・・　シスタチンC
d) ①+②+③

表3 日本人癌患者におけるイヌリンクリアランスと各腎機能評価法の比較

日本人癌患者28名においてイヌリンクリアランス実測を行い（17.2〜105.4 mL/min），各腎機能評価法のバイアス（ME），正確性（RMSE）を検討。補正Ccrは血清クレアチニン値を+0.2して計算（表1参照）。

腎機能評価法	ME ± SE（%）	RMSE（%）
実測Ccr	24.2 ± 5.4	37.2
実測Ccr補正	−2.3 ± 4.5	23.7
Cockcroft-Gault式による推算Ccr	12.5 ± 5.8	32.7
日本人のGFR推算式による推算GFR（実測値に補正）	5.2 ± 4.8	25.7

ME；mean prediction error，RMSE；root mean square error

（文献2より引用）

表4 男性における1日あたりのクレアチニン生成量の推定値

年齢	クレアチニン1日生成量(mg/kg/day)
20〜29	24
30〜39	22
40〜49	20
50〜59	19
60〜69	17
70〜79	14
80〜89	12
90〜99	9

女性の場合，上記の値の85%と推定する。

られるため，肥満患者では腎機能が高めに推算されたり，高齢者では逆に低めに推算されたりするという問題がある。また，この式が作成された当時，血清クレアチニンはJaffe法で測定されており，実際にはCcrよりもGFRに近似していた。そのため，Jaffe法で測定したときよりも低値を示す酵素法で測定されたクレアチニン値を用いてCcrを推算すると，GFRより高値となる。

推算GFR

上記のようにCcrは本来GFRと異なる腎機能の指標である。そのため，腎臓内科学の領域ではGFRによって腎機能を評価すべく，GFR推算式が作成された。欧米ではMDRD式やCKD-EPI式というGFR推算式が作成されたが，本邦では日本人向けGFR推算式が日本腎臓学会によって作成され，腎機能評価法として汎用されている（**表1**）。注意する点として，標準体格（身長170cm，体重63kg，体表面積1.73m^2）に補正した値として計算されるため（単位：mL/min/1.73m^2），必要時には実測値（mL/min）に変換する必要がある。また栄養不良，極端なるい痩など筋肉量が標準値よりも著しく異なる場合，推算GFRはGFRを正確に反映しないことがある。

ほかに，シスタチンCを用いてGFRを推算する方法もある（**表1**）。シスタチンCは全身の細胞から一定の速度で産生される低分子量タンパクである。ほぼすべて糸球体で濾過されるが，濾過後はほとんど近位尿細管で再吸収されアミノ酸に分解されるため血中には戻らない。従ってシスタチンCの血中濃度はGFRに依存し，年齢，性別，筋肉量に影響されにくいという特徴があるため，優れたGFRの指標となる。ただし，保険診療では3カ月に一度しか測定できず，また腎機能が低下すると血中濃度が頭打ちになるため，末期腎不全では腎機能を正確に評価することができないという制限がある。

膀胱癌の薬物療法における腎機能評価

癌患者における腎機能評価

　癌患者を対象に各種推算式（**表1**）の妥当性を検証した研究は十分ではなく，どの方法を用いるかについては十分なコンセンサスはない。「がん薬物療法時の腎障害診療ガイドライン」では，「日本腎臓学会の推算式を用いた推算GFRでおおよその腎機能を評価し，腎機能が正常であれば抗がん薬投与量調節は不要と考えてよいであろう。ただし治験時のデータに基づいて投与量を調節する際には，同じ腎機能評価法や推算式を使用して評価すると安全である。」と記載されている[3]。われわれの検討では，日本人癌患者において，日本人向けGFR推算式はイヌリンクリアランスとのバイアスは5％程度と良好な相関を認めた（**表3**）。

　歴史的には，従来の臨床試験はほとんどCockcroft-Gault式による推算Ccrを用いて腎機能を評価している。その際，欧米ではJaffe法により血清クレアチニンを測定していることが多かった。一方，本邦では酵素法を用いて血清クレアチニンを測定しているため，Cockcroft-Gault式を用いる場合には，血清クレアチニンに0.2を加えて計算することが推奨される。しかし，高齢者においてはCockcroft-Gault式は腎機能を過小評価することがあるため，酵素法で血清クレアチニンを測定していても（0.2を加えなくても）結果として偶然にGFRに近似していることもある（**図2**）。

　抗癌剤の投与量調節を行う場合，実測Ccrや推算Ccrに代わって，今後は推算GFRによって腎機能を評価する場合が増加することが予測される。体表面積（mg/m^2）や体重（mg/kg）当たりで規定されている抗癌剤の投与量は，標準体型の体表面積で標準化したCcrまたはGFR（mL/min/1.73m^2）を用いて腎機能を評価することが合理的である。しかしその場合であっても，そもそも体表面積や体重によって抗癌剤の曝露量の個体間差が十分に補正されているとは限らないことから，体表面積で標準化していない腎機能（mL/min）も参考にすることを忘れてはならない。

シスプラチン使用時の腎機能評価

　膀胱癌の薬物療法において，特に腎機能が問題となるのはシスプラチン使用時である。膀胱癌ではカルボプラチンはシスプラチンよりも効果が劣ることが示唆されており，腎機能が適格であればシスプラチンを使用することが望ましい[4]。

　120人の泌尿器科腫瘍医に対して行われた調査では，シスプラチン使用時の腎機能の評価法およびカットオフ値について**表5**のような回答であった。その結果を踏まえてコンセンサスがまとめられ，シスプラチンを使用する際のベースライ

図2 年齢と推算Ccrおよび推算GFRの関係

身長160cm，体重50kg，血清クレアチニン1.2mg/dLの男性における，年齢とCockcroft-Gault式による推算Ccrおよび日本人の推算GFR式による推算GFRの関係（推算GFRの単位はmL/minに補正）。

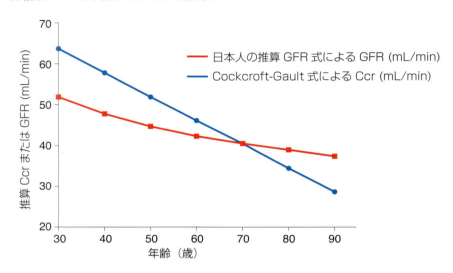

表5 膀胱癌患者における腎機能評価法の調査

泌尿器科腫瘍医120名に対する調査において，回答のあった65名の腎機能に関する項目の結果。

	N	%
腎機能はどのように評価するか？		
実測Ccr	12	19
推算Ccr	31	48
実測GFR	0	0
上記のいずれか	22	33
シスプラチン使用を不適格とするCcrのカットオフ値は？		
< 60 mL/min	27	42
< 55 mL/min	4	6
< 50mL/min	22	34
< 45 mL/min	12	19

（文献4より引用）

ンの腎機能としてCcr（推算または実測）≧60mL/minが推奨され，また他のシスプラチン不適の基準も示された[4]（表6）。欧米では血清クレアチニンをJaffe法で測定していることが多かったため，この場合CcrはGFRに近似すると考えられる。従って血清クレアチニンの測定法が酵素法である本邦では，カットオフ値としてのCcrはGFRと考えて評価する。

表6 シスプラチンの使用を不適格とする基準

ワーキンググループによって提案された，膀胱癌の臨床試験においてシスプラチンの使用を不適格とする基準。

不適格の基準（下記の少なくとも1つを有する）
WHOまたはECOGのPS 2またはKarnofsky PS 60〜70%
Ccr（推算または実測）< 60 mL/min
CTCAE v4 grade ≧ 2の聴力障害
CTCAE v4 grade ≧ 2の末梢神経障害
NYHA クラスⅢの心不全

ECOG：Eastern Cooperative Oncology Group，PS：performance status，CTCAE：Common Terminology Criteria for Adverse Events，NYHA：New York Heart Association

（文献4より引用）

腎機能が境界域（45〜60mL/min）でプラチナ製剤を使用したい場合，考慮される方法として，シスプラチンを減量または分割して投与する方法と，シスプラチンの代わりにカルボプラチンを使用する方法がある。現状ではいずれも少数例や単アームの試験がほとんどであり，どの投与法が最もよいのか明確なコンセンサスはない。National Comprehensive Cancer Network（NCCN）ではシスプラチン分割投与を考えてもよいと記載されている（カテゴリー2B）が[5]，別の総説ではカルボプラチンとゲムシタビンによるレジメンが代替として妥当であるとしている[4]。ただし，臨床病期T4bや転移がリンパ節のみの場合など治癒の可能性もある患者では，一律にCcr≧60mL/minをカットオフとせず，リスク・ベネフィットを総合的に判断してレジメンを選択するべきである。

カルボプラチンを使用する場合は，投与量はCalvert式を用いて設定する。

Calvert式：投与量（mg）＝目標とする血中濃度時間曲線下面積（AUC）（mg/mL・min）×[GFR(mL/min)+25]

この式にはGFRがパラメーターとして使用されており，個々の患者の腎機能に応じて投与量が設定される。なお，Calvert式はGFR（実測GFRにより評価）が33〜135mL/minの患者の薬物動態解析の結果から作成された。従って腎機能はGFRで評価する必要があるため，日本人のGFR推算式やCcrをGFRに補正する方法を用いて腎機能を評価する（**表1，3**）。また単位はmL/minであるため，推算GFRを用いる際には標準体表面積の補正を外さなければならない。

シスプラチン使用中の腎機能の変化

シスプラチンは腎障害を生じうるため，治療中に腎機能が悪化することがある。従って治療中は継時的に腎機能を評価する必要があるが，一般に，シスプラチン投与後には尿細管障害，筋量低下，タンパク摂取の低下など諸要因のため，血清クレアチニンや関連する腎パラメーターはGFRと相関しないとされる。実際，シスプラチン投与後は実測GFRと実測Ccrの相関性が落ちるため，実測Ccrによ

る腎機能評価は適切ではないという報告があるが[6]，これに相反する報告もある。また，シスプラチン投与後にGFR＜50mL/minであると，日本人のGFR推算式はGFRを過大評価することを示した報告もあり[7]，治療中の腎機能評価法として確立したものはない。シスプラチンの治療経過中には，GFRを過大評価している可能性があることを常に念頭に置いて診療する必要がある。

　癌薬物療法において，特に腎排泄型抗癌剤を用いる際には，腎機能評価は非常に重要である。しかし血清クレアチニン測定法の変遷やGFR推算式の作成，シスタチンCの利用など，腎機能評価法は時代により移り変わってきた。膀胱癌診療で特に腎機能が境界域である患者においては，複数の腎機能評価法を用いて腎機能を適切に判断するとともに，病状や全身状態なども考慮したうえで治療方針を決定する。

（下方智也，安藤雄一）

文献

1) Dash A, Galsky MD, Vickers AJ, et al: Impact of renal impairment of eligibility for adjuvant cisplatin-based chemotherapy in patients with urothelial carcinoma of the bladder. Cancer, 2006; 107: 506-513.

2) Shimokata T, Ando Y, Yasuda Y, et al: Prospective evaluation of pharmacokinetically guided dosing of carboplatin in Japanese patients with cancer. Cancer Sci, 2010; 101: 2601-5.

3) がん薬物療法時の腎障害診療ガイドライン2016. 日本腎臓学会，日本癌治療学会，日本臨床腫瘍学会，日本腎臓病薬物療法学会 編，ライフサイエンス出版，東京，2016.

4) Galsky MD, Hahn NM, Rosenberg J, et al: Treatment of patients with metastatic urothelial cancer "unfit" for cisplatin-based

chemotherapy. J Clin Oncol, 2011; 29: 2432-8.

5) National Comprehensive Cancer Network. NCCN Clinical Practice Guidelines in Oncology. Bladder Cancer Version 5. 2017; BL-G 1 of 4.

6) Daugaard G, Rossing N, Rørth M, et al: Effects of cisplatin on different measures of glomerular function in the human kidney with special emphasis on high-dose. Cancer Chemothr Pharmacol, 1988; 21: 163-7.

7) Funakoshi Y, Fujiwara Y, Kiyota N, et al: Validity of new methods to evaluate renal function in cancer patients treated with cisplatin. Cancer Chemother Phrmacol, 2016; 77: 281-8.

索　引

あ

アーチファクト	49
悪性リンパ腫	29
アポトーシス	37, 69
有吉法	207
一側尿管皮膚瘻造設術	224
遺伝子改編酵素	11
イヌリンクリアランス	271
易疲労性	176
イレウス	174, 211
印環細胞癌	31
陰茎海綿体	121
陰茎背静脈叢	114
インスリン感受性	238
インスリン抵抗性	237
インターロイキン2	256
インターフェロンアルファ	256
インフォームドコンセント	226
陰部大腿神経	168
永久的尿路変向	200
液状細胞診検体	25
エクソソーム	39
壊死性抗癌剤	245
壊死物質	28
遠隔転移	8
遠隔リンパ節転移	180
円索	142
炎症性腸疾患	211
遠心法	25
横筋筋膜	114
横紋筋性括約筋	157
悪寒戦慄	90
オレンジG	29

か

回腸導管	97, 138, 175, 186, 193, 195, 199, 226
回腸利用新膀胱	225
開腹膀胱全摘除術	113, 174
化学療法	231
核クロマチン	28
核形不整	28
核腫大	28
拡大骨盤内リンパ節郭清	124

拡大リンパ節郭清	135, 164, 165
獲得免疫反応	85
核偏在	28
傘細胞	27
画像診断	47
カッティングループ	66
活動性低下	176
カテーテル管理	267
カヘキシア	176
顆粒球コロニー刺激因子	104
癌休眠状態	10
間欠式空気圧迫法	114
間質性肺炎	245
患者年齢	183
完全体腔内操作法	195
肝臓転移	180
癌特異的生存率	183
癌薬物療法	269
緩和ケア	262
機械的腸閉塞	199
基靱帯	142, 146
喫煙	3, 58
逆行性感染	220
逆行性神経温存前立腺全摘除術	158
球海綿体筋	119
狭帯域光観察	93
共有意思決定	192
局所再発	180
局所浸潤性膀胱癌	124
近位尿細管	270
禁制型尿路変向	195
筋層浸潤性膀胱癌	130
筋層非浸潤癌	4
筋力低下	176
腔内尿路変向	131, 138
クレアチニンクリアランス	269
蛍光ナビゲーション	42
蛍光物質	42
形質細胞様型	20
経尿道的切開術	224
経尿道的切除	29, 113
経尿道的前立腺切除術	78
経尿道的尿管砕石術	222

経尿道的膀胱腫瘍切除術	
	22, 42, 52, 59, 61, 101, 228
経皮的腎砕石術	221
血清アルブミン値	175
血清クレアチニン値	226
血中循環バイオマーカー	39
血糖コントロール	238
血尿	90, 266
検体処理方法	25
検体量	26
高BUN血症	69
高K血症	69
高悪性度浸潤癌	9
高異型度尿路上皮癌	26, 29
高カロリー輸液	114
抗癌化学療法	244
抗癌剤膀胱内注入療法	81
広間膜	142, 144
高クロール性代謝性アシドーシス	221
高血圧	226
交差性尿管尿管吻合術	224
構造異型	16, 26
好中球/リンパ球比	59
好中球樹状細胞	85
後直腸間隙	142
硬膜外麻酔	114
肛門挙筋	155
高リスクNMIBC	79, 87
高齢者膀胱全摘除術	172
骨格筋量維持	238
骨髄抑制	245
骨髄予備能	246
骨代謝異常	222
骨転移	180
骨盤外リンパ節再発	182
骨盤神経叢	128
骨盤内の疼痛	266
骨盤リンパ節郭清	114, 155, 168
固有筋層浸潤	21
根治的膀胱全摘除術	124, 210
コンパートメント症候群	131

さ

在宅ケア	262
臍動脈	118, 142
サイトカイン	85
再発危険因子	180
再発部位	182
再発リスク	54, 183

細胞傷害性T細胞	257
細胞脱落	26
細胞保存液添加法	25
撮影条件	48
撮影方向	48
擦過細胞診	25
サルコペニア	176
三段階評価方法	17
子宮合併切除	144
糸球体濾過量	246, 269
子宮傍組織	142
自己血貯血	113
自己導尿	224
自己導尿型代用膀胱	186
支持的療法	262
シスプラチンアンフィット	110
自然排尿型代用膀胱	186
自然免疫反応	85
至適郭清野	171
自排尿型新膀胱	116, 186
死亡率	4
周術期栄養管理	235
周術期合併症	172
周術期抗癌化学療法	100, 110, 210
周術期の栄養療法	237
手術関連死	175
術後イレウス	241
術後回復強化策	235
術後合併症	195
術後経過観察	180
術後経口栄養摂取	240
術後出血	69
術後腸管麻痺	211
術後疼痛	174
術後の胃管留置	237
術後補助化学療法	105
術後補助療法	81
術前化学療法	113
術前化学療法併用放射線治療	103
術前機械的腸管処理	238
術前腸管処理	237
術前補助化学療法	100, 113
主要組織適合抗原	257
腫瘍抑制機構	10
循環エクソソーム	40
循環腫瘍細胞	39
順行性術式	155
消化器毒性	244
小細胞癌	21, 29

小腸利用代用膀胱	195
上皮間葉転換	9
上皮内癌	8, 30, 73, 93, 181
上部尿路感染症	220
上部尿路再発	180
上膀胱動脈	118
静脈叢	147
職業的曝露	3
腎盂・尿管・膀胱癌取扱い規約	16
腎機能	187, 192, 226
腎機能障害	211, 244
腎機能低下	196
心機能評価	244, 269, 270, 273
神経温存前立腺全摘除術	155
神経温存膀胱全摘除術	154
神経血管束	125, 136, 158
腎結石	221
侵襲下生体反応	239
浸潤性尿路上皮癌	20
腎シンチグラフィ	226
深層型細胞	27
診断感度	26
進展リスク	54
心毒性	244
腎尿管全摘	114
心弁膜疾患	212
新膀胱	186, 191, 226
新膀胱造設	113, 119, 154, 175
新膀胱尿道吻合部狭窄	220
新膀胱尿管吻合術	190
推算Ccr	271
推算GFR	272
ストーマ管理	187
ストーマサイトマーキング	195, 202
ストーマ作成	139, 205
ストーマ周囲皮膚炎	222
ストーマの合併症	222
ストーマの脱落	223
生活習慣病	226
精巣上体炎	90
制吐剤	245
絶飲食回避	238
切除断端	180
切除マージン	67
線維芽細胞増殖因子受容体3	37
腺癌	29
潜在的間隙	142
穿刺吸引細胞診	25
染色体リモデリング	11

全身化学療法	228
全身麻酔	114
浅腸骨回旋静脈	168
前立腺炎	90
前立腺癌	31
前立腺神経血管束	155
前立腺被膜	158
創傷治癒遅延	238
創部感染	238
創離開	237
即時抗癌剤単回膀注	83
即時膀胱全摘除術	89, 97, 104
続発性結核	90
側方靱帯	125, 136
組織学的悪性度	61
組織学的異型度	180, 184
組織学的深達度	61, 180
組織型	184

た

ターゲット療法	110
退院時カンファレンス	265
体外衝撃波結石破砕術	222
体腔外尿路変向術	211
体腔内新膀胱	213
体腔内尿路変向術	210
体腔内U字回腸新膀胱	215
代謝疾患	187
体重減少	176
大腸癌	31
ダイナミック造影像	50
代用膀胱	180, 195
タキサン系薬剤	248
多段階遺伝子変化	10
多発腫瘍	9, 74
多発性腫瘍	181
遅延化学療法	106
恥骨前立腺靱帯	155
腟円蓋部	146, 149
腟前壁	149
腟側壁	150
昼間禁制率	193
中心静脈カテーテル	114
中リスクNMIBC	87
腸管関連リンパ組織	240
腸管のバリア機能	240
腸管利用尿路変向術	175
直腸腟間隙	142

治療抵抗性非浸潤性膀胱癌	180
追加腫瘍発見率	44
低悪性度乳頭状尿路上皮腫瘍	17
低異型度尿路上皮癌	26
低侵襲手術	168
低繊維食	113
低用量BCG 膀胱内注入療法	90
低リスクNMIBC	87
摘出リンパ節個数	164
転移性腎細胞癌	256
導管尿管吻合	197
動注化学療法	228
導尿	25, 27
糖尿病	226
豊田法	200, 208

な

内骨盤筋膜	136, 155
内腸骨動脈	142
内反性尿路上皮乳頭腫	16
ナラティブアプローチ	262
軟部組織断端陽性	113
肉腫様型	20
日常生活動作	175
ニップル形成法	207
乳頭状低悪性度尿路上皮癌	9
尿管回腸吻合部狭窄	196
尿管下腹神経筋膜	128
尿管狭窄	196
尿管腸管吻合部狭窄	220
尿管導管吻合	138
尿管の剥離	196
尿管皮膚瘻	154, 175, 193, 200, 205
尿禁制	193
尿禁制型ストーマ	175
尿細胞診	59
尿中核マトリクスタンパク質	33
尿道カテーテル留置	224
乳頭状病変	16
尿膜管癌	21
尿漏れ	222
尿路感染症	196, 220
尿路結石	221
尿路細菌感染	90
尿路上皮異形成	8
尿路上皮癌	28
尿路上皮乳頭腫	16
尿路変向	97, 113, 124, 140, 175, 186

尿路変向術の合併症	220
年齢調整死亡率	4
年齢調整罹患率	2
脳血管疾患	212
膿尿	90

は

バイオマーカー	33, 175, 184
敗血症	90
肺転移	180
発癌リスク	58
バルーン塞栓動脈内抗癌剤投与法	233
非拡大郭清	165
光感受性物質	42
光力学診断	42, 94
微小乳頭型	20
非浸潤性乳頭状尿路上皮癌	18
非浸潤性乳頭状病変	16
ビタミンB$_{12}$欠乏	222
非尿路上皮癌	29
病期分類	16, 21
病勢コントロール	180
標本	25
病理診断	16
病理組織学的所見	180
病理組織学的診断	26
病理組織型	61
病理組織検査	26
ビルハルツ住血吸虫	3, 21
広川法	208
腹圧性尿失禁	211
腹腔鏡下膀胱全摘除術	124, 130, 168, 174, 210
腹膜炎	69
腹膜播種	182
フレイル	176
分子遺伝学（膀胱発癌）	8
分子生物学的アプローチ	184
分子標的治療	253
閉鎖神経反射	69
閉塞隅角緑内障	212
平坦状非浸潤性病変	19
平坦状病変	16
ヘテロ接合性消失	9
便汚染	238
扁平上皮癌	29
膀胱炎症状	90
膀胱温存治療	228
膀胱外進展	8

膀胱下腹筋膜	126
膀胱癌登録	6
膀胱癌の深達度	21
膀胱癌罹患率	2
膀胱血管茎	158
膀胱結石	29
膀胱腫瘍異型度評価	16
膀胱腫瘍抗原	33
膀胱上皮内癌	93
膀胱前間隙	142
膀胱穿孔	68, 74
膀胱洗浄	25, 27
膀胱全摘除	97, 100, 130, 135, 142, 164, 180
膀胱全摘除術後周術期合併症	173
芳香族アミン	3
膀胱側腔	126
膀胱腟間隙	142
膀胱腟接合部	150
膀胱動脈	114
膀胱内灌流液	62
膀胱内注入療法	5
膀胱尿道全摘	137
縫合不全	195
膀胱部分切除術	228, 230
放射線化学療法	228, 231
放射線療法	228, 231
傍ストーマヘルニア	222
傍直腸間隙	142
傍直腸脂肪織	155
傍膀胱間隙	142
歩行速度	176
勃起神経温存手術	154
ポリクローナル説	8

ま

マイクロRNA	34
膜様部尿道	137
マクロファージ	85
末期膀胱癌	266
末梢神経障害	245
麻痺性イレウス	241
ミニマム創膀胱全摘除術	215
脈管浸潤陽性頻度	183
メディカルソーシャルワーカー	227
免疫栄養	239
免疫蛍光抗体法	34
免疫チェックポイント阻害剤	260
免疫能低下	237

モノクローナル説	8

や

夜間禁制率	193
夜間排尿	193
有棘細胞癌	180
予後不良因子	182
予後予測	37
予後予測ノモグラム	183

ら

リークテスト	198
罹患リスク	3
リスクファクター	3
臨床病理危険因子	54
リンパ管・静脈侵襲	101
リンパ節郭清	100, 113, 155, 210
リンパ節転移	165, 180, 184
老年病	176
ロコモティブシンドローム	176
ロボット支援下前立腺全摘除術	130
ロボット支援下膀胱全摘除術	130, 133, 210

A

activities of daily living	175
additional detection rate	44
adenocarcinoma	30
adjuvant chemotherapy	105
ADL	175
AJCC病期分類	21
ALA	42
ALA-PDD	43
APOBEC	11
apolipoprotein B mRNA-editing enzyme	11
ASA physical status score	175
atezolizumab	260
avelumab	261

B

balloon occluded arterial infusion	233
BCG膀胱内注入療法	85, 89, 90, 93, 95
BCG有害事象	90
BCG failure	96
BCG unresponsive	97
BCRC	183
best supportive care	262

bipolar TUR system	78
bladder tumor antigen test	33
BMI	175
BOAI	233
body mass index	175
Bricker 法	138
broad ligament	142
BSC	262
BTA test	33

C

Canadian study of health and aging frailty index	176
carcinoma in situ	8, 73, 93, 181
cardinal ligament	142
cardiovascular health study	176
CCI	175
Ccr	269
cERBB2	37
CGA	176
Charlson comorbidity index	175
CHS	176
circulating tumor cells	39
CIS	8, 93, 181
CKD-EPI式	272
Cloquet リンパ節	168
Cockcroft-Gault式	246, 271
comprehensive geriatric assessment	176
creatinine clearance	269
CT urography	47
CTC	39
CTL	257
CTLA4阻害剤	261
CUETOリスク分類	58
cytotoxic T lymphocyte	257

D

da Vinci ロボットシステム	124
da Vinci Xi	131
Denonvilliers筋膜	116
Denonvilliers腔	136, 160
dorsal vein complex	113, 136, 155
Douglas窩	116, 144, 160
DVC	113, 136, 155

E

EAUガイドライン	95
ECUD	211

EGFRシグナル	253
EMT	9
Enhanced Recovery After Surgery プロトコール	235
EORTCリスク	54
EORTCリスク分類	58
EORTC QLQ-C30	226
epithelial-mesenchymal transition	9
ePLND	124, 135
ERAS プロトコール	235, 237
ESWL	222
extended pelvic lymph node dissection	124, 135
extracorporeal shock wave lithotripsy	222
extracorporeal urinary diversion	211

F

FACT-BL	226
FGFR3	37
FGFR3 -TACC 癒合タンパク	11
FGFRシグナル	253
Field-defect説	8
FISH	33
fluorescence in situ hybridization	33
f-TUL	222

G

GALT	240
GC療法	244, 248
G-CSF	104
gemcitabine	248
GFR	246, 269
GFR 推算式	272
GFR測定物質	270
GLOBOCAN 2012	2
glomerular filtration rate	246, 269
granulocyte-colony stimulating factor	104
gut-associated lymphoid tissue	240

H

Hautmann法	188
Hedgehog 経路	11
HGUC	26, 29
high grade UC	26

I・J

IBCNC	183
ICUD	138, 210
IFNα	256

IL-2	256
ileal conduit	186
ileale Padovana	213
immuno-oncology	256
ImmunoCyt	34
Indiana pouch	175
Internal Society of Urological Pathology	16
intracorporeal urinary diversion	138, 210
invasive urothelial carcinoma	20
inverted urothelial papilloma	16
Jaffe法	273

L

laparoscopic radical cystectomy	124, 130, 174, 210
lateral pedicle	125
LBC法	25
LGUC	26
liquid based cytology法	25
liquid biopsy	39
low grade腫瘍	181
low grade urothelial carcinoma	26
LRC	124, 130, 174, 210
LVI	101
lymph node density	164
lymphovascular invasion	101

M

major histocompatibility complex	257
Marcille triangle	168
MBP	238
MDRD式	272
mechanical bowel preparation	238
MHC	257
MIBC	8, 130
micrometastasis	164
micropapillary variant	20
micropapillaryタイプ	103
MIE-RC	215
minimum incision endoscopic radical cystectomy	215
miRNA	34
MMC	81
modified frailty index	176
molecular alteration	11
MRI	47
MRIによる病期診断	50
multi-modal bladder preserving therapy	229
muscle-invasive bladder cancer	8, 130

M-VAC 療法	244

N

narrow band imaging	94, 42
NBI	68, 94
NBI補助下経尿道的膀胱腫瘍切除術	44
N/C比	27
NCCNガイドライン	95
Nesbit 法	197
neurovascular bundle	125, 136
NK 細胞	85
NLR	59
NMIBC	8, 54
NMP22	33
non-coding RNA	34, 37
non-muscle-invasive bladder cancer	8, 54
non-orthotopic diversion	181
nuclear matrix protein 22	33
nucleo-cytoplasmic ratio	27
NVB	125, 136

O

open laparotomy 法	135
open radical cystectomy	124, 130, 174, 210
ORC	124, 130, 174, 210
orthotopic neobladder	186

P・Q

papillary urothelial neoplasm of low malignant potential	17
partial cystectomy	228
PD-1経路	257
PD-1 /PD-L1 阻害剤	260
PDD	42, 94
PDD補助下経尿道的膀胱腫瘍切除術	45
percutaneous nephrolithotripsy	222
photodynamic diagnosis	42, 94
plasma cell variant	20
PNL	222
prostate specific antigen	33
prostatic pedicle	125, 129
PSA	33
PTEN	37
PTEN遺伝子	85
PUNLMP	17
QOL	176, 192

R

RARC	124, 130, 174, 210

RAS family 遺伝子	86
Ras/MAPK 経路	11
RB1	37
repeat TUR	72
restaging TUR	72
robotic assisted radical cystectomy	210
robotic-assisted laparoscopic radical prostatectomy	124
robotic-assisted radical cystectomy	130
robotic-assisted radical prostatectomy	130

S

sarcomatoid variant	20
SCC	30, 180
SDM	192
second TUR	72
SF-36	226
small cell carcinoma	21
squamous cell carcinoma	180
SSI	238
Studer式代用膀胱	144
Studer法	186, 188
surgical site infection	238

T

T-cell receptor	256
TCGAプロジェクト	11
TCR	256
TGP療法	246
the Bladder Cancer Research Consortium	183
The Cancer Genome Atlasプロジェクト	11
the International Bladder Cancer Nomogram Consortium	183
the neutrophil-to-lymphocyte ratio	59
TNM 分類	16
TP53	37
TRAIL	85
transurethral resection of bladder tumor	22, 42, 52, 59, 61, 94, 101, 228
transurethral resection of the prostate	78
transurethral ureterolithotripsy	222
Trendelenburg位	124

TUR	29, 113
TURBT	22, 42, 52, 59, 61, 94, 101, 228
TURBT瘢痕部	74
TURP	78
two-pathway model	8

U

UICC病期分類	21
umbrella cell	27
University of Southern California modified Studer neobladder	213
urothelial carcinoma in situ	19
urothelial papilloma	16
UroVysion	33

V

VEGFシグナル	253
veil technique	162
Vescica ileale Padovana	213
Vescica Patavina	213

W・Y

Wallace変法	190
Wallace法	197, 212
"W" configuration neobladder	213
WHO/ISUP分類	17
WHOの癌疼痛ラダー	266
Will Rogers現象	166
Wnt 経路	11
WOCナース	222, 227
Y-Pouch	213

その他

2nd line化学療法	246, 248
2nd line BCG膀胱内注入療法	89
2nd TUR	72
2 回遠心法	25
3rd TUR	78
4th TUR	78
5-アミノレブリン酸	42

膀胱癌診療最前線

2017年12月1日　第1版第1刷発行

■編　集　堀江重郎　山口雷藏　武藤 智
　　　　　米瀬淳二　納谷幸男　三木 淳

■発行者　鳥羽清治

■発行所　株式会社メジカルビュー社
　　　　　〒162-0845 東京都新宿区市谷本村町2-30
　　　　　電話　03(5228)2050(代表)
　　　　　ホームページ http://www.medicalview.co.jp/

　　　　　営業部　FAX 03(5228)2059
　　　　　E-mail eigyo@medicalview.co.jp

　　　　　編集部　FAX 03(5228)2062
　　　　　E-mail ed@medicalview.co.jp

■印刷所　シナノ印刷株式会社

ISBN978-4-7583-1268-4 C3047

©MEDICAL VIEW, 2017. Printed in Japan

・本書に掲載された著作物の複写・複製・転載・翻訳・データベースへの取り組みおよび送信（送信可能化権を含む）・上映・譲渡に関する許諾権は，(株)メジカルビュー社が保有しています．

・ JCOPY 〈出版者著作権管理機構 委託出版物〉
本書の無断複製は著作権法上での例外を除き禁じられています．複製される場合は，そのつど事前に，出版者著作権管理機構（電話 03-3513-6969，FAX 03-3513-6979，e-mail：info@jcopy.or.jp）の許諾を得てください．

・本書をコピー，スキャン，デジタルデータ化するなどの複製を無許諾で行う行為は，著作権法上での限られた例外（「私的使用のための複製」など）を除き禁じられています．大学，病院，企業などにおいて，研究活動，診察を含み業務上使用する目的で上記の行為を行うことは私的使用には該当せず違法です．また私的使用のためであっても，代行業者等の第三者に依頼して上記の行為を行うことは違法となります．